李克绍 著

李克绍

医论医话

第二版

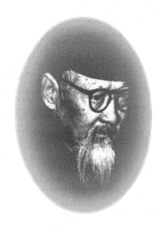

李克绍
医学全集

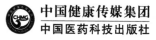

中国健康传媒集团

中国医药科技出版社

内 容 提 要

　　李克绍教授是国内外知名的中医学家及《伤寒论》研究专家，他临床经验丰富，一生著述颇丰。通过本书可以管窥李克绍先生一生的理论成就与实践经验，本书分三部分：《伤寒论》发微、基础理论、医话，充分反映了李克绍先生的临床独到之处和理论精髓，是其临证经验的高度概括和总结。

图书在版编目（CIP）数据

李克绍医论医话 / 李克绍著 . — 2 版 . —北京：中国医药科技出版社，2018.5
（李克绍医学全集）
　ISBN 978-7-5214-0044-1

　Ⅰ . ①李…　Ⅱ . ①李…　Ⅲ . ①中医临床 – 经验 – 中国 – 现代　Ⅳ . ① R249.7

中国版本图书馆 CIP 数据核字（2018）第 046770 号

美术编辑　陈君杞
版式设计　也　在

出版　**中国健康传媒集团** | 中国医药科技出版社
地址　北京市海淀区文慧园北路甲 22 号
邮编　100082
电话　发行：010 – 62227427　邮购：010 – 62236938
网址　www.cmstp.com
规格　710 × 1000mm $\frac{1}{16}$
印张　17 $\frac{1}{2}$
字数　249 千字
初版　2012 年 6 月第 1 版
版次　2018 年 5 月第 2 版
印次　2024 年 7 月第 3 次印刷
印刷　三河市万龙印装有限公司
经销　全国各地新华书店
书号　ISBN 978-7-5214-0044-1
定价　**49.00 元**

获取新书信息、投稿、为图书纠错，请扫码联系我们。

行醫座右銘

宜方精疾律、立意在精詳、闡諸
微用其機勿輕舊。博學之、審
問之、慎思之、明辨之、無斯數語
临以床應發、可四美並矣

李名紹 一九八九年十月

再版前言

　　我的父亲李克绍先生，字君复，晚号齐东墅叟，山东牟平人。生于1910年，卒于1996年，享年86岁，是著名的中医学者、伤寒论学家。父亲自20世纪50年代起，任教于山东中医药大学（原山东中医学院），为山东中医药大学教授，全国仲景学说委员会顾问，全国首批中医专业硕士研究生导师，生前享受国务院政府特殊津贴。

　　早年做小学教员的父亲，靠深厚的国学根基，自学中医，终成一代大师。他一生博览群书，自到高校任教后，又对《伤寒论》进行了深入、系统的研究，并提出了他个人鲜明的学术观点，解惑了《伤寒论》研究史上许多重大疑难问题，对《伤寒论》的理论价值和临床价值都有所开拓。他说："勤求古训，博采众方，是张仲景的学习方法，也是学习张仲景的方法。"确实是这样，父亲的一生是读书的一生，学习的一生，又是勤于写作的一生。父亲生前发表了大量的学术论著，主要有：《伤寒论讲义》《金匮要略浅释》《伤寒论语释》《伤寒解惑论》《伤寒串讲》《伤寒百问》《胃肠病漫话》以及重要的学术论文 20 余篇。这些著述问世以来，深受广大中医学者的欢迎，有的书曾重印多次，仍然脱销，一书难求。为此，经与中国医药科技出版社商议，为满足中医学者的要求，将父亲一生著述以全集形式，再次修订出版。其中，《伤寒论讲义》《伤寒解惑论》《胃肠病漫话》《医论医话》《医案讲习录》《中药讲习手记》仍然单册再印；将《伤寒串讲释疑》分为《伤寒串讲》《伤寒百问》，首次以单本形式出版。

这些即将修订出版的文字，记录了父亲的学术思想，是他留给后人的宝贵财富。我想，此次父亲著作的修订出版，必将使他的学术思想进一步发扬光大，为更多的人所熟知，也为他学术思想的研究者提供了方便的条件。同时，这也是对父亲最好的缅怀与纪念。

李树沛

2017 年 12 月 17 日

李克绍
医论医话

目　录

《伤寒论》发微 / 001

医话 / 205

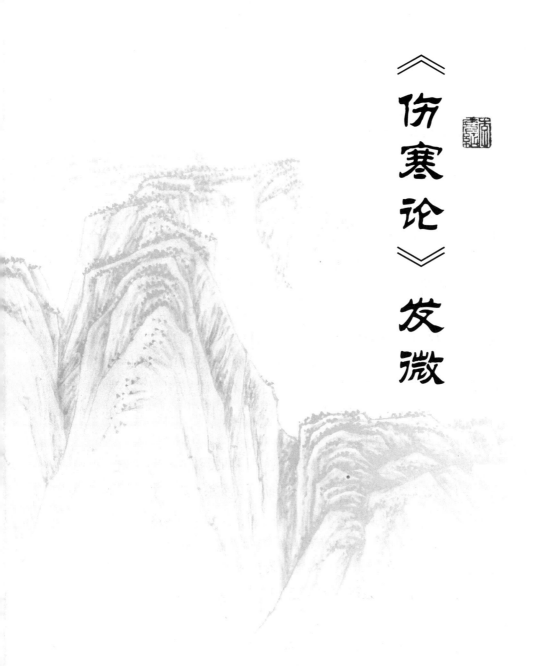

《伤寒论》发微

谈谈《伤寒论》的教学经验

笔者曾担任《伤寒论》教学工作，水平不高，经验有限，但是为了交流经验，愿把教学中一点不成熟的经验体会，写出来供大家参考。

一、以代表性的条文为主，用类同的条文作为补充或发挥

《伤寒论》中，如桂枝汤证、麻黄汤证、栀子汤证、泻心汤证、柴胡汤证、结胸证等的条文，一般都有几条，乃至十几条。其中必有一条对于病理证候的描述，比较典型而具体，这就是有代表性的主要条文；其余大都是补充或发挥的条文，居于从属性的次要地位。因此，只要把主要条文作为重点讲深讲透，其余的条文，只要从大同中找出其小异，略加分析，就可以迎刃而解。这不但在学习时付出的代价要少，而且还可以把这一汤证的全部资料，组成一个完整的统一体，使认识更加简明而系统。各院校现用的讲义中，有的采取归类方法编写，实际就是运用了这一原则。我认为即使用的是原编次编写的讲义，课后作出这样的小结，也是必要的。现举桂枝汤证为例来说明如下。

第2条：太阳病，发热，汗出，恶风，脉缓者，名为中风。

第12条：太阳中风，阳浮而阴弱，阳浮者，热自发，阴弱者，汗自出，啬啬恶寒，淅淅恶风，翕翕发热，鼻鸣干呕者，桂枝汤主之。

第13条：太阳病，头痛发热，汗出恶风，桂枝汤主之。

第53条：病常自汗出者，此为荣气和，荣气和者外不谐，以卫气不共荣气谐和故尔。以荣行脉中，卫行脉外。复发其汗，荣卫和则愈。宜桂枝汤。

第54条：病人脏无他病，时发热自汗出，而不愈者，此卫气不和也。

先其时发汗则愈，宜桂枝汤。

第95条：太阳病，发热汗出者，此为荣弱卫强，欲求邪风者，宜桂枝汤。

以上6条都属于桂枝汤证的范畴，而以第12条最具有代表性。所以要想使同学们对于太阳中风的病理证候和桂枝汤的作用有深刻的体会和了解，就必须把这一条作充分而详细的解释。在学好这一条的基础上，用第13条补充说明，这些证候不必悉具，只要有"头痛发热汗出恶风"，就构成使用桂枝汤的条件。进一步再用第54条发挥一下，凡发热汗出，只要是由于卫气不和，而不是由于内脏有病变所引起，那么即使变为间歇的"时发热自汗出"，也应当用桂枝汤；用第53条发挥一下，凡由于卫气不能与荣气谐和的常自汗出，即使发热不明显，或者基本不发热，也应当用桂枝汤。最后可以用第95条作结束语：凡病在太阳，症状是发热汗出，不论是持续性的，或间歇性的，病理都是荣弱卫强，病因都是外受风邪，方剂都宜桂枝汤。这里只要把怎样叫"卫不和"，怎样叫"外不谐"，和为什么先其时发汗，简明地解释一下，就可以把太阳中风的证候和治疗，由一般到特殊，全面地掌握起来。

二、以原则性条文为主，引用同一理法的其他条文作具体说明

对于具有指导实践的重要原则的条文，既要知其当然，又要理解其所以然；既要有抽象的概念，又要有具体的说明。如。

第42条：太阳病，外证未解，脉浮弱者，当以汗解，宜桂枝汤。

第44条：太阳病，外证未解，不可下也，下之为逆；欲解外者，宜桂枝汤。

这两条提示了这样一个原则：凡外症未解，脉象浮弱；或误下之后外症未解，仍欲解外时，都应当用桂枝汤。必须指明，凡邪不太盛，或正气受挫，都不可峻汗，因此，在上述情况下，不论有汗无汗，都只能用桂枝汤；若误用麻黄汤，就有出现亡阳厥逆等变症的可能。这样，同学们就必然会将其作为必须严格遵守的原则重视起来。若不突出这一重点，只混在桂枝汤证一起泛泛地讲，不但不能突出条文的重要精神，反而使学者认为伤寒条文有不少重复似的。

讲明了原则的理论根据，再举以下条文作具体说明：

第15条：太阳病，下之后，其气上冲者，可与桂枝汤，方用前法；若不上冲者，不得与之。

第21条：太阳病，下之后，脉促胸满者，桂枝去芍药汤主之。

第22条：若微恶寒者，桂枝去芍药加附子汤主之。

第43条：太阳病，下之微喘者，表未解故也，桂枝加厚朴杏子汤主之。

以上几条，都是下后用桂枝汤解外的具体例子。讲授时不但要指出"气上冲""脉促""胸满"和"微恶寒"等的病理，更重要的是要从这些不同变证之中，找出其共同之处——正气受挫，来为下后用桂枝汤的理论根据，作出更有力的证明。如不把这些条文从属于原则性的条文之下，而和其他桂枝汤条混同一起，不分主次，学者就会觉得杂乱无章，繁琐难记。

又如51条"脉浮者，病在表，可发汗，宜麻黄汤"，这条是说，凡用麻黄汤发汗，必须是表病脉浮。这里需要提示一下，麻黄汤的标准脉象是浮紧；桂枝汤的标准脉象是浮弱；本条但浮不弱，是用麻黄汤的最低标准，若不够这个标准，就仍是桂枝汤所主。也应当提示本条是指的无汗表实证，但不宜作为重点。因为本条的精神是论脉，不是论证，若过多的提出表实无汗等证候，不但分散听者的注意力，还会使他们感觉到本条有脉无证，重复无味。

三、证候要结合临床，刻画逼真，避免公式化

学习《伤寒论》的主要目的是辨证论治，辨证的关键是找出主症，并抓住特点。过去曾有人试图以症候群代替辨证法，把某些症状加在一起，便等于某一汤证；减去或加上某一些症状又等于另一个汤证。这种公式化的方法，是既不深透又不正确的。譬如309条"少阴病，吐利，手足厥冷，烦躁欲死者，吴茱萸汤主之"；296条"少阴病，吐利，躁烦，四逆者死"，如果用症候群来解释，就看不出哪一条的症状多些，哪一条的症状少些，那么为什么一属吴茱萸汤证，一属死证，就无法解决。曾有人用这样的公式来分析：见表1。

表1 309条与296条比较

条文 \ 特点	吐利	烦躁	四逆	病机
309条,吴茱萸汤证	吐甚于利 吐为主症	烦甚于躁 烦为主症	四逆非 主症	病在中焦脾胃,没有伤及肾阳,是正与邪争
296条,死证	利甚于吐 利为主症	躁甚于烦 躁为主症	四逆为 主症	病在下焦,肾阳先虚,更致肾气浮越

　　这样是比较清楚一些了。但是每条都有几个主症,并且不深不透,理解和记忆仍有困难。我认为首先应当把烦躁作为这两条的主症肯定下来,然后找出其烦躁各有什么特点,以决定其可治与不可治。309条的烦躁,是中焦有寒浊,水火被阻,不能相交,必辗转不安,或呼号欲死,所以用吴茱萸汤温胃降浊,即能治愈;而296条的烦躁,是由于火水将竭,无力相交,必精神萎靡,重病面容,声低气怯,决不呼叫。通过这样解释,不但听者容易接受,并且他们还会自动的体会到:吴茱萸汤证的烦躁,应当是一得病就烦躁;而少阴死证的烦躁,则是病久临危阴阳决离时才出现。296条是元阳已竭,必然四逆;而309条还相对的属实,可能仅仅手足厥冷,轻者也可能不冷。这样,其印象远比死记图表深刻而牢固。

　　又如讲大青龙汤证的"身重"时,必须刻画出拘束不堪如绳索束缚的形象,听者才能联想到是邪尚在表,也容易理解"脉浮缓"是浮而迟缓有力,原因是伤寒失治,由身痛变来。这样就不至于和身体沉重的白虎汤证、倦怠懒惰的少阴身重混为一起了。如果只是教条式的在大青龙证的"身重"下,加上"脉浮缓""乍有轻时",在白虎汤证的"身重"下加上"自汗出""脉洪大""反恶热",在少阴病的"身重"下,加上"脉沉迟""下利""厥逆"等脉症,不但不容易记忆,而且这些附加的脉症,也不一定恰如所想的那样齐备。

　　通过刻画证候,不但能加强理解与记忆,还能启发学员们钻研和学习的兴趣。例如,有一次我讲82条"振振欲擗地"是病人由于头眩,身体不能保持平衡,怕要跌倒,因而两手伸出欲找支持物时,立刻就有人会问67条"发汗则动经,身为振振摇"是什么样子?同时也就有人能够分析,动摇经气的"振振摇",是肌肉无主,二者似同实异。可以设想,若不与临床实践相结合，只从字面上顺文解释，毫无临床经验的同学们，是不会提出这样问题的。

《伤寒论》中的每一症状差不多都有它的特点。譬如发热一症，就有翕翕发热、蒸蒸发热、身灼热、微发热、无大热；汗，就有溅然微汗、发热汗多、但头汗出、额上汗出；不能食，就有阳明中风、阳明中寒、有燥屎等等，讲课时都不要轻易放过。

四、方剂的运用，要从基本原则达到高度的灵活

同学们对于伤寒诸方剂的运用，往往固定在某一些症状上。譬如一提起桂枝汤，就想到是发热汗出；一提到白虎汤就想到是身热、自汗、脉洪大；一提起小柴胡汤，就想到是往来寒热、胸胁苦满。对于药物也是如此，一见到白术，便认为是健脾燥湿；一见到大黄，便认为是通下大便等等。在初学时能掌握这些基础知识，当然是好的；但是局限在这些症状上，就表示学习的不够深透。因为桂枝汤不但可用于有汗，也可用于无汗；可以解表，有时又不是为了解表。白虎汤不但可用于身热、自汗、脉洪大，当热深时，无大热、不汗出、脉滑、肢厥也可取用。小柴胡汤不但可用于往来寒热、胸胁苦满等症，凡伤寒表证只要脉弦细就当使用。五苓散不但可用于脉浮、小便不利、微热、消渴的蓄水证，且可用于冷水巽灌后的肉上粟起、水气内停的心下痞，和清浊不分的霍乱吐利。白术不但能健脾燥湿，又可走表治风湿身烦痛；大黄不但能通大便，还能通脾络之塞以治太阴腹满大实痛等等。依此类推，应当要求学者将论中所有的方药都能灵活的运用起来，才算达到"精"的要求。

五、症状的变化，既要掌握其个别的特点，又要找出其相互的联系

《伤寒论》本身就是一个完整的统一体，六经有其各自的特点，也有其相互的联系，找出这些联系，系统的贯串起来，就能若网在纲，有条不紊。六经之间的联系，从前注家已有不少的阐发，这里不多赘述，现举一二症状之间的联系来说明其对于理解和记忆所起到的帮助。

例如：我在讲完三阳之后，会把衄、蓄血、热入血室等，综合在一

起，作出图1。

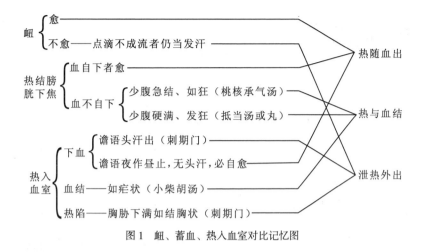

图1　衄、蓄血、热入血室对比记忆图

通过这样的联系，不但帮助了理解和记忆，而且对于学习伤寒的兴趣，也能起到很大的鼓舞和启发。

又如在讲少阴热化证时，曾把303、285、294、293等条文联系在一起诵读，也曾引起听者的极大兴趣。是这样读的："少阴病得之二三日以上，心中烦，不得卧，舌赤少苔，脉细沉数，病为在里，不可发汗，黄连阿胶汤主之。若但厥无汗，而强发之，必动其血，未知从何道出，或从口鼻，或从目出，是名下厥上竭，为难治。本证不治，八九日一身手足尽热者，以热在膀胱，必便血也。"

也谈少阳腑证

一、少阳腑证简介

近代解《伤寒论》者，一般都把太阳、阳明二经病分为经证和腑证，而对于少阳病则鲜有论及经腑者。非不论也，是不易论也。因为太阳之腑是膀胱，职司排泄小便，只要小便不利又加上小腹满，就可诊知是太阳腑证。阳明之腑是胃与大肠，主司食物的受纳与传导，凡证见腹满、腹痛而又便秘，就可知是阳明腑证。而少阳之腑是胆与三焦，胆是奇恒之腑，"藏而不泻"，就是说在体外看不到其排泄的作用。三焦是孤腑，大无不包，是水火升降的道路，虽然也是决渎之官，但只是体内的行水之道，要把水排出体外，是通过膀胱进行的。总而言之，少阳之腑作用于体内，不像膀胱和胃肠那样容易观察，所以论及少阳腑证的就少了。

论少阳腑证的少了，并不等于不存在少阳腑证。那么少阳腑证究竟有哪些指征？又以什么标准和方法来检验、确定这些指征呢？洪子云同志在《湖北中医杂志》1978 年第 2 期的"论少阳腑证"一文中说得好："所谓腑证，其病变必然在腑，除通过经脉而有全身反应外，并有在腑之局部反应。"根据这一推断，他认为大柴胡证之"心下急"或"心下痞硬"，是"胆腑既为热结，阳明亦可能受到波及"的缘故，"病变实在胆腑，不在阳明。"因而确定这两个症状，也就是少阳腑证的局部反应。

洪子云同志为这样的新见解提出了三方面的证据，其中提到"多年来临床上用大柴胡汤治疗多种急性胆系疾患，不仅疗效显著，而且文献报道甚多，"从实践中证明不少胆系疾患的症状表现——"心下急""心下痞硬"，符合中医少阳胆腑热结的诊断。从这些论述中可以看出洪子云同志对《伤寒论》的研究是深刻的，其临床经验也是十分丰富的。

然除此之外，我认为还可在《伤寒论》的原文中予以论证。

《伤寒论》142条："太阳少阳并病，头项强痛或眩冒、时如结胸、心下痞硬者，当刺大椎第一间、肺俞、肝俞，慎不可发汗。发汗则谵语、脉弦。五日谵语不止，当刺期门。"尤在泾注云："头项强痛者，太阳之邪未罢；或眩冒、时如结胸、心下痞硬者，少阳之邪方盛也。"又云："刺大椎，所以治太阳之邪而除头项强痛"，"刺肺俞、肝俞，所以泻少阳之邪而除眩冒、时如结胸及心下痞硬。"这一注释，不但在病理上，而且也在治疗方法上，都证实了本条之心下痞硬，是属于少阳，而不是属于阳明。三阳病，经、腑二证分界的一个主要方面就是表里之分，经证都偏表，腑证都在里。痞硬在心下，心下是偏于里的，而病变的中心又来自少阳，那么依太阳、阳明病分经腑之例，把这一症状划归少阳腑证，我看理由是充足的。

至于"胆腑"，是否即解剖学上的胆呢？答曰：是，但不一概都是。徐子评同志在本"读少阳腑后"一文中说得对："不应该通过病理解剖，而应通过病理反应表现在外部的现象。"为了证明"外部现象"的临床价值，徐子评同志又提到，非但胆囊疾患之兼有心下痞硬者，可称为少阳腑证，即使非胆囊疾患，如急性胰腺炎，只要出现了可以称之为少阳腑证的症状，都可以按少阳腑证治疗，采用大柴胡汤法为治。这一论点突出的是"证"，而不是其他，可以说，这真正触及了中医学中脏腑辨证的真髓。

二、少阳腑证问答

把少阳病也分为经腑二证，与太阳、阳明二经病，从理论上一致起来了，这是不是发掘了张仲景的未言之秘呢？不，还不能这样说。补出少阳腑证，这只是对于主张经腑论者是一个有价值的论证，而探讨《伤寒论》的方法，除了按经分经证腑证外，最主要的还是作整体观。下面选录一部分和同学之间互相交流、探讨的关于这方面的一些资料，这些资料，并不成熟，但可以供继续研究经证腑证时作为参考，并以此作为本文的总结。

1.《伤寒论》中为什么没有提到经证和腑证这样的名词？

答：张仲景虽然没有明文提出经证和腑证，但实质是有的。如太阳病提纲，就是经证；阳明病提纲，就是腑证。

2. 这样把经证和腑证分属于不同的每个经，妥当吗？

答：读《伤寒论》应作整体观，所以这样的分法是最合理的。

3. 这样看来，再从三阳病的每一病中分经腑，就没有必要了。

答：也可以这样说。因为任何一经发病，其发展变化，决不限于其本腑，任何脏腑，都可能受到影响，只是病理上有的是由于经络，有的是由于气化，在程度上有的可能轻些，有的可能重些罢了。譬如太阳病的小青龙汤证就有五个或然症，少阳病的小柴胡汤证有七个或然症，不同的"或然"，就是波及不同的脏腑。膀胱蓄水、脉浮发热、渴欲饮水、小便不利的猪苓汤证，就是阳明里热所致，少阴移热于膀胱，是来自少阴热化证，都不是太阳之邪由经入腑。

4. 那么把三阳每一经都分成经证和腑证，应如何评价？

答：这是研究《伤寒论》的方法之一。这一方法，把内容复杂的太阳病、阳明病用经、腑二证归纳成纲，便于记忆，但因此也带来一些问题。

5. 有哪些问题？

答：譬如，太阳经证，脉浮头项强痛而恶寒，有经络病，也有气化病。阳明经证，热渴自汗脉洪大，是气化之为病而没有经络病。而少阳病却连经腑都不分了。没有统一的规律，就表示理论的不完整。又如太阳经证可以演变为太阳腑证，阳明经证是否也能由经入腑呢？阳明腑证包括了胃（如心下硬满）和大肠，而太阳腑证就没有涉及到小肠的症状。何况所谓太阳蓄水证，早已有人（如张隐庵、柯韵伯等）指出是三焦气化失职，脾不转输，水不能下输膀胱所致。这些也都是按经分经证腑证所带来的问题。

6. 这是不是说，读《伤寒论》应当提倡整体观，不必要在三阳病的每一经中划分经证和腑证呢？

答：废除三阳经证腑证这些名词，恢复《伤寒论》的本来面目，这是解决问题的方法之一。但是在目前普遍承认按三阳病分经腑，积重难返的情况下，也可以从另一方面着想，就是如何将三阳各经证、腑证的不统一之处统一起来，将其不足之处补上。尤其是补出少阳腑证，更有必要。

《伤寒论》六经提纲琐谈

一、太阳病和表证

太阳提纲是"太阳之为病，脉浮，头项强痛而恶寒。"太阳本来是发热的，可是提纲中为什么只提恶寒而不提发热呢？这正如有些注家所讲过的，凡三阳病都发热，不是太阳病的特殊性，所以不必提了。但除了这一人所共知的原因之外，还有一个不必提的理由，是提纲中已经提到"脉浮"。脉浮就是阳浮，"阳浮者，热自发"，所以提纲中提不提发热，就没有必要了。

"太阳病，或已发热，或未发热，必恶寒体痛呕逆，脉阴阳俱紧者，名曰伤寒。"不要认为这一条已发热和未发热的脉象相同。关前为阳，关后为阴，其未发热时，脉虽阴阳俱紧而不浮，而在已发热之后，脉必阴阳俱浮紧，这是证变脉亦变，脉证相应。

依上条例，是不是说，凡太阳病已发热脉必浮呢？这倒不一定。太阳病发热而脉不浮是有的。譬如《金匮要略》痉病和湿痹，也都是发热的太阳病，脉却不浮而沉细。这是因为"诸痉项强，皆属于湿"，而湿阻经隧又有痹闭之性的缘故。至于《伤寒论》的太阳病，是风寒之邪所引起，"风令脉浮，寒令脉紧"，它没有痹闭之性，所以绝没有脉浮起来而不发热的。脉浮而不发热，只是杂病中才有这种情况。

再讲"恶寒"。恶寒有两种情况：一是阳气衰少，太阳之阳（即卫气）不能温分肉，发不起热来，必无热恶寒。一是肤表受邪后卫气处于病理状态，不能正常的卫外。这不是卫阳不足，而是卫气的功能性改变，所以虽然发热，却仍然恶寒。《伤寒论》第7条说："病有发热恶寒者，发于阳也；

无热恶寒者，发于阴也。"就是说的这两种情况。太阳病是发热恶寒，不是无热恶寒，所以它是功能性改变，而不是卫气不能温分肉。

发热和恶寒这两个症状加起来，说明症状发生在肤表，肤表是太阳的领域，所以说"伤寒一日太阳受之"，那么是不是把太阳病提纲简化成"太阳之为病，发热恶寒"，就够了呢？不，不够。"太阳受之"之后的发热恶寒，是三阳病早期的共同症状，而且也常是部分杂病的初期症状。《素问·皮部论》说："百病之始生也，必先于皮毛。"既然百病都可从皮毛开始，岂可一见到发热恶寒就贸然认定是太阳病？所以，当这个发热恶寒的表证还不具备太阳病的特殊症状时，就只能叫作表证，而不能算作什么病，当然也不能算作三阳病中的哪一经病了。要把症说成病，在太阳就得再加上太阳病所独有的特点即"头项强痛"。如果没有头痛或头项强痛，只是发热恶寒，那么即使是经过了五六日、八九日，甚至十余日，在《伤寒论》中也不叫太阳病，而只称之为"伤寒"。

不具备头项强痛的发热恶寒，之所以不能称之为太阳病，是因为还不能肯定其病位确实在太阳。除了杂病以外，即使在伤寒病中，也要考虑是否阳明病或少阳病的前驱期。是不是阳明病或少阳病的前驱期，还得在二三日后看看阳明病或少阳病所特有的症状是否出现。在未出现阳明病或少阳病的特有症状之前，只是发热恶寒，称不起三阳病中的哪一经病，就只能称之为"伤寒"。因此，《伤寒论》第5条说："伤寒二三日，阳明少阳证不见者，为不传。"传与不传，是看伤寒二三日，而不是看太阳病二三日，这点必须注意。如果把《伤寒论》中所有的发热恶寒，不论头项强痛不强痛，也不管是三日以内或三日以后，一概都叫作太阳病，这是错误的。正由于有这样的错误，所以不但混淆了伤寒病中"传"和"转属"等概念，而且也把一部整整有条的《伤寒论》讲得矛盾百出，这点必须纠正过来。

同样是发热恶寒的表证，但有的二三日就传入阳明或少阳，有的却七八日甚至十余日仍然停留在肤表，这其中的道理，很有研究的价值，只有讲清楚了这一点，才能真正理解"传"和"转属"究竟是怎么一回事。不要把未出现阳明证或少阳证之前的二三日这一短暂的发热恶寒，简单地看成仅仅是太阳肤表的病理反应，这实际是阳明或少阳已经受病，不过在其主证出现之前，首先反映到肤表的荣卫罢了。伤寒是这样，有的杂病也是这样。《金匮要略》中"若有痛处，当发其痈"的早期症状，不也是"诸浮数脉，应当发热，而反洒淅恶寒"吗？不过主证未出现之前的发热恶寒，古人无法知道它是什么病（就是西医学，也不容易早期查出是什么病），只可作出大体的估计，即"脉若静者为不传"，"颇欲吐、若躁烦，脉数急者，为传也"。即使"脉若静者为不传"，若要证实这一预测的正确与否，仍须在二三日后作实际观察，即"伤寒二三日，阳明少阳证不见者，为不传也"。

发热恶寒的伤寒，既不能正式称之为太阳病，二三日又不出现阳明病或少阳病的特有症状，其结果将会怎样呢？这在《伤寒论》中也说得明白："伤寒三日，少阳脉小者，欲已也。"就是说，这个伤寒，如果构不成太阳病，第二日又不恶寒自止形成阳明病，那么第三日就要观察是否出现少阳病的特征口苦咽干目眩了。第三日不出现少阳病的这些特征，而反脉小，小为邪衰，则病将自已。这样的伤寒，发生于肤表，也迅速消失于肤表，这证明它不是什么病的早期反应，不过是一般的轻度感冒而已。

发热恶寒的表证，二三日阳明少阳证不见，是否一定会"脉小自已"呢？也不一定。脉不小，持续停留在肤表，五六日、六七日、七八日，甚至十余日，也常见。不过这样持续稽留于肤表，则证明它的病位在太阳，这在《伤寒论》中虽不称为太阳病，但在治疗时，仍须分别选用麻黄汤或桂枝汤。因为麻桂二方是解表之剂，不论是否太阳病，有此表证，就得用这等方剂。将《伤寒论》中所有用麻桂二方治疗的症状，一概说成伤寒太阳病，也是错误的。

病邪稽留在太阳病位的表证，不管头项强痛与否，其发展变化，总是循着"由外之内而盛于内"这一规律。因此，太阳病可以转属阳明和少阳，伤寒也可以转属阳明和少阳。不过必须明白，"转属"和"传"不同，转属是病位的转移，病位转移需要五六日至七八日的时间，而"传"则因为病位本不在太阳，其发热恶寒仅是阳明病或少阳病的前期反应，所以二三日即可出现阳明证或少阳证，而表证迅即消失。

如上所述，可见发热恶寒虽不具备头项强痛，但三日以后表证仍不消失时，即可逐渐肯定其病位确在太阳，而在三日以前则决不能肯定。因此，把持续在三日以后的发热恶寒叫作太阳病，虽然不一定是《伤寒论》的原意，但从病位考虑，尚无不可，而在三日以前的发热恶寒，尚难于定位时，也一概称之为太阳病，则显然是错误的。

伤寒二三日，由早期表证到出现各经主证之传，和病位在表，经过六七日、七八日移位于少阳或阳明之转属，不但在时间上有迟早之分，就是传或转属之后的具体症状，二者也有差别，最明显的如少阳病和柴胡证就是。这个问题，下面再讲。

再讲讲太阳病发病的机制问题。

发热恶寒是表证，脉浮是表脉，表证表脉再加头项强痛才构成太阳病。太阳病是怎样出现的呢？毫无疑问，是风寒外邪所引起。但严格说来，只提风寒是不够的，风寒只是诱因，诱因要引起症状，还必须通过太阳。所以提纲写的是"太阳之为病"，而不是"风寒之为病"。如果人的太阳之阳不足，即使感受风寒外邪，脉也浮不起来，热也发不起来，就成不了太阳病。"之为"二字，提示发病的机制主要在太阳，而不是其他。因此，治太阳病，实际是用药物调整太阳。但太阳之阳所以起变化，是由外邪所引起，所以发太阳之汗，使太阳之阳恢复正常，称为"欲救邪风"，也叫作驱邪。

《伤寒论》中不很注意外邪的种类，却很注意机体的变化，通过辨脉辨证来分析这些变化，用药物纠正这些变化，往往可以在西医学还没有查出病原、病毒的情况下，取得满意效果，这正是我们正在加以发掘的中医学辨证论治的优点。

治疗太阳病，就是用药物调整太阳，发汗就是发太阳之阳，《金匮要略》说："麻黄发其阳故也。"桂枝的功能，也是发汗通阳。处处都注重阳，所以"阳浮者，热自发"，"面色缘缘正赤者，阳气怫郁在表"，"面色反有热色者，阳气怫郁不得越"，"剧者必衄，衄乃解，所以然者，阳气重故也。"下利清谷，其人面少赤，为"其面戴阳"。下利清谷，里寒外热，名为"格阳"。这些都是阳的不同变化。如果变化的关键在于肤表，而又停留在肤表，就是太阳病的重要组成部分。

二、阳明病和胃家实

"阳明"这个概念，在《伤寒论》中主要有两种涵义，一是阳气极盛的意思，一是代表胃和大肠，更实际一点说，阳明是指整个胃肠消化道。胃肠消化道，能腐熟水谷，化生荣卫，热能最大，堪称盛阳，所以，《伤寒论》便把"胃家实"作为阳明病的提纲。

"胃"这个名词，在《伤寒论》中本来就是包括整个消化道，尤其是胃而称"家"，就更说明不仅仅是指的胃院。胃家实，是指胃肠功能失职，以致宿食、粪便留滞在胃肠之中。胃肠的正常功能，正像《灵枢·平人绝谷》篇所说："胃满则肠虚，肠满则胃虚，更虚更满，故气得上下，五脏安定。"这就是说，无论胃或肠，必须有入有出，由上而下，食物由胃入肠，胃中虚了，肠中就实了；排便之后又进食，肠中虚了，胃中又实了。这样，胃和肠，此实彼虚，此虚彼实，由上而下，轮番虚实，既能受纳，又能传导，就是正常的健康情况。反之，胃或肠，只能实，不能虚，气不能由上而下，就会腹满、腹痛、大便难或不大便，这就成了阳明病。由于阳明病是胃家只能实，不能虚，气不得上下，所以治疗时就得用承气汤。方名"承气"，就是上承胃气，使气得由上而下，轮番虚实，达到"五脏安定"。

有的注家认为，胃家实应当把阳明经证——即白虎汤证也包括在内，这是不妥当的。因为"胃家"是消化道，胃家要实，必须有实物存留，而白虎汤证不是肠胃中积留有宿食粪便，所以不能称之为胃家实。

人们会说，白虎汤证虽然不是宿食粪便所致成，但是"实者，邪气实"，阳明经证是邪热炽盛，为什么不能叫作胃家实呢？这一问法，乍一听来似乎有点道理，但问题是，三阳病哪一个不是邪气实？邪气实这岂是阳明病的特殊性？没有特殊性怎能作为阳明病的提纲？

再从《伤寒论》的原文来看，"病有太阳阳明，有正阳阳明，有少阳阳明"，这三种阳明病都是胃肠道有宿食或粪便，可是除此以外，在《伤寒论》中再也找不到胃肠不存有郁积的什么白虎阳明了。可见把阳明经证也算作胃家实，在《伤寒论》中也找不到根据。

人们会问：那么白虎汤证算不算阳明病了？我认为，白虎汤证在《伤寒论》中本来叫作三阳合病，称之为阳明经证，是后来的事。但三阳合病，是太阳之表，少阳之半表半里，和阳明之里，彻内彻外，表里俱热的意思。这样一种热性病，正好属于盛阳，所以注家把白虎汤证改称阳明经证，比叫作三阳合病更为合理。

人们又会问："阳明之为病，胃家实是也"，而白虎汤证不是胃家实，却又算作阳明病，这又怎样解释呢？我说，这很容易理解。阳明病和胃家实不是同一个概念。阳明是抽象名词，而"胃家"却是具体脏器。阳明可以代表六气的"燥"，可以代表手足的阳明经络，也可以代表具体的脏器胃和大肠。所以里热炽盛的白虎汤证算是阳明病，口干鼻燥的衄，也是阳明病，胃家有宿食粪便也是阳明病。可见胃家实是阳明病，而阳明病却不一定都是胃家实。

人们又会问：阳明病既然不仅仅是胃家实，那么《伤寒论》为什么却把胃家实作为阳明病的提纲呢？作为阳明病提纲，就应当把所有的阳明病都概括在内。我认为，想使六经提纲把《伤寒论》中所有的六经病都包括在内，这是一部分注家一厢情愿的想法，这种想法不符合《伤寒论》的实际，也是不可能的，因而也是错误的。如果说各经提纲能把各经病统统概括在内，这岂不是说，除了提纲之外，再也没有什么六经病了吗？事实能是这样的吗？各经提纲，只能是各经病重点、典型的提示，绝不是，也绝不会是各经所有症状的总概括。譬如少阳病提纲就不包括柴胡证，太阴病提纲就不包括太阴大实痛，少阴病提纲也不包括少阴热化证，那么为什么在阳明病的提纲中，却硬要把不是胃家实的阳明经证，强说成是胃家实呢？

我们再退一步想，即使按照有些注家的想法，勉强把白虎汤证也纳入胃家实这个提纲之中，也仍然概括不了《伤寒论》中的阳明病。因为阳明病在《伤寒论》中，除了所谓经证腑证之外，还有阳明中风和阳明中寒，经证、腑证、阳明中风还都可以说成邪气实，而阳明中寒就绝对不能说成邪气实了。所以讲《伤寒论》，最好还是按照《伤寒论》的本来面目讲，胃家实就是胃家确凿成实，如果认为这个提纲不够全面，这可以提出批评，但决不可把自己的意见强作经旨，结果却节外生枝，求深反凿。

上面就胃家实的定义，作一番理论性的探讨，这对于临床来说，影响不大，但其中也有一个是非问题，讨论一下，有助于启发思路，去掉盲目性，对于学习是有好处的。

三、少阳病和柴胡证

学习《伤寒论》的少阳篇，首先要弄清楚什么是少阳病，什么是柴胡证。二者发病的机制不同，症状不同，误治后的结果也不相同。

少阳病是外邪直接中于少阳，少火被外邪所郁闭，火性炎上，上寻出窍，所以主要症状是口苦、咽干、目眩。至于柴胡证，最初则是外邪中于太阳之肤表，外邪由肤表逐渐向里，结于半表半里的胁下，所以它的主要症状是胁下苦满（即闷）或痞硬。正因为柴胡证的来路是太阳，所以《伤寒论》原本中，柴胡证都在太阳篇中，在少阳篇中只是偶尔提了一下。

少阳病和柴胡证的发展情况和热型也各不相同。少阳病是自发的，其口苦咽干目眩等症，是受邪后二三日就出现，而柴胡证是由太阳转属而来，则需要四五日至五六日。少阳病的热型是头痛发热脉弦细，而柴胡证则由于邪热已结于半表半里，阳气出入的枢机不利，邪向内迫，就不发热而恶寒，阳气蓄极而通，又发热而不恶寒。这样就形成了以恶寒开始，以发热告终，发作不定次数，也毫无规律的往来寒热。总而言之，少阳病是少阳的气化之为病，而柴胡证虽然也能出现口苦咽干等少阳气化方面的症状，但病的主要根源是在胁下，它是少阳所主的部位之为病。又因为胁下这个部位已接近于胃，所以常能波及于胃而出现喜呕，所谓柴胡证就包括喜呕在内，而少阳病则不存在呕吐这一症状。

另一方面，不但邪气结在少阳部位的胁下能出现柴胡证，即使离开少阳的胁下，凡邪在躯壳之里，肠胃之外的任何半表半里的部位，都能形成往来寒热这一症状。譬如热入血室，血室即子宫，子宫就位于躯壳之里，肠胃之外，所以也能出现往来寒热。因此，柴胡证比少阳病的范围更广泛一些。少阳病只能说是少阳化火，没有确切的病位可指，而柴胡证则必有半表半里的病位。病位在胁下的，因胁下属于少阳，一般也称之为少阳病，但必须明白，毕竟与自发的少阳气化病不同。不然就会与少阳提纲造成混乱。

少阳病提纲是口苦、咽干、目眩，这三个症状之中，尤其关键的是目眩这一症状，它是少阳病所独有，而在柴胡证中则不易见到。如果没有目眩这一症状，只是口苦、咽干，则需要和阳明病相鉴别。因为阳明中风就能咽燥口苦。二者的区别是：口苦、咽干兼具目眩，舌苔薄白的，属于少阳，是胆郁化火所致，宜小柴胡汤；其不兼目眩，舌苔垢腻，白厚或微黄的，属于阳明，它是风热之邪，外连于表，里亦化热，是栀子汤证（现可改用三黄石膏汤之类）。少阳病也有伤寒中风之分，头痛发热脉弦细的为伤寒，兼见目赤、胸中满而烦的为中风。必须指出，头痛发热虽然像是太阳病，但脉不浮而弦细，就不是太阳病，也就不可发汗。胸中满而烦的，是无形的少火郁于膻中，不是有形的痰食，也就不可用吐下等法，这就形成了少阳病有汗、吐、下三禁。柴胡证是否也有三禁？当然，柴胡证的病位不在表，也不在里，汗之无益，下之也无益。但是"若不渴外有微热者，去人参加桂枝温覆微汗愈"，有潮热者，柴胡汤还可以加入芒硝，都不像少阳病那样严格。而且即使犯了三禁，少阳病和柴胡证的变证也不相同。少阳病发汗，会导致胃燥而谵语，吐下能使神虚火扰，出现心悸烦惊。而柴胡证在吐下后，有时可能柴胡证仍在。如果柴胡证罢，则可能使"热入"形成结胸或痞硬，而不是像少阳病误下那样形成"火邪"（《金匮要略·奔豚气病篇》惊怖与火邪并列于一篇）。

治少阳病和治柴胡证，都适用小柴胡汤，但是治少阳病是升散郁火，柴胡用到一般用量就能达到目的（治伤寒八九日郁而化火，误下后胸满烦惊的柴胡加龙骨牡蛎汤，其中小柴胡汤的用量，就是原剂量的二分之一），而治柴胡证，是从半里之中提邪外出，不加大柴胡的用量就达不到目的。

小柴胡汤的作用，是从半里之中提邪外出，所以，在正气稍弱的情况下，能蒸蒸而振，战汗而解，这正是枢转的作用，而不是和解的结果。

四、太阴病和霍乱

"太阴之为病，腹满而吐，食不下；自利益甚，时腹自痛……"从这个提纲中可以看出，太阴病具有腹满、腹痛、吐、利、纳少等几个症状。但不要一见到这些症状就称之为太阴病，要把这些症状归属于太阴，还必须结合病理和病位，只有病理是"脏有寒"，或病位在于太阴脾者，才能称之为太阴病，否则就不是太阴病。此外，也不要把又吐又利的霍乱病算作太阴病而编入太阴篇中。霍乱和太阴病，是两个不同的病。《灵枢·五乱》篇说："乱于肠胃，则为霍乱。"霍乱是突然性胃肠功能紊乱，而不是胃肠功能衰弱，因此，壮实人也能得霍乱病。而太阴病则是胃肠功能衰退，不是功能紊乱，凡平素消化系统强健的人，决不会得太阴病。而且太阴病在出现吐利之前，常能有几天不同寻常的恶寒、倦怠等短期的前驱症状，而霍乱则丝毫没有这样的早期症状，它是一发病就剧吐剧利，挥霍缭乱，猝不及防。所以《霍乱篇》说："呕吐而利，名曰霍乱。"八字提纲，直截了当，和太阴病提纲不同。此外，在预后方面，太阴病不进入少阴，便没有死证，而霍乱却可能骤然大量脱水，亡阳竭阴，致成死亡。但及时抢救，痊愈也比太阴病快。

五、少阴病和太少两感

少阴病提纲是"脉微细，但欲寐"。这和太阴病提纲比较起来，太阴病提纲仅仅表现为肠胃局部虚寒，而少阴病提纲则表现为全身性衰竭，所以太阴病没有死证，而少阴病提纲则是六经病中最严重的一个。因为脉微是心阳衰微，鼓动无力，脉细是肾精不足，脉道不能充实，"但欲寐"若改用现代语汇，就是精神萎靡，体力疲惫，重病体征。这比太阴病仅仅吐泻几次，严重多了。

"脉微细，但欲寐"，既然表示全身性精力衰竭，所以作为少阴病的提纲就最有代表性。有了脉微细但欲寐这样的病情表现，就不管吐不吐，泻不泻，都叫少阴病，而不是太阴病。

"脉微细，但欲寐"这样的脉象和病情，常贯彻于少阴病的始终。譬如"少阴病，脉沉者，急温之"，脉沉是概括了微细，这说明少阴病的早期，当少阴病的典型症状尚未出现之前，脉象上就已经反映出来。

又如"少阴病，始得之，反发热，脉沉者，麻黄附子细辛汤主之"。本条的脉沉，证明在少阴病的表证发热期，就有相同于"脉微细"的病情暴露。

不要把少阴表证的"反发热、脉沉"理解为太少合病，这更不是太少两感。因为少阴发病的内在因素，虽然多由于年老体弱，或久患消耗性疾病心肾两虚者，但要促使其发作，总是先由感受外邪所引起。"伤寒一日，太阳受之"，外邪总是首先中于肤表，中于肤表就会郁闭肤表之阳——即使是很不充实的阳也罢。所以，就一般情况说，少阴病是不当发热的，但在个别情况下，也会发热。不过少阴病的发热，由于虚在心肾，没有充分的水火支援，就和太阳病的发热不同，它不但发热的程度轻，而且持续的时间也很短暂，常于二三日后热即消失而出现少阴里证。尤其明显和太阳病不同的是，头不痛，项不强，脉搏也不浮而沉，早期就露出少阴病的本脉。所以这个发热，不是太阳病，而是少阴病的初期表现，也就是少阴表证。

这也不是太阳病加少阴病。本条条文明明标的是"少阴病"，不是太少合病；明明说"反发热"，如果是太阳病发热，还能叫"反"吗？明明说"始得之"，意味着发热只是初期的暂时现象，不会持久；明明是"脉沉者"，不是太阳之为病脉浮。全条文的整个精神，都证明这个发热，是少阴病早期的一个症状，部位在太阳所主之肤表，但不是太阳病。

有的注家把这说成是太少两感，对吗？太少两感这个词，来源于《素问·热论》，原文是："两感于寒者，病一日则巨阳与少阴俱病，则头痛口干而烦满"。可是本条不是头痛、口干、烦满，而是发热、脉沉，所以称本条为太少两感，实是张冠李戴。何况"热论"的六经，包括三阴病在内，都是热病，而《伤寒论》的三阴病，却主要是寒性病。热病是"其两感于寒而病者，必不免于死"，而本条的少阴病初期表热，则绝不是死证，所以，把少阴病早期的发热脉沉说成太少两感是不妥当的。

六、厥阴病和一般伤寒

"厥阴之为病，消渴、气上撞心、心中疼热、饥而不欲食、食则吐蛔，下之利不止。"

这就是厥阴病提纲。从这个提纲中可以看出这样一些问题：①"消渴"是风火炽盛，消灼津液，故随饮随消，饮不解渴；"心中疼热"，是津亏火炽，焦灼挛急，又热又痛。这两个症状，都提示厥阴病是风煽火炽，而且厥阴为一阴，于三阴中阴气为最少。②"气上撞心，心中疼热，"也是水不涵木，肝气失于条达，相火内干，心包失于敷布；"饥而不欲食"，表示肝阴不足，木不疏土。这又提示厥阴提纲是肝和心包病。③"消渴、气上撞心、心中疼热"，是上热；"饥而不欲食、食则吐蛔、下之利不止"，是下寒，这提示厥阴病是寒热错杂，阴中有阳。

除这些以外，还有提纲中并未提到，而通过临床得到证实的是：厥阴病反应在舌诊上，必舌赤少苔；反应在脉诊和症状上，必脉沉微、四肢厥逆。这正是风火郁闭于里，不能条达，而且阴气最少，阴中有阳的反应。所以张卿子说："尝见厥阴消渴数症，舌尽赤红、脉微、厥冷、渴甚。"

从以上可以看出，厥阴病的病位在肝和心包；病理是阴中有阳，寒热错杂；症状是消渴、心中疼热、不欲食或吐蛔。这样，治则就得清上热、温下寒、养肝阴、疏肝用，而乌梅丸一方，恰好就具备了这样一些作用。所以临床上不管这些症状是个别的或单独出现，或者几个症状同时出现，只要是舌赤少苔，用乌梅丸都有效。尤其是乌梅一味，是以上这厥阴病证的必用和特效之药。

下面再讲讲厥阴病的预后和其他伤寒。

厥阴病既然是风煽火炽，相火郁闭于里而致成，那么若得风火输布外出，病机就会向愈。风火输布外达，脉象就会由微转浮，四肢也必由厥转温，那么饮不解渴的消渴，就会转为渴欲饮水，不饮亦可。所以论中说"厥阴中风，脉微浮，为欲愈"，又说"厥阴病，渴欲饮水者，少少与之愈。"

另一方面，如果厥阴相火不但不输布向外，反而更进一步深结于里，就会热深厥深。这样，本来就阴亏热炽的厥阴病，就会进一步灼伤荣血，出现化痈脓、便脓血这样的变证。

由于心包敷布相火的功能失去正常，就会使四肢厥热不稳定而形成厥热往来。厥热往来标志着阴中有阳，所以也是厥阴病的特点之一。

《灵枢·经脉》篇说："心包主脉所生病者，烦心、心痛"，又说："是主肝所生病者，胸满、呕逆、殆泄"。厥阴提纲，大体是包括了这些症状，所以对于厥阴病，最有代表性。但并非所有的胸满、呕逆、殆泄、烦心、心痛都是厥阴病。譬如"下利后更烦，按之心下濡者"，是虚烦的栀子汤证；胸中满而烦，饥不能食者，是胸有热痰的瓜蒂散证；"静而复时烦，得食而呕"、肢冷、脉微的，是蛔厥的乌梅丸证，都不是厥阴病。

也并非所有的上热下寒和厥热往来都是厥阴病。譬如伤寒误下，"饮食入口即吐"的寒格证；伤寒大下后泄利不止、唾脓血的麻黄升麻汤证，都是上热下寒，寒热错杂，但这是一般伤寒，而不是厥阴病。又如久利之后、手足转温，"见厥复利"，也是厥热往来，但也是一般伤寒，而不是厥阴病。要知道，厥阴篇中标明是厥阴病的只有四条，另外，未标明是厥阴病，也未标明"伤寒"的，如热利下重的白头翁汤证、干呕吐涎沫头痛的吴茱萸汤证、热少厥微指头寒，转为"若厥而呕、胸胁烦满"证，也是厥阴病。除此以外，都是一般伤寒。这些伤寒，既有类似厥阴病的胸满、呕逆、殆泻、烦心、心痛等症状，也有厥、厥热往来、上热下寒这样的特点，才收入厥阴篇中。所以不要把临床所有的上热下寒和厥热往来一概看成是厥阴病；也不要把不是舌赤少苔的消渴或心中疼热、饥不欲食，以及所有的下利都看作是厥阴病，就可以发现，《伤寒论》的厥阴篇，既丰富多彩，又条理分明，是高度科学性的。不然的话，就会把不是厥阴病的其他伤寒，也一概混同于厥阴病，而这正是历代注家对于《伤寒论》厥阴篇争论不休的根本原因。

读《伤寒论》随笔

作者按：本文是摘取过去的学习笔记加工整理而成，发表出来是为了抛砖引玉，同时可兼答一些拙著《伤寒解惑论》读者和青年朋友的问询。本篇一、三、四题，就是兼答王三虎同志的。

一、论"传"和"转属"

1. "伤寒一日，太阳受之，脉若静者，为不传，颇欲吐、若躁烦、脉数急者，为传也。"（第4条）

对于本条的解释，注家多采用传经之说，认为"太阳受之"就是太阳病，"颇欲吐"就是欲传少阳，"若躁烦，脉数急，"就是欲传阳明。惟柯韵伯、徐灵胎的解释与此不同，颇具卓识，堪称大家。

徐灵胎云："寒伤于表，太阳受之，脉静，胸中无热，故可不传而愈也。"这是说，肤表受寒，未必发病，受者脉象平静如常，胸中亦无热意，这是寒邪不传而为热，故可不出现症状而自愈。这和尤在泾所谓之"邪微者，不能扰乎正，其脉多静"，是一个意思。

柯韵伯云："太阳脉浮，若见太阳之浮，不兼伤寒之紧，即所谓静也，脉静证亦静，无呕逆烦躁可知。"柯氏对脉静的解释，与前者不同，他提出脉浮，浮而不紧就是脉静。

他接着又说："若受寒之日，颇有吐意，呕逆之机见矣；若见烦躁，阳气重可知矣；脉数急，阴阳俱急之互文。传者，即《内经》人伤于寒而传为热之传，乃太阳之气生热而传于表，即发于阳者传七日之谓，非太阳与阳明少阳经络相传之谓也。"将柯氏这段文字前后连起来看，意思是说：

肤表受邪后，脉虽浮而无呕逆烦躁等症状者为不传，如果有这些症状，而脉搏又数急，就是传。但其所谓传，指的是"颇欲吐、若躁烦、脉数急"，即将传为"体痛、呕逆、脉阴阳俱紧"之太阳伤寒，是太阳之气受邪以后生热而传于体表，并非太阳病传入阳明或少阳之传。也正如徐灵胎所说："传，指热传于表，非独寒传于里。"

综合柯徐两家之说，可见太阳初受寒邪之日（"伤寒一日"），可能脉静而不发热；即使脉浮发热，也可能不具备欲吐、烦躁等症状；即使有这些症状，也只是"欲"，而不是正式的呕逆，烦躁也只是"若"（若者，不定之辞），而不是一定烦躁；即使是正式的呕逆、烦躁，也是传为太阳伤寒，而不是太阳病传为阳明病或少阳病。

2. "伤寒二三日，阳明少阳证不见者，为不传也。"（第5条）

柯氏云："伤寒一日太阳，二日阳明，三日少阳，是言见证之期，非传经之日也。"所谓"见证之期"，即见到可以明确称之为太阳病、阳明病、少阳病的特有症状之期。如第一日即头项强痛，为太阳证见；"始虽恶寒，二日自止"，"伤寒三日，阳明脉大"，是阳明证见；"口苦、咽干、目眩"，是少阳证见。这些阳明证或少阳证都出现在伤寒的二三日，所以伤寒二三日是阳明病少阳病的见证之期，见证为传，不见为不传。可是我们再联想一下，阳明病或少阳病见证之前，有没有别的症状？能有什么样的症状？论中第7条明确告诉我们："病有发热恶寒者，发于阳也。"也就是说，只要是病发于三阳，不论是太阳、阳明、少阳，其初起时的共同症状，都是发热恶寒。至于太阳病可能有短暂的"或未发热"，阳明病也有"虽得之一日，不发热而恶寒者"，那只是个别的例外现象，而在一般的情况下，总是发热与恶寒同时并见。不管发热出现的早晚，只要发热之时恶寒还同时存在，又不具备头项强痛这样的太阳特征，就要考虑是阳明病或少阳病的前期，就不能称之为太阳病，而只能称之为"伤寒"。本条的传与不传，是看伤寒二三日，而不是看太阳病二三日，这点必须注意。

伤寒二三日，阳明少阳证见者为传。这个"传"，大多数注家都认为邪入里化热，但柯氏却认为是里热达表。他认为：二日是阳明之热传于表，三日是少阳之热传于表，这是"气有高下，病有远近，适其至所为故也"。这个说法对不对呢？我认为，对于《伤寒论》之"传"来说，里热达表远比表邪入里化热更有说服力。因为表邪入里化热论者，是把病位定在太阳之肤表，其二三日出现阳明证或少阳证，被看成是表邪发展的结果。而里热达表论者，则把病位定在阳明或少阳，其二三日见证之前的发热恶寒，是三阳病早期在肤表部位的共同反应。有诸内必形诸外。既然反应在肤表，就必出现发热恶寒，但却不是太阳病。

这样的早期反应，不但伤寒病中的阳明病和少阳病可以见到，就是内科杂病也常见到。譬如内痈、肝炎、肾炎等疾病的早期，不是同样会发热恶寒，倦懒不适吗？这样的早期症状，就是西医学也不容易及时查出是什么病，往往会认为是一般感冒（即中医之伤寒），或者"待查"，而在中医就更无法定位了。所以这样的伤寒，只有在二三日阳明少阳证见之时，也就是柯氏所谓阳明少阳之热（型）传表之时，才能明确知道此前之伤寒，实即该病的前驱期，而对于"二三日阳明少阳证不见者"，只能称之为"不传"而已。

如果不传，则"伤寒三日，少阳脉小者，欲已也"，这才可以肯定，这是一般的轻浅感冒，而不是什么阳明病或少阳病的前期。

"传"之前的发热恶寒，由于实际病位并不在太阳，所以二三日变成阳明热型或少阳热型（发热、不恶寒、不恶热、脉弦细），或脉小自己以后，发热与恶寒这两个症状即不复同时存在。反之，如果发热与恶寒持续四五日、五六日、六七日或更长的时间，就证明这不是什么阳明病少阳病的前驱期，其病位仍在太阳之肤表。这样的伤寒，即使不具备头项强痛，论中也不称之为太阳病，但同样可以由表入里，转化成阳明病或少阳病。不过这在《伤寒论》中不叫"传"，而叫"转属"或"转入"。"传"和"传属"的根本区别是：传之前和传之后，实际是一个病，前后症状不同，只是由微到显，病在深化的缘故。而转属之前与之后，则是不同的两经病，它是病位和属性的转化。传，如果说是表邪入里，不如说是里热传于表，而转属则决不是里热达表，而确实是表热入里。传之前的发热恶寒既然是里病在肤表的早期反应，所以表证变化快，不超过二三日恶寒就消失，露出其本经的热型。而转属则需要体内条件的成熟，其发热恶寒就需要持续一段比传稍长的时间。柯韵伯曾举例说："若因亡津液而转属（指转属阳明），必在六七日来，不在一二日间"。有的注家，把二三日出现的阳明病少阳病，称之为自发于本经，也简称为"自发的"，以区别于六七日、七八日转属而来的阳明病少阳病，是非常正确的。

传也好，转属也好，尽管确定病位有早晚之分，但都说明症状是在不断地变化。如果认为每一经病的症状，都贯彻在该病的始终，或者认为传也是转属，转属也是传，这显然不符合《伤寒论》的本旨，是违反辩证法的，因而也是错误的。

二、论"传经"和"经传"

"太阳病，七日以上自愈者，以行其经尽故也。若欲作再经者，针足阳明，使经不传则愈。"（第8条）

本条是历来注家解释伤寒传经的根据。但是本条的"经"，指的是什么？"经尽""再经""使经不传"是什么意思？如果弄清楚了这些，就会发现，本条的"经传"并不同于后世注家的所谓"传经"。

本条所说的"经"，可以"行尽"，还可以"再作"，这显然不是三阴三阳的经络之经，而应当像徐灵胎所说："伤寒六日，经为一经"，是指伤寒病的发展阶段说的。第一个六天为第一阶段，这一阶段过去，为"行其经尽"，由于第二阶段即将开始，所以也叫"到经"。进入第二个第六天为第二阶段，叫作"再经"，因为第一阶段已经过去，也叫"过经"。对比前经，也叫"后经"（384条）。两个六天过去，至十三天以上，为"复过一经"。这些，在《伤寒论》中俱有明文可查。

再看看经尽、过经之后，症状能有哪些变化呢？从《伤寒论》的条文中，除了只标明日数，不标明"经"字者外，其余大体可以归纳出五种不同的变化：一是症状消失。如本条就是。除了本条之外，还有384条"到后经中颇能食；复过一经能食，过之一日当愈。"二是不愈转成坏病。如114条"到经不解必清血"。三是有转入阳明者。如150条"伤寒十三日，过经谵语者"；213条"须下者，过经乃可下之。"四是有转入少阳者。103条"太阳病，过经十余日，反二三下之，后四五日，柴胡证仍在者。"五是有误治后变证仍在者。如123条，"太阳病过经十余日，心下温温欲吐而胸中痛"。从以上这些条文来看，再经和过经，只代表日数，只供临床参考，并不涉及病的愈与不愈，更不关系入不入阳明和少阳了。因此，认为"欲作再经"就是欲传阳明，这显然是为下文"针足阳明，使经不传则愈"所作的附会解释。

那么，"针足阳明，使经不传"，究竟是什么意思呢？周禹载认为："太阳将传阳明，故于足跗阳脉穴针之，以泄其邪"。陈修园认为："宜针足阳明三里穴，以泄其邪"。成无己认为："针足阳明，迎而夺之"。柯韵伯认为是"截其传路，使不得入于阳明之经"。只有徐灵胎认为是"截其来路，使不病阳明"。"截来路"是使其停止于太阳，这点不同于以上诸说的"截传路"，但仍然认为是防止其传入阳明，这点，诸家并无不同。

"针足阳明"，是为了防止传入阳明之经吗？令人不得不怀疑的是：首先，张仲景只说"使经不传"，并未说使经不传阳明。更为重要的是，如果硬指"不传"为不传阳明，难道太阳病只能传阳明，不能传少阳吗？

说穿了，"使经不传"并不同于"使病不传"。经，既然是阶段、过程，那么使经不传，就是使其不作再经，使其不进入第二过程。针足阳明，应当是针足三里穴，这并非单纯防止病入阳明，《针灸大成》引《千金翼》云三里主治"伤寒热不已，热病汗不出"。因此，治"寒慄鼓颔""过经不解""余热不尽"，取穴都配有足三里。本条是太阳病欲作再经，那么针足阳明，使汗出了，热解了，使太阳病消失于肤表，不作再经，岂但不传阳明，也不会再传少阳，更不会"阳去入阴"形成结胸、痞硬、虚烦等变证了。

"使经不传"，也就是使太阳病不继续进行的意思。柯韵伯有"发于阳者传七日"之说，其"传"的含义，与本条"使经不传"之传，基本相同，都是病程迁延下去的意思。如果把"使经不传"，解释为使太阳病不传入阳明经而变成阳明病，这就使"传"等同于"转属"，而"经"字在全论中也就讲不通了。

三、"身不痛、但重"

《灵枢·百病始生》篇云："在络之时，痛于肌肉，其痛之时息，大经乃代。"这说明"虚邪之中人也"，随着时间的进展，身痛可以消失而不觉痛。但是"痛息"之时，绝不都是表邪消除，而不少是外邪由络入经，由浅入深的结果。所以痛觉虽然消失，也必有相同于痛或更重于痛的病理因素——荣卫更加滞涩，但却不同于痛的感觉出现。这就是尤在泾注大青龙汤证所说的"伤寒在表则身痛，邪入里则身重，寒已变热而脉缓，经脉不为拘急，故身不痛而但重。"由于是表邪未解，荣卫滞涩不利，所以这样的身重，应当是周身拘束而不灵活的一种感觉，这就和阳明白虎汤证热在肌肉的身体沉重、甚至难以转侧，和少阴病阳虚倦懒的身重，都是不相同的。而且这种身痛既然是邪尚在表，就必随太阳气旺（从已至未上）之时，而能乍有轻时，这和阳明病少阴病的持续性身痛，也是不同的。

大青龙证的身重既然是由身痛变来，可知绝非一得病就这样，而是伤寒多日失治所致。麻桂石膏加姜枣，正是从大经发之。盖伤寒之仅仅是无汗身痛者，必须兼见烦躁才能用大青龙汤，而身不痛但重者，邪已入于大经，则不论烦躁不烦躁，都应"发之"。不烦躁也可以用大青龙汤，《江西中医药 1980 年第 4 期》肖德发同志有案可证。

四、关于《伤寒论》分经法的评价

《伤寒论》三阴三阳的分篇，有时撇开疾病的本质，只依据症状。如白虎汤证、承气汤证，本属阳明病，但若"脉滑而厥""下利谵语"，便根据"厥"和"下利"，把它编入厥阴篇中。这样的分篇法，实属教条。有的同志说这是张仲景为了便于"对比"，便于临床"鉴别"，或者说这是被王叔和所串乱。但张仲景明确把少阴篇的承气三急下证标明为"少阴病"，把吴茱萸汤证，注明"属阳明也"，309 条又称少阴病。这已不能再硬说是"高度的写作技巧"。所以，对于类似的条文，就不能强调得太死。我看还是允许把《伤寒论》一分为二为好。

五、"中阴溜腑"质疑

少阴三急下证，从前注家有讲成"中阴溜腑"的，这个讲法妥不妥当？最好先把"中阴溜腑"这个词的来源、涵义弄清楚，才能作出正确的结论。

《灵枢·邪气脏腑病形》篇说"邪入于阴经，则其脏气实，邪入而不能客，故还之于腑。故中阳则溜于经，中阴则溜于腑"。这就是"中阴溜腑"这个词的来源。"中阳溜经，中阴溜腑"，是古人病因学说的一部分，古人认为，人身头面四肢，分布着全身各阴经脏和阳经腑的所有经络，但阴经脏的经络不上于头，所以认为凡外邪中于头面，病变必出现在三阳。至于四肢，则三阴三阳的经络都有，只是三阳的经络是分布在臂或腑的外侧面，而三阴的经络是分布在其内侧面，所以外邪若中于臂或人体的外侧面，邪气就会侵入三阳，若中于内侧面邪气就会入于三阴。阳主外，阴主内，所以阳经受病，病变必反应在躯壳外部，若阴经受邪，病变就反应在躯壳之内。外部躯壳之病叫作经病，躯壳内部之病称为腑病，所以说"中阳则溜于经，中阴则溜于腑。"可是阴经的经络是直接联于脏的，为什么中阴不溜于脏，却溜于腑呢？《内经》又解释说：凡邪气伤人，都是伤正气之虚者，如果脏气不虚，邪气就不能侵入。因此，邪气虽然可以由经络直达于脏，但正不容邪，邪气就无法停留。邪气既然不能侵入于脏，就无藏身之地，就必找出路。恰好五脏都各有一个与之相合的腑，是泻而不藏的，所以邪气只好随着其相络的经路，溜入其腑了。这就是"中阴溜腑"的实际意义。

尽管可以用"正气内存，邪不可干"，和正气排邪，使邪溜腑这样的理由来解释"中阴溜腑"，但我总觉得《内经》这段理论，当初是在假设阶段，是以经络为基础而提出来的。科学方面的任何假设，要予以肯定或否定，尚须有其他根据。可惜的是，我们现在还没有任何根据可以肯定或否定三阳经证都是外邪从头面，或四肢的阳侧面溜进来的，也没有任何根据可以肯定或否定三阳腑证都是外邪由四肢的阴侧面侵入以后，又溜入其所合之腑的。再退一步想，即使这段假设可以成立，也只能是由其本脏溜入本腑，而不能溜入其他脏之腑，因此勉强说"少阴病得之八九日，一身手足尽热者，以热在膀胱，必便血也，"这是中阴溜腑，或者说伤寒系在太阴，"至七八日大便硬者，为阳明病也"，也是中阴溜腑，还勉强说得过去（其实这两条少阴病和太阴病，都已经发病七八天、八九天了，不能说是"邪入而不能客"），若说邪中少阴之脏，却溜入阳明之腑，这就不好解释了。

有人说，"阳明是万物所归"，张隐庵也说："亦有散之肠胃者。"但这三条少阴病都是用大承气汤急下，显然是燥屎内结，仅仅说是少阴之邪散之肠胃，是讲不通的。何况"万物所归"这个说法，也不可断章取义。因为"万物所归"之下，还有"无所复传"一句，是说阳明居中主土，只能承受诸病向内之归，而不能再作向外之传。所以这个"归"主要是说阳明不复再传的意思，而不是说世上所有的病，都必归宿于阳明。

中医院校现行之统一教材——《伤寒论选读》，对于少阴三急下证虽然也引用了"中阴溜腑"这一说法，但也提到"亦有认为阳明病应下失下，伤及少阴阴液而成者"。这就比较切合实际了。事实也就是，这同样是燥屎，不过在不同的条件下，反应出的症状不同罢了。吴又可《瘟疫论》中曾说："热结旁流者，以胃家实，内热壅闭，先大便闭结，续得下利纯臭水，全然无粪，日三四度，或十数度，宜大承气汤，得结粪而利自止。服汤不得结粪，仍下利臭水及所进汤药，因大肠邪盛，失其传送之职，知邪犹在也，病必不减，宜更下之。"读者们，你承认《伤寒论》是广义的伤寒，包括温病在内也好，不承认是广义的，认为少阴三急下证不属于温病也好，但是对于下利清水而用大承气汤，就一定是攻下燥屎结粪，这点是不容怀疑的。燥屎之症见腹胀不大便者，称为阳明病；症见下利清水色纯青者，称为少阴病，这是张仲景以症状为基础的六经归类法。批评这种归类法不科学是可以的，但若仅仅是因为依据症状分类不科学，就硬把"中阴溜腑"生搬过来为"少阴病"三字找根据，既没有这种必要，而且也是讲不通的。

六、试探六经病欲解时

六经病都各有欲解时，太阳病是从巳至未上，阳明病是从申至戌上，少阳病是从寅至辰上，太阴病是从亥至丑上，少阴病是从子至寅上，厥阴病是从丑至卯上。"从某至某上"，有一个中心时间，如从巳至未上是以午时为中心，即太阳病解于午前午后的意思。依此类推，则阳明病解于酉前酉后，少阳病解于卯前卯后，太阴病解于子前子后，少阴病解于丑前丑后，厥阴病解于寅前寅后。伤寒六经病之所以有不同的欲解时，过去的注家大都解释为六经病各值其经气旺之时而解。但是六经的经气旺之时为什么又各不相同，作者试图就此问题作一番探讨。

按：十二地支，既可用于定时间，也可用以定方位，时间和方位，都和太阳的升降有关。卯属东方，是日出之时，少阳病解于此时，是被郁之少火，随天阳之升而容易舒发，这和柴胡之发越郁阳有相同之处。午时则日丽中天，阳光普照，太阳病解于此时，是人体的阳气应天时而盛于外，犹得麻黄、桂枝可以助阳解表之意。酉，位于西方，是日入之时，日入则阳衰，阳明病本属阳热过盛，值阳气渐衰之时，亦犹石膏、硝、黄除热之意。卯、午、酉这三个时辰使三阳病分别得解的道理，也就是《素问·生气通天论》所说的"平旦人气生，日中而阳气隆，日西而阳气已虚"的缘故。至于子，方位为正北，子时为夜半，《金匮要略·脏腑经络篇》指出"冬至之后甲子夜半少阳起"，《伤寒论》也说，"夜半阳气还"，所以子时是阳生之时。阳从内生，有如干姜之温脏，故太阴病解于此时。子、午、卯、酉，是北、南、东、西四个正中方位，代表着夜半、日中、日出、日入，人体之阳既然随着天阳的变化而有盛衰升降的不同，那么太阳、阳明、少阳、太阴病的欲解时，也就不难理解了。需要探讨的倒是少阴病解于丑前丑后和厥阴病解于寅前寅后。丑和寅，不代表"人气生""阳气隆""阳气虚""阳气还"，为什么却解在此时呢？

我是这样认为的：丑和寅虽然不是正中方位，但是丑在子后，寅在卯前，这就是少阴病厥阴病所以欲解的关键所在。因为"夜半阳气还"，虽然有助于扶阳抑阴，但子时毕竟是阳之初生，只可缓解太阴之脏寒，未必能消除少阴病的肾阳虚衰，心肾交惫。所以仅仅是阳气初生还不够，还必须阳气逐渐伸张。因此，其欲解的中心时间不是子时，而是子时稍后的丑时。子和丑是有差别的，《汉书·律历志》云："万物滋于下，孳萌于子，纽芽于丑。"这提示子是阳之初生，丑是阳之渐伸。太阴病和少阴病相比，太阴病是肠胃局部虚寒，少阴病是全身性衰弱，太阴病尚轻，少阴病较重，故太阴病以守而不走的干姜温中即愈，而少阴病则需干姜配以走而不守的附子，用以振奋肾阳，走十二经，故解于"纽芽"的丑前丑后。至于厥阴病之所以解于寅前寅后，是因为寅在卯前，是太阳将出地面的前奏。寅，《汉书·律历志》云："万物始生，然也。"螾，亦通蚓，"螾然"，即蚯蚓在地中蠕动之状，这表示寅时之阳，不但已经纽芽，而且已经萌动，这和少阳主时的日出之卯，只差一个时辰，只不过少阳之卯，阳气已出于地面，而厥阴主时之寅，是阳气将出地却尚未出地，仅仅在土中"螾然"罢了。《素问·阴阳离合论》云"厥阴之表，名曰少阳"；《金匮真言论》云"阴中之阳肝也"，张令韵云："厥阴解于此时者，中见少阳之化也"，等等，都说明厥阴和少阳的密切关系。《素问·阴阳类论》说"一阴至绝作朔晦"，也表示厥阴和少阳本同一气，出地为朔，就是少阳，未出地则如晦，即为厥阴。寅前寅后之"蟪然"，就是阴尽阳生即将出地的形象。厥阴篇有"厥阴中风，脉微浮为欲愈，不浮为未愈"之文，脉象之所以微浮，就是相火即将由阴出阳，已"然"也。

从前面所讲的六经病欲解时，可以看出以下几个问题：①三阳病解虽然有早、午、晚之分，但都在昼间，"阳气者，一日而主外"，人体之阳应天阳之升降或壮大，有助于正气之驱邪。②三阴病都解于夜半至天明的稍前或稍后，这是阳生或阳气渐长之时，阳生阳长，则有助于扶正。③任何一经的病解，都与阳气的活动有关。

正因为人体阳气随着昼、夜、朝、夕有不同的变化，也必然对不同的疾病起着不同的影响，而医务工作者，正好可以利用这些不同的影响，对疾病的预后作出比较可靠的判断，也可以利用这一有利时机，采取适当的治疗措施。例如：第30条"夜半阳气还，两脚当热"，332条，"后日脉之，其热续在者，期之旦日夜半愈"，这都是根据阳生于子而作出的判断。又如"厥阴中风，脉微浮为欲愈"，脉必浮在丑至卯上。39条"伤寒脉浮缓，身不疼但重，乍有轻时，"其乍有轻时，当在巳至未上，至于三阴寒证之手足自温，下利自止，其最轻者，可能在亥至丑上，稍轻者则可能在子至寅上。因为这些估计都符合各该经的经气旺之时。

也正因为三阴三阳的盛衰，与时间有密切的关系，所以发病时间的特点，有助于诊断疾病属于何经。譬如391条"病人脉已解，而日暮微烦"，烦在日暮，这是阳明主气之时，又因烦出现在霍乱吐利之后，而且只是微烦，所以知是"脾胃气尚弱，不能消谷"，与阳明热盛之胃家实，轻重悬殊，故无需攻下，"损谷则愈"。

所谓"欲解"，只是说那时人体阴阳气血的变化，有利于扶正或祛邪，病有自解的可能，却不一定必解，但在治疗时则正可以利用这些时机以达到更圆满的效果。譬如《此事难知》有服发汗药应在日午之前的论述，近人有报道服洋地黄以清晨3~4时效果最好，前者是使其汗解的时间在巳至未上，后者则正好与少阴病解之时相符合。

凡病之"欲解"，必须在邪气已衰的条件下才有这种可能，否则便不会欲解。譬如阳明病，本当解于申至戌上，但阳明发潮热也在这时，原因就是邪盛邪衰的不同。尤在泾曰："阳明潮热，发于日晡，阳明病解，亦于日晡，则申酉戌为阳明之时，其病者邪气于是发，其解者正气于是复也。"其所谓"于是发者"，是指邪气盛时而言，"正气于是复者"，则指邪气衰时而言。邪气盛者，病势在发展，凡偏外的肌肉肤表之热，申至戌上必随天阳之降而趋向于里，使胃腑热势更张而形成潮热，阳明潮热的病理，是"此外欲解，可攻里也"，"外欲解"，就是外部之热尽归中土的意思。至于邪气衰者，是指病情在缓解，病邪已不向里发展，值"日西而阳气已虚"之时，更有利于退热，故病则欲解。由此可见，在阳气盛衰升降的同样条件下，对同一疾病可因病势或进或退而出现截然不同的反应。

周禹载云："太阳病自解，固如是也（指从巳至未上），服汤而解，亦如斯乎？曰，然。纵使服汤有先后，则其解应无定期，然亦必至其所旺之时而精神慧爽也。"这话是有道理的。药物的作用，只是驱敌而歼之，但驱敌之后要搜剔余邪，恢复常态，则仍有赖于正气的随天时而充实，因此可以设想，"风家表解而不了了者，十二日愈"，是在十二日的巳至未上，才真正了了，彻底痊愈。

如上所述，可见六经病的欲解时对于临床是有指导意义的。但是也不可掌握得太死，更不要生搬硬套。《伤寒论》对于各经病的欲解时，是在中心时间的以前和以后，又各延伸了1个时辰，使每经病的欲解时，前后共达6小时之久，这就为临床观察留有充分的余地。另外还要考虑到，人体强弱各殊，工作有昼夜的不同，治疗经过也不同，都可能使其病理变化，由单纯而复杂，则六经主时，就不能生搬硬套。如61条"昼日烦躁不得眠，夜而安静"的干姜附子汤证，和5条"昼日明了，暮则谵语"的热入血室证，其夜而安静和昼日明了，都不是病情欲解。其或作或止之或在昼或在夜，是因为一在气分，一在血分，一是里阳虚而表尚微热，一是阴血热而热入血室，都比单纯的六经病复杂，所以作止只有昼夜之分，而没有六经主时那样的明显差别。又如，以潮热为例，杂病的潮热，或从寅至申，或从申至寅，就不限于日晡。总之，一日之间，人体的阳气，有升有降，有出有入，有盛有衰，邪气也有在气在血，在表在里，或进或退，甚至有表里兼病，虚实错杂者，因而临床症状作止时间也必然错综复杂，种种不同。除伤寒六经病有不同的欲解时之外，《灵枢·顺气一日分为四时》篇尚有旦慧、昼安、暮加、夜甚之说。《伤寒论·辨脉法》还有"夜半得病明日日中愈，日中得病夜半愈"的记载，都是在各不同的条件下，反映出时间对疾病的不同影响，可知《伤寒论》中所提到的欲解时，只适用于六经提纲那样单纯的、典型的、属于伤寒的六经病，而《伤寒论》中有不少杂病也分属于六经，即使是伤寒六经，也常有兼证、夹证或变证，那么推测病解的时机，如果一概用六经欲解时生搬硬套，也就讲不通了。

七、注家月旦评

《伤寒论》注家，其贡献大小总不能一致，因此，注家在读者的心目中，自不免有不同的评价。《博雅》云："评，平也，议也，品论也。"但由于评者的出发点、学术见解不同，评而未必恰恰是平。只举两例说明如下。

章太炎说："自金以来，讲《伤寒论》者多矣，陋若陶华，妄若舒诏，僻若黄元御弗与焉，依据古经，言必有则，而不能通仲景之意，则成无己是也；才辩自用，颠倒旧编，时亦能解前人之执，而过或甚焉，则方有执、喻昌是也；假借运气，附会岁露，以实效之书，变为玄谈，则张隐庵、陈念祖是也。去此三谬，能卓然自立者，创通大义，莫如浙之柯氏，分擘条理，莫如吴之尤氏。"（见《伤寒论今释》序）

这个评语，自有其见解。但应当看到，这是为《伤寒论今释》作序而写的，为了抬高陆氏的声价，自不得不对别的注家多加些挖苦之辞。

柯韵伯在《伤寒论翼》序中云："成无己信古笃好，矫然特出，惜其生林亿之后，欲为仲景功臣，无由得其真传，故注仲景之书，而仲景之旨多不合，作《明理论》，而伤寒之理反不明，因不得仲景伤寒杂病合论之旨，故不能辩许叔微三方鼎立之谬，反集之于注，开疑端于后人……方中行有条辨之作，而仲景之规矩准绳更加败坏，名为翻叔和之编，实以灭仲景之活法也。卢子由疏抄，不编林亿之数目，不宗方氏之三纲，意甚有见，而又以六经谬配六义，增标本、形层、本气、化气等说，仲景之法，又何堪如此扰乱哉。近日作者蜂起，尚论愈奇，去理愈远，条分愈新，古法愈乱。"

这个评语，有一定的价值，但其观点是从伤寒杂病合论出发，而对不同意见，也有言之过激处。

以上所举两家的评论是有代表性的，此外还有不少，不便一一列举。但应注意的是，评论家之评，能达到绝对的平，是很少的，因为评者容易带有主观性，"人者主之，出者奴之"。也容易带有盲目性，认为权威名家都是对的。如何避免盲目性，最好是一分为二。因为凡为《伤寒论》作注，都付出了一定的劳动代价，即使注得不甚理想，也常有千虑之一得。反之，即使大家名流，也并非尽善尽美，千虑之一失，也会有的。如何避免主观性？我看可以试拟以下几个标准。①必须通俗易懂，而不是玄谈，凡玄谈多是自欺欺人之谈。②名词术语，理论体系，必须前后一致。如不一致，就可能是随我所需，强经文以就我。③必须经得起临床检验。经不起检验，就是闭门造车，纸上谈兵。

八、废话

《伤寒论》原文，有被注家注成废话者。如27条，章虚谷注云："'宜桂枝二越婢一汤'句，是接'热多寒少'句来，今为煞句，是汉文兜转法也。若脉微弱者，此无阳也，何得再行发汗？仲景所以示人曰，不可发汗，宜作煞句读。经文了了，毫无纷论矣。"章氏主张把煞句这样调换过去，也就成了"热少寒少，宜桂枝二越婢一汤，脉微弱者，此无阳也，不可发汗。"诚然，这样一调换，就"经文了了，毫无纷论矣"，但是在脉微弱，以至于无阳的情况下，哪里还有主张发汗的医生？那么"不可发汗"三句，岂不成了废话？

汉文兜转法——我们则作为夹注看，在《伤寒论》中是有的。譬如41条，"伤寒表不解，心下有水气，咳而微喘，发热不渴，服汤已渴者，此寒去欲解也，小青龙汤主之。"这条本应以"此寒去欲解也"作为煞句，今以"小青龙汤主之"作为煞句，是汉文兜转法也。若以"小青龙汤主之"句，接在"发热不渴"句下，把"服汤已渴者，此寒去欲解也"作为煞句，也就"经文了了，毫无纷论矣"。

可是把"服汤已渴者，此寒去欲解也"作为煞句，不但不是废话，而且承接上文，有很重要的鉴别价值。因为上一条的小青龙汤证；有"或渴"一证，本条又提出"发热不渴"，而且发汗后之渴有属阳明者，因此，必须注明，此"服汤已渴者"，并非水气之渴，亦非伤津化热之渴，而是"寒去欲解也"。

"废话"的定义是：废除掉了这些话之后，对于原意理解、应用，毫无影响。"服汤已渴者，此寒去欲解也"，对于水气的病理，水气之渴或非水气之渴，有重要的参考、鉴别价值，所以不是废话。可是"发热恶寒，热多寒少"和"脉微弱者，此无阳也"毫无共同之处，也用来作夹注看，岂不成了废话。

其实，"脉微弱者，此无阳也"三句，并非废话。吴人驹说："微，乃微甚之微，而非微细之微，但不过强耳。既曰热多，脉安得无阳？微者，表之阳邪微，故不可大发汗"。这就是说，本条的脉微弱，是对比太阳伤寒之脉浮紧，微微看弱，肤表之阳，被郁不重，故曰："此无阳也"。吴氏这一见解是很正确的。但他把"不可发汗"说成"不可更大汗"，则大可不必。因为"发汗"一词，在《伤寒论》中是指服麻、桂等汤后须温覆发汗者而言，而桂枝二越婢一汤是辛凉解表之剂，服后不需要温覆取汗，不属于发汗剂的范围。

可以说《伤寒论》原文，没有一句是废话。再举两条为例：38条的大青龙汤证，有"若脉微弱、汗出恶风者，不可服之"的告诫，这和大青龙证的"脉浮紧""不汗出而烦躁"，毫无共同之处，像是废话了，但这是说"太阳中风脉浮紧"和"不汗出而烦躁"的不可分性。提示了两点：一是不要认为凡无汗加烦躁都是大青龙汤证，如脉微弱不浮紧者之无汗烦躁，就不可用大青龙汤。二是本条标明为"太阳中风"，但"汗出恶风"那样的太阳中风，也不可服之。至于第39条的"身不痛但重"，指出"无少阴证者"，那是因为少阴病兼有水气，也有身疼、身重证，所以才提出作为鉴别。

总而言之，凡没有任何指导意义的话，就是废话（《伤寒论》中本来没有废话），把指导意义注解掉了，不是废话也成了废话，注家把《伤寒论》原文注成废话的不少，以上仅是一例。

九、"浅而商之"

"夫积重难返之势，骤夺其所好，世必惊疑，今且浅而商之……"这是陈修园在其所著《长沙方歌括》卷前"劝读十则"中的一段话。他是说，传统观点，相沿日久，便会形成积重难返的习惯势力，在这种习惯势力面前，如果有谁突然提出一些与这些旧观点不同的新看法，就会引起广泛的惊恐、怀疑或反对。那么怎样才好呢？陈氏认为，只可"浅而商之"。也就是说，不采用突然扭转、正面冲击的方法，只用浅显易懂的道理，以协商讨论的口吻，使其逐渐地、心悦诚服地从旧观点中扭转过来。

这确实是个好办法，既可避免动感情，也有助于解决问题。我们是否也可以试用"浅而商之"的方法，探讨以下一些问题。

（1）如果说泻下法能致成胃家实，凡稍有医学知识的人，必不受这种欺骗。可是太阴大实痛，就是太阳病未解，过早地用了泻下法所促成，那么桂技加大黄汤中之大黄，是泻胃实否？

（2）如果有人说，桂枝麻黄各半汤是治风伤卫一半和寒伤荣一半，桂枝二麻黄一汤是治风伤二分卫和寒伤一分荣，凡稍有医学知识的人，必引为笑柄。那么桂枝汤治风伤卫，麻黄汤治寒伤荣，这种传统的说法，还值得重新推敲否？

（3）如果有人治大便艰硬难下，只用了 12g 白术，稍有临床经验的人，必知其不效。而治风湿之去桂枝加白术汤，其白术用量为汉代衡器两，分温三服，每服正是现代之 12g，那么"若其人大便硬、小便自利者"，你认为是不溏不薄之为硬，还是艰涩难下之硬呢？

十、《伤寒论》的学派之争与是非问题

《伤寒论》自成书以来，注释者不下数百家，见仁见智，形成许多学派。由于学派不同，读者往往莫衷一是，竟有人认为《伤寒论》的注解，只有学派之争，难分是非问题。学派之争能混淆是非问题吗？下面就谈谈这些问题。

首先谈谈什么叫派，然后谈谈是非标准是什么。

（一）什么叫派？《伤寒论》的注家有哪些派？

近些年来有人根据注解《伤寒论》的不同方法，把注家分为错简重订派、维护旧论派和辨证论治派三派。即认为《伤寒论》原文，经王叔和

整理之后，条文前后窜乱，已非《伤寒论》本来面目，因而将条文重新编次者，为错简重订派；认为《伤寒论》的条文编次，本来如此。王叔和未敢窜乱者，为维护旧论派；而另有一些注家，则不去追究《伤寒论》原文是否窜乱，只去研究其辨证论治的理法者，则为辨证论治派。这样的分派法，实属不当。因为凡对学者称"派"，都指的是学派，而学派之所以不同，是由于研究该门学术的立足点不同——即理论基础不同而形成的。对于治伤寒学的学者来说，其错简与不错简，与理论基础并无关系。尤其把"辨证论治"也作为一派，难道主张错简者和维护旧论者，他们就不主张辨证论治不成？说到底，不管是主张错简或维护旧论，这都是治学方法，而不是学派。这样的分派是错误的，也是自相矛盾的。

正确的分派法，应当根据其研究《伤寒论》的理论基础来划分。综合历代《伤寒论》的主要注家来看，我认为大致可以分为以下几派：即以经解经派、天人合一派、中西汇通派、以西解中派与改经就我派。完全引用《内》《难》或仲景之文来阐发《伤寒论》的，可称为以经解经派，这一派的主导思想是：只有符合这些经典的解释，才是正确的，否则就是错误的。这派以成无己为代表。以气化为主，用天人合一、标本六气来解释《伤寒论》者，为天人合一派。这派以张隐庵为代表。以中医的生理病理，与西医的生理病理汇通起来加以解释的，称为中西汇通派。这派以唐容川为代表。完全用西医病理来论证《伤寒论》的，为以西解中派。陆渊雷的《伤寒论今释》就试图这样解释过，所以这一派就应以他为代表。此外，还有这样一些注家，在他自己认为《伤寒论》原文有讲不通处，就怀疑为传抄错误，便肆意窜改，直至讲通为止。这里可以举出《医宗金鉴》的作者吴谦和《伤寒论发微》的作者曹颖甫为例。以经解经和改经就我，虽然也牵涉到治学方法，但其主要分歧还是来自如何认识《伤寒论》，所以也作为一个派来讨论。

（二）怎样看待学派之争与是非问题？

上面这些派，哪一派为是，哪一派为非？我认为"都是"。譬如就以经解经来说，仲景在《伤寒论》的自序中就说过，是"撰用《素问》《九卷》《八十一难》《阴阳大论》《胎胪药录》"的。其学术思想既然来源于上述这些经典，那么以经解经就应当予以肯定。再就天人合一派来说，人生宇宙之中，与大自然息息相关，人身一小天地，天有六气，人亦有六气，结合自然，天人一体来认识疾病，不但不是错误，而且更值得推崇。至于中西汇通派和以西解中派，他们虽然对《伤寒论》的解释不同，但是他们所研究的对象也与其他各派一样，都是患有伤寒病的人。既然都是人，则人同此身，身同此理，用中医的理论作解释也好，用西医的理论作解释也好，中西汇通起来也好，说法虽殊，其病则一，又怎能说谁是谁非呢？

至于改经就我可不可以呢？我们知道，《伤寒论》千余年前的古籍，屡经兵燹，辗转传抄，自然难免有鲁鱼亥豕之讹，当改则改，亦无不可。

以上所举的几个学派，都是在学术界较有影响的，他们或从经络立论，或据脏腑、气化立论，或用西医学作解释，或引《内》《难》作阐发，尽管看问题的立足点各不相同，但都是各有道理的，因此应当允许许多学派的存在。但必须强调的一点是：不同的学派，可以百家并存，但是非标准只有一个。这个标准是什么呢？简言之，即合乎逻辑思维的、经得起临床检验的为是，否则为非。学习《伤寒论》决不可卷入学派的纷争之中而忘了是非标准。也就是说，不能在争论是非理屈词穷的时候，用学派的不同为自己辩护。

十一、温故与知新

目前不少《伤寒论》学者，同过去相比，有一种新趋势，其主要表现有如下几方面：①处处与西医学来对号，不仅生理、病理换用西医的名词，就连方剂与中药，也以现代的药理指标为依据；②运用电子计算机进行设计与研究；③用现在的三论——系统论、信息论、控制论对《伤寒论》进行阐释。

我们知道，任何学术都是随着时代而向前发展的，对于千余年前的中国医学名著《伤寒论》来说，自然也不能例外。但必须强调的是：所谓发展，指的是运用现代的新技术、新成就去论证、发挥、发展《伤寒论》，而不能喧宾夺主，把《伤寒论》当成解释三论的工具和发展新技术的试验品。因为如果那样，就会把《伤寒论》架空，成了只有时髦的外貌，而无实用价值的空中楼阁。最近邓铁涛教授在全国中医战略会议上指出："近年已有用'三论'来研究中医，采用新理论和实验手段研究中医，对此我们都欢迎。但我们不能满足于中医符合黑箱理论、模糊数学和这个论那个论，而更重要的是创造出我们的'论'来"。"在战略上……必须以我为主，即以中医理论体系为主，去发展中医，是用中医理论体系去推动新技术革命，而不是改造中医"。这段话可以说切中时弊，不啻为每个中医敲起了警钟。他所说的中医理论体系，是指整个中医学术，当然也包括《伤寒论》在内。归到本题，中医理论体系在《伤寒论》中指的是哪些？怎样才算"为主"？怎样才能为主起来？这些都是关键性的问题。我认为，如果真正掌握了这些问题，并以此为主，就不怕对号？也有利于输入电子计算机，三论也架空不了中医。相反，真正学透了《伤寒论》的理、法、方、药，掌握了《伤寒论》的辨证规律与技巧，这些现代的新事物、新理论，倒确实是促使《伤寒论》学术向前发展的一个好苗头。反之，如果没有把《伤寒论》学好，或者不深不透，没有真知灼见，只会跟一些注家亦步亦趋，那么这些急于求新的想法，只会有百弊而无一利。例如就白虎汤来说，通过实验分析，测定石膏的成分是含水硫酸钙加杂质，那么临床如何运用白虎汤？这对中医是发展了呢，还是扼杀了呢？再如，对血室这一脏器，如果仍钻在一些注家的迷魂阵中，说不清到底是肝经、是冲脉、是子宫？也肯定不了是否男女皆有血室，那么将此输入电子计算机中，其结果又当如何呢？如果仍跳不出旧注家的圈子，仍认为《素问·热论》有日传一经之说，《伤寒论》既继承了此说，又加以发展而否定，这种模棱两可、自相矛盾的说法，属于"三论"中的哪一个论？如此等等，不胜枚举。

用新技术新方法研究《伤寒论》，要防止上述这些弊端的出现，就要有一个先决条件。这个条件就是真正把《伤寒论》学深学透，排除一切似是而非的旧注杂说的干扰，从生理、病理、药理以及诊法、治则、组方等一系列理论体系，把张仲景的主导思想掌握起来，没有模棱两可之见，没有似是而非之处，理论上经得起辩论，临床上经得住检验，真知灼见，颠扑不破，才算学到手。这个先决条件，说简单些就是"温故"。中国有句古语，"温故而知新"，温故是知新的基础，如果不温故，即便有所知新，也绝不是中医的新。

总之，知新是目的，温故是基础。

十二、争鸣与统一

人所共知，学术上要提倡争鸣，但是争鸣的目的是什么，怎样去争鸣，也需弄清楚，不然的话，就会无的放矢，把争鸣变成争吵。任何科学，都有一个发生、发展、成熟的过程，这个过程也就是从初级到高级的认识过程。当认识的初期，论据尚不充分，实践尚待证明的时候，各种假设，纷至沓来，各呈己见，互不相让，这是正常的，必然的。但必须知道，这些纷至沓来的众说之中，只有属于真理的，才是经得起辩论，经得起实践的检验。而真理只会有一个，不会有多个，那么这些纷纭的众说，经过辩论和实践的筛选，如果还能有未被淘汰者的话，也只会是一个。这样，认识就统一了，争鸣也就结束了。事物的复杂性不同，人们观察、分析事物的条件和能力，也随着时代的进展而不同。过去不能解决的问题，现在能解决了；过去需要长期才能解决，现在短期就可以解决了。这也就是说，对自然现象和社会现象的认识，由争鸣到统一，不但是必然的，而且就时间来说，也只能是越来越快。归到本题来说，卷帙不算太长的《伤寒论》，竟然在千年之后，还有些问题争论不休，这实在是不应该的。

分析一下《伤寒论》中一些问题之所以争论不休的原因，可以归纳为以下几种：①不着实际的玄谈太多；②脱离临床的主观想象太多；③咬文嚼字，专从文字上走过场的研究太多。总之，是缺乏逻辑思维，不结合实践，所以才争论不休。过去的一些注家们，也有不少的真知灼见，但是在交通闭塞，信息不通的旧社会中，在"一齐人传之，众楚人咻之"的情况下，是不能形成一支力量发挥其优势的。这样年复一年，良莠并存，赋瑕杂玉，所以才长期得不出统一的结论。

目前中医学术的形势与过去不同了。首先是党的中医政策照亮了中医的前途。中医信息流通，互相切磋、交换、论证的机会甚多，如有真知灼见，必然脱颖而出，形成风气，影响全局，使认识达到统一。

我们已经看出，就《伤寒论》这门学术来说，其逐渐统一的趋势，远远超过前代，越来越明显。例如《伤寒论》所论的伤寒是广义的，还是狭义的，这个争论目前已基本不存在了。传经是怎么一回事？六经病的不同欲解时，如何理解？有没有临床价值？太阳蓄水证是否由经入腑？三阴中风是否不可捉摸？等等，这些问题，在全国的伤寒学术界也已明显有了一致的看法。至于个别的小问题，暂时的分歧还有，但这并不影响大局，可以预料，迟早是会统一在正确的思想之下的。

当然，凡学术都是无止境的。一些问题通过争鸣统一起来了，还会不断地又出现新的问题，需要经过新的争鸣，达到新的统一。一切学术发展都是这样，但这绝不是说，某一学术领域中的任何局部问题，都要吵上几千年。

争鸣是达到统一的手段，统一是争鸣的目的。

结合临床探讨《伤寒论》的厥阴病

《伤寒论》的厥阴篇，是历代注家争论最多而始终没有得到统一认识的一篇。但是尽管众说不一，而对于厥阴一词有阴尽阳生、阴中有阳的涵义，厥阴病是肝和心包病，这两点并无不同意见。那么讲一讲阴尽阳生、阴中有阳在临床上如何体现出来，肝和心包病的特征是什么，结合临床实践，而不是空谈理论，可能有助于认识什么是厥阴病，并正确理解组成《伤寒论》厥阴篇的主导思想。

先讲讲阴尽阳生和阴中有阳的机制及其在临床上的体现。

《素问·阴阳类论》云："一阴至绝，作朔晦。""一阴"，即厥阴。"晦"，指阴历每月最后的一天，小月是二十九日，大月是三十日。这是月魄（月体无光之处叫月魄）满之时。"朔"，是阴历每月的初一，是月体又将生出一线光明的开始。月体生出一线光明，叫作"哉（开始）生明"（见《周书·武成》）。从月魄满到哉生明，就是阴尽阳生。但是"哉生"之明，并非无中生有，而是本来就藏于月魄之中，所以说"阴中有阳"。厥阴一词就有这样的涵义。

阴尽阳生和阴中有阳，用在临床上，最适合于解释手足逆冷的厥和厥的变化。厥有寒厥、热厥之分，寒厥是阳气衰惫，消而不长，不能温煦四肢，致使手足厥冷。热厥是热结于里，阳气内结，不能外达于四肢，也必手足厥冷。前者是阳气消而不长，后者是阳气内而不外，都是阴阳气不相顺接，即"阴阳气不相顺接便为厥，厥者，手足逆冷者是也"。但是除非到了"一息不运则针机穷"的地步，人身的阴阳气血，总还是不断地与邪气相搏斗，互为消长，互为进退、以期达到阴阳平衡而互相顺接的，因此，寒厥有可能阳气渐回，手足转温而自愈，热厥也可能"热除"——

如"数日，小便利色白者，此热除也"，手足也由厥转温。这些由厥转温的现象，等于是由晦到朔、由阴出阳、阴尽阳生。此外，阴中有阳还有另一种体现，例如久病耗津的病人，阴虚容易化热，往往手足虽厥，却舌赤少苔；热深厥深的病人，也必舌赤少苔。这样的外厥而内热，也就是阴中有阳。厥阴篇中大部分内容都属于上述情况。但是篇中可以用阴尽阳生和阴中有阳来解释的这些厥证及其变化，并非都是厥阴病。厥阴病是指肝和心包病而言，厥阴受病，则肝气不能条达，心包又不能敷布心火，当然会手足厥冷，但也有不少不属于肝和心包病的其他伤寒或杂病，由于邪热固结，或痰水、宿食、陈寒痼冷的阻滞，也能使阴阳气不相顺接而出现厥，那么讲一讲肝和心包病的特征是什么，分清篇中哪些是厥阴病，哪些不属于厥阴病而是一般伤寒或杂病，就会发现，厥阴篇的论述，既丰富多彩，又条理分明，是具有高度科学性的。下面分两部分讲。

一、厥阴病的病理、脉证特点、转归与治疗

厥阴病是肝和心包病。篇中标明为厥阴病的只有前四条，另外未标明厥阴病，而确属肝病的有三条，即白头翁汤证两条，和吴茱萸汤证一条。我们把前四条综合起来，讲一讲厥阴病的病理、脉证特点及其转归，并指出治疗原则和方剂。

326 条："厥阴之为病，消渴，气上撞心，心中疼热，饥而不欲食，食则吐蛔，下之利不止。"这是厥阴病提纲，提示厥阴病重点和典型病症。消渴，是风煽火炽，消灼津液，随饮随消，饮不解渴；心中疼热，是心包不能敷布心火，热壅胃脘，津亏热炽，焦灼挛急，又热又痛；气上撞心，是肝气横逆，饥而不欲食，是火盛则饥，但肝阴不足，不能疏土，故不能食。这几个症状，扼要地反映出肝和心包失职，热郁不能敷布条达的症状。至于提纲又提出"食则吐蛔"这一可能性，和"下之利不止"这一预测性，则是为了附带提示一下：厥阴病虽然显示了上热，但只是心包不能敷布之热，而不是胃家有形之实热，而且心包不能敷布心火下达，肝气又上逆，致使上虽有热，而下焦还隐伏着暂时未显之寒。

这个提纲，对于肝和心包病的临床症状，是大体具备了，但还没有反映出阴尽阳生和阴中有阳这一厥阴病的特点，只有把张卿子从临床中亲身

观察到的，"尝见厥阴消渴数证，舌尽赤红、脉微、手足厥冷、渴甚"，这些脉证补充进去，才真正符合阴尽阳生、阴中有阳这一厥阴特点。

舌赤、脉微、厥冷、渴甚，这几个厥阴病的特点，只能说是张卿子所指明，却不能说这是张卿子的新发现和新创见，因为厥阴篇中本已暗示着这样脉证的存在，只是读者未加注意罢了。如 327 条："厥阴中风，脉微浮为欲愈，不浮为未愈。"既然欲愈之时脉是微浮，其未愈之时，当然脉连微浮也没有，而只是沉微了。329 条："厥阴病，渴欲饮水者，少少与之愈。"渴欲饮水的这一欲字，提示其渴不甚，不饮亦可，这又证明未愈之时必"渴甚"是对的。本条是相火郁闭于里，不能敷布于外，手足厥冷也是必然的。

厥阴病脉由微转浮，渴由甚而不甚，这是风火由阴出阳，其四肢亦必由厥转温。这样的机转，除了需有人体本身的少阳生发之气以外，也常借助于天阳之升。丑至卯是太阳即将升出地面之时，正有利于风火之外出，所以 328 条说，"厥阴病欲解时，从丑至卯上"。

以上就是厥阴病的病理与脉证特点。可是厥阴病的预后，除了"脉微浮"是风火出表为欲愈之外，还会怎样呢？327 条说得明白："不浮为未愈。"三阴以阳邪为中风，风煽火炽属于阳邪，就是厥阴中风，三阴阳邪无死证，所以脉如不浮，只不过是为未愈而已。

《伤寒论》每经病都有主方，如太阳病的主方是麻黄汤、桂枝汤，阳明病的主方是白虎、承气，少阳病的主方是大小柴胡，太阴病的主方是四逆、理中，少阴病的主方是白通、四逆，那么厥阴病的主方是什么呢？柯韵伯云："乌梅丸为厥阴病主方，非只为蛔厥之剂矣。"又云："仲景此方，本为厥阴诸证之法，叔和编于吐蛔条下，令人不知有厥阴之主方，观其用药，与诸证符合，岂只吐蛔一证耶？""厥利发热诸证诸条，不立方治，当知治法不出此方矣。"柯氏这一发挥和论断，真是临床经验之谈，我对此有亲身的体会。我接触临床工作，已四十余年之久，每遇到消渴病人，或胃痛病人，食欲不振者，吐蛔者，慢性腹泻久治不愈之人，除蛔虫病可以不受舌赤限制即与以乌梅丸外，其余诸病，都必须兼见舌赤少苔、用乌梅丸才颇有把握。这就证明，舌赤少苔是厥阴病的特点，而乌梅丸能清上热、温下寒、养肝阴、疏肝用，安蛔制蛔，应用多般，所以是厥阴病的主方。

厥阴篇最前四条，实质是从各个不同的方面来论述厥阴病，所以是不可分割的一个整体。除此以外，篇中还有未标明厥阴病，也未标明"伤寒"，但确是肝病的还有两个方证，一是干呕、吐涎沫、头痛的吴茱萸汤证，一是热利下重、渴欲饮水的白头翁汤证，前者是肝气挟胃中寒浊上逆，后者是肝邪挟胆火下迫大肠。这两个汤证，只说明肝寒和肝热，未能突出厥阴为阴尽阳生、阴中有阳的涵义，其未标明厥阴病的原因，或由于此。

二、其他伤寒或杂病，阴阳气不相顺接的临床表现和预后

厥阴篇中有不少疾病不属于肝和心包病，而是其他伤寒或杂病，其所以也列于厥阴篇中，是因为这些伤寒和杂病的临床表现，既有烦心、呕逆、飧泄等"是主肝所生病"，和"心包主脉所生病"的相似症状，也有厥或厥热往来，表现为阴尽阳生、阴中有阳的特点，才写进厥阴篇。这一部分伤寒和杂病，和厥阴病不同，厥阴病的手足厥冷是心包不能敷布心火，属于热厥，而其他伤寒和杂病，由于病因病理不同，既有热厥，也有寒厥。现在分别加以论述。

（一）热厥

因热致厥，都是热结于里，所以治这一类的厥，只有消除里热，才能厥愈转温。篇中提到"厥应下之"，下之是包括清下法在内的。这种厥，多是急性热病的危重期，其来势较急。"伤寒一二日，至四五日，而厥者，必发热"，就是指的热厥。"必发热"，是说热厥必由发热而来，尤其是多由高热变化而来。"一二日至四五日"，说明这种热厥的来势较急。脉滑而厥用白虎汤，就是概括了多种急性热病在内的重点提示。其余如治邪结在胸中用吐法，下利后更烦用栀子汤的清法，治下利谵语用下法，这都是一些杂病。涌痰、清热、泻下，都是为了消除阻碍，以有利于阴阳气相顺接。另外，热厥既然是由热致厥，所以有"热除"自愈者，热除之后，阴阳气即已顺接，很少有形成厥热往来的。厥阴篇中的厥热往来，都不是由于热结，也不是病理性物质阻滞，而是正气最后的挣扎搏斗，所以多见于寒厥证中。

（二）其他寒厥和伤寒末期的厥热往来及预后

寒厥也有由于病理性物质而致成的，如水饮致厥的茯苓甘草汤证即是。但这样的厥，结开厥回，也不会形成厥热往来。其能形成厥热往来的，多不是有形的病理物质所促成，而是久病脏气虚衰，与邪气相搏，阴阳互为消长而出现的。这是更典型的阴尽阳生，阴中有阳。这些寒厥证中，最能说明问题的是下利证的厥热往来。为了说明疾病末期的厥热往来，试述我幼年时在农村所见，作为参考。

我生长在农村，大部分生涯是在农村度过的。我幼年时的农村，既没有西医，也缺少粗通医理的中医，群众有病，不能及时治疗，大都听任其自然发展。有些慢性久病之人，尤其是老年人，病发之后，往往轻几天，又重几天。病情转轻的时候，能扶杖行走，精神、饮食也相应好转。病情重了，则又卧床不起，食欲减退，精神疲惫。这样的反复，尤其在冬春之交更为常见。有些有经验的老年人常背后议论："阴来阴去下大雨，病来病去寿不长。"的确，反复几次，最后死亡的不在少数，但也有活下来的。这究竟是些什么病，当时没有经过医生定出病名，现在自然不应悬揣，但可以肯定的是：这是一些慢性久病，由外感伤寒所诱发。厥阴篇中提到"见厥复利"，所以这些条文结合消化系统的慢性久病来理解，就更接近厥阴篇中呕吐、下利等病的实质，也比较符合于临床实际。慢性久病之体，多阴阳两虚，尤其久利伤阴者，会脉沉、肢冷、舌赤、少苔。这一晚期症状，正好符合阴尽阳生、阴中有阳这一厥阴特点。

疾病到了晚期，是邪正最后搏斗的阶段，当阳气未恢复时，手足必厥，阳气恢复时，手足必温。在伤阴较重者，可能手足不仅仅是温，而是热。阳气在最后的搏斗中，或进或退，这就形成了厥热往来。但需要说明的是：厥阴篇中的厥热往来，并非单纯的手足时凉时热，而是包括了精神的好转与衰惫，食欲的恢复与减退，腹泻的好转与加重等在内。厥回而手足温者，这是阳虚为主，伤阴不重，病程不是太长，多阳回即愈，不再反复，这实质是少阴病，见于少阴预后诸条。只有病久伤阴重者，重点由阳虚转到津亏方面，阳回才手足热。这是阴尽之际的阳回，所以要适可而止。如阳回太过，则有灼伤阴血，出现化痈脓、便脓血等变证的可能。

阳回如何会有太过与不及或适可而止等的不同呢？与其说这与阳回的程度有关，不如说与阴耗的程度有关。因为阴伤越重，津越少，舌越赤，阴不敌阳，这种情况下，阳一回就容易太过。反之，就不会太过而形成厥热平，或阳回不及而热少厥多。

如何观察阳回太过与不及，古人有计日观察之法，厥的日数多，热的日数少，为阳回不足，为病进，厥热的日数相当，病必愈；厥的日数少，热的日数多，为阳回太过。三阴寒证都以有阳为可贵，太过总比不及好，所以也可能病愈，但总不如厥热平好，应考虑有化痈脓、便脓血的可能。

厥阴篇中提示厥热多少、有三日、四日、五日等的不同，这并非具体数字，这犹如出算术题一样，是假设之数，不是实数。我们临床，不了解病人厥过几日和热过几日，病人家属也可能不注意这个问题，那么只要了解一下病人的精神、饮食、腹泻等好坏变化的大概日数，也就可以分清阳回的过与不及了。另外，我们是否也可以不用计日之法，依据手足热之程度来作预测：即厥回手足温者必愈，手足热者当愈，但在久病阴虚津少的情况下，阳回太过必手足热甚，就必化痈脓、便脓血。少阴篇有"少阴病，八九日，一身手足尽热者，以热在膀胱，必便血也"的记载，"一身手足尽热"，正是在阴虚热炽的情况下出现的，与厥阴篇中之热太过便脓血，病理机制是相同的。所以厥阴篇下利诸条，其死者都死于少阴，其愈者都是少阳之生气来复。由于这些病有反复的可能，才写进厥阴篇，又因不是厥阴病，又多在条首冠以"伤寒"。

总而言之，读《伤寒论》的厥阴篇，首先必须分清什么是厥阴病，什么是一般伤寒；其次是正确理解阴尽阳生和阴中有阳的涵义，三是要理解为什么心烦和呕吐、下利等合为一篇；四是必须从临床上找根据。这样才是探讨厥阴篇的正确路子。

六经病欲解时的机制及其临床价值

《伤寒论》的六经病各有不同的欲解时，过去的注家们大都解释为六经病各值其经气旺之时而解，但六经的经气旺之时为什么又各不相同，则尚欠说明，而近来各地所编写的《伤寒论讲义》之类，竟有的删而不讲，这可见对六经病欲解时机制的研究，历来重视不够，那么对于临床来说有没有实践价值，就更是无人过问了。作者认为，古人对于六经病分别指出不同的欲解时，颇合乎近代新兴起的生物钟学说，应当从理论上加以探讨，也必须从实践中找到证明。从这一思想出发，下面谈谈作者在这方面的一些看法，不当之处敬请指正。

一、十二支的时空概念

在探讨之前，有必要先把十二支的时空概念说明一下。

十二支依次是子、丑、寅、卯、辰、巳、午、未、申、酉、戌、亥。古人将十二支分配于周天的空间，也分配于每一昼夜的时间（年月的地支与本文关系不大，从略），空间和时间都以太阳的运行为标志，所以是统一的。子方为正北，子时为夜半、午方为正南、午时为日中。以子午为经，太阳左升右降，升于卯方卯时，降于酉方酉时。卯酉为纬，这与子午共同标志着夜半、日出、日中、日入四个中心方位与时间。夜半和日中，太阳子中、午中的方位和时间是不变的，而日出日入，则随着季节的不同方位和时间则略有改移，日出日入最标准的时间和方位是二分，无论春分或秋分，太阳都是出于卯中，入于酉中，昼夜相平，各五十刻。但在二至就不同了，冬至太阳出于辰初初刻，入于申正四刻，夏至则出于寅正四刻，入于戌初初刻。前者昼长 41 刻、夜长 59 刻、后者则与此相反，是昼长 59 刻、夜长 41 刻（见《类经图翼·气数总论》）。这可见在昼短夜长时，太阳是辰时出辰方、申时入申方，而，昼长夜短时，又是寅时出寅方、戌时入戌方，都不是出卯入酉。由于寅在东方偏北，辰在东方偏南，申在西方偏南、戌在西方偏北，都属于四隅，所以综合全年来说，日出的空间和时间，就不仅仅是卯上，而是寅至辰上，日入的空间和时间，也不仅仅是酉上，而是申至戌上。这也是六经病欲解时为什么各占有三个时辰的原因之一。另外，夜半至平旦，至日中，阳生于子而极于午，阳之进者阴之退；自日中而黄昏，而夜半，阴生于午而极于子，阳之退者阴之生。阴阳的进退升降，一日之内既然按时而不同，人们日出而作，日入而息，随着天阳的变化，其自身的阳气，也会因时而有盛有衰，这就必然对于抗邪产生影响。由于六经病的病位、病情、病势不同，所以六经病就会有不同的欲解时。下面作较细致的探讨。

二、六经病欲解时与天阳的关系

太阳病的欲解时，是从巳至未上；阳明病的欲解时，是从申至戌上；少阳病的欲解时，是从寅至辰上；太阴病的欲解时，是从亥至丑上；少阴病的欲解时，是从子至寅上；厥阴病的欲解时，是从丑至卯上。所谓从某时至某时上，有一个中心时间，如从巳至未上，是以午时为中心，即太阳病解于午前午后，也就是早不超过巳时，晚不后于未时的意思。依此类推，则阳明病解于酉前酉后，少阳病解于卯前卯后，太阴病解于子前子后，少阴病解于丑前丑后，厥阴病解于寅前寅后。其与阳气升降盛衰的关系，可用图 2 示意。

从图 2 可以看出，三阳病的欲解时，分别是日出、日中、日入的前后，共占九个时辰。《素问·生气通天论》云："阳气者一日而主外，平旦人气生，日中而阳气隆，日西而阳气已虚。"张景岳注云："平旦人气生，以日初升也，日中阳气隆，以日当午也；日西阳气虚，以日渐降也。"人体之阳，若天与日，天阳由于日之升降而有盛衰，人亦应之。卯属东方，是日出阳升之时，少阳病解于此时，是被郁之少火，随天阳之升而容易舒发，这和柴胡之发越郁阳有相同之处。午属南方，午时则日丽中天，阳光普照，是一日中阳气最盛之时，太阳病解于此时，是人体阳气随天阳而

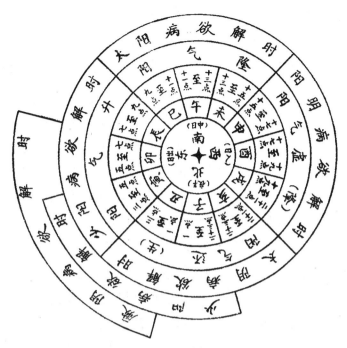

图2　六经病欲解时与阳气升降盛衰关系

盛于外，亦犹太阳病得麻黄桂枝可以助阳解表之意。西属西方，是日入之时，日入则阳气已虚，阳明病本属阳热过亢，其解于阳虚之时，亦犹得石膏、硝、黄可以泻热之义。所以三阳病的欲解时，其理论根据是来自《素问·生气通天论》的。至于三阴病的欲解时，则都在夜半之后至日出之前的这段时间，共占四个时辰。其中太阴病为什么解于子前子后呢？这仍然可以从阳气的变化中得到解释。《金匮要略·脏腑经络先后篇》云"冬至之后甲子夜半少阳起"、《伤寒论》也说"夜半阳气还。"张景岳云"阳生于子而极于午""阳之进、阴之退"，所以子时是阳气又从内生的新开始。阳从内生，有如干姜之温脏，所以太阴病解是以夜半子时为中心。子午卯酉是北南东西四个正中方位，代表着夜半、日出、日中、日入等天阳的不同变化，人体之阳既然随着天阳的变化也有盛衰升降的不同，那么太阳、阳明、少阳、太阴四经病的欲解时，也就不难理解了。这里需要深入探讨的倒是少阴病为什么解于丑前丑后，厥阴病为什么解于寅前寅后。丑和寅都属于东北隅，它不代表人气生、阳气隆、阳气虚、阳气还，为什么却解于此时呢？这是不是说少厥二阴病的欲解时可以与阳气的变化无关呢？否！

这更是与阳气密切相关的问题。丑和寅虽然都不是正中方位，但它关于阳气的活动是和太阴病主时之子，少阳病主时之卯相蝉联，子丑寅卯共同构成阳气从初生到出地这一统一的过程，但每阶段的程度又是不同的这样一个全过程。更明确一点说，丑在子后，寅在卯前，丑是子的发展，寅是卯的前奏。明白了这一点，就可以了解少阴病和厥阴病之所以欲解的关键所在。因为夜半阳气还，虽然有助于扶阳抑阴，但子时之阳，毕竟是阳之初生，只可缓解太阴之脏寒，未必能消除少阴病之肾阳虚衰，心肾交惫，所以仅仅是阳之初生还不够，还有待于阳生之后再逐渐伸张，因此，其欲解的中心时间不是子时，而是子时稍后的丑时。子和丑是有差别的，《汉书·律历志》云："万物磁于下，孳萌于子，纽芽于丑。"可见子是阳之始萌，丑是阳之渐伸。太阴病和少阴病相比，太阴病是肠胃局部虚寒，而少阴病则是全身性衰竭，太阴病尚轻，少阴病则较太阴病为重，故太阴病以守而不走的干姜温中即可，而少阴病则需配入走而不守的附子，用以振奋肾阳，走十二经。既然是走十二经，说明回少阴之阳就不能仅仅满足于孳萌，而需要象征着由初生之"孳萌"，进入"纽芽"的伸张状态那样的药物了，故少阴病解于此时。再讲一下厥阴病为什么解于寅前寅后。按寅在卯前，是太阳即将出于地面的前奏。寅，《汉书·律历志》云："万物始生，螾然也。""螾"亦通蚓、然，即蚯蚓在土中蠕动之状，这表示寅时之阳，不但已经纽芽，而且进一步显现出即将出地之象，它和少阳主时之卯，只差一个时辰。《晋书·乐志》云："卯、茂也，谓阳气生而孳茂也。"《说文》云："冒也、二月万物冒地而出。"可见寅与卯之分是：即将出地却暂未出地，已螾然也，即为寅，达到冒地而出则为卯。这和《素问·阴阳离合论》云"天复地载，万物方生，未出地者，命曰阴处，名曰阴中之阴，则出地者，命曰阴中之阳"，又曰"厥阴之表，名曰少阳"，《素问·金匮真言论》云"阴中之阳，肝也"，都是一个意思。又，《素问·阴阳类论》云："一阴至绝作朔晦"，这也是说，厥阴和少阳，本同一气，未出地之前，犹如每月之晦，则为厥阴，已出地之后，犹如每月之朔，即为少阳。所以张令韶说："厥阴解于此时者，中见少阳之化也"。可见寅前寅后之螾然，就是阴尽阳生，即将冒出地面的形象。厥阴篇有"厥阴中风、脉微浮，为欲愈"之文，脉象之所以微浮，就是相火即将由阴出阳，"然"之象也。

从以上所述可以看出。①三阳病解，虽然有早、午、晚之分，但都在昼间，"阳气者，一日而主外"、人体之阳气应天时之升降或壮大，有助于正气之祛邪。②三阴病解都在夜半至天明的稍前或稍后，这是阳生或阳气渐长之时，阳生阳长，有助于扶正。③任何一经的病解，都与阳气的活动有关。

三、六经病欲解时的内在因素

六经病解，虽然都与天阳的活动有关，但外部影响只不过是一个有利的条件，究竟能否自解，关键仍决定于邪正进退的情况。也就是说，只有在病人自身正气逐渐充实，邪气逐渐衰退的情况下，才有自解的可能，否则便不会欲解。举例说，阳明病本当解于申至戌上，但是阳明病发潮热也在这时，为什么呢？原因就在于：一是病势在衰退，一是病势在发展。尤在泾云："阳明潮热发于日晡，阳明病解，亦于日晡，则申酉戌为阳明之时，其病者邪气于是发，其解者正气于是复也。"其所谓"于是发者"，是指邪气盛时而言、"正气于是复者"，则指邪气衰时而言。邪气盛时，病势在发展，凡偏外的肌肉肤表之热，当申至戌上，必随天阳之降而趋向于里，"由外之内而盛于内"，使阳明胃腑之热势更张，由身热变为潮热。论中对潮热的病理解释是"此外欲解，可攻里也"，"外欲解"是外部之热尽归中土的意思。至于邪气衰者，是指病情在缓解，病邪已不向里发展，值日西而阳气已虚之际，更有利于退热，故病则欲解。由此可见，同一经病，在天阳盛衰升降的同样条件下，可因病势的或进或退，而出现截然不同的反应。

四、六经病欲解时的临床体会

六经病的欲解时，只是说那时人体阴阳气血的变化，有利于扶正或祛邪，病有自解的趋势，也有自解的可能，却不一定必解，但这对于医务工作者来说，正好可以利用这一有利时机，对疾病作出明确的诊断，拟定圆满的治疗措施，而且还可以对疾病的预后作出正确的估计。譬如对诊断来说，如391条，"病人脉已解，而日暮微烦"，日暮是阳明主气之时，烦在日暮，就可以确定病位在胃，但此烦是出现在霍乱剧吐剧利的大虚之后，而且只是微烦，所以知是"脾胃气尚弱，不能消谷"病在阳明，但与阳明热盛之胃家实，轻重悬殊，故无须攻下，而是"损谷则愈"。又如《金匮要略·妇人产后篇》曰："产后七八日，无太阳证，少腹坚痛，此恶露不尽，不大便，烦躁发热，切脉微实，再倍发热，日晡时烦躁者不食，食则谵语，至夜即愈，宜大承气汤主之。"明明说"少腹坚痛"，明明说"此恶露不尽"，为什么不用治"产后腹痛烦满不得卧"的枳实芍药散主之，或用治"腹中有干血着脐下"的下瘀血汤主之，却采用大承气汤呢？就是因为这个产妇虽然恶露不尽，但其谵语是至夜即愈，而不是暮则谵语，其烦躁发热，又是日晡为甚，故知此证虽然也有恶露未尽，但其主症突出为阳明胃实。主以大承气汤是抓住主症，使阳明热解之后恶露亦可能自下的缘故。如果本条的烦躁发热，不是日晡加剧，而仅仅凭病人不大便，便很难作出明确的诊断，因为新产妇人有三病，大便难就是其中之一嘛！

对于治疗，同样可以借助于六经病欲解时以达到更理想的效果。譬如《医垒元戎》有"大发春宜吐、夏宜汗、秋宜下"之说，若按《灵枢·顺气一日分为四时》篇"一日分为四时，朝为春，日中为夏，日入为秋，夜半为冬"来推论，就等于是朝宜吐、日中宜汗、日晡宜下。也就是吐宜寅至辰上、汗宜巳至未上、下宜申至戌上，这正好与三阳病解的机制相一致。也可以再补一句"冬宜温"，也就是夜半当温，这又与太阴病欲解时也相符合了。正因天时对治疗有一定意义，所以《此事难知》有服发汗药应在日午之前的论述。近来也有人报道服洋地黄以清晨3~4时效果为最好。前者是使其汗解的时间在巳至未上，而后者则正好与少阴病的欲解时相符合。

至于预后，各经病的欲解时，同样有非常重要的参考价值，这在《伤寒论》原文中就可以看到。如第30条"夜半阳气还，两脚当热"；332条"后日脉之，其热续在者，期之旦日夜半愈"（旦日，明日也，夜半即子时。按朱子曰："子时前四刻属今日，后四刻属明日。"旦日夜半，就是今晚刚过半夜的意思），这都是根据阳生于子所作的估计。又如"厥阴中风，脉微浮为欲愈"，脉必浮在丑至卯上，39条"伤寒脉浮缓，身不痛但重，乍有轻时"，其乍有轻时当在巳至未上。至于三阴病之手足自温，下利自止，其最轻者，可能在亥至丑上，较重者，则可能在子至寅上。因为这些估计都符合于各经的经气旺之时。

又如93条，"太阳病下之而不愈，因复发汗，以此表里俱虚，其人因致冒，冒家汗出自愈"；94条"太阳病未解，脉阴阳俱停，必先振栗汗出而解"，这些论中虽然没有把汗出的时间强作规定，但我们体会一下，无论郁冒汗出而解，或者振栗汗出而解，都不是通过药物，而是自解，既然是自解，又是太阳病，那么和太阳病的欲解时结合起来，推想其大多数是在巳至未上汗出而解。不是没有道理的。

周禹载云："太阳病自解，固如是也（指从巳至未上），服汤而解，亦如是乎？曰然。纵使服汤有先后，则其解应无定期，然亦必至其所旺之时而精神慧爽也。"这话是有道理的。发汗药的作用，只能是驱敌而歼之，但驱敌之后要搜剔余邪，恢复常态，则仍有赖于正气随天阳而充实。因此，可以设想，"风家表解而不了了者，十二日愈"，必愈在第十二日的巳至未上，才真正"了了"，彻底痊愈。

五、如何正确看待六经病欲解时

如上所述，可见六经病欲解时对于临床是有指导意义的，但疾病是复杂的，天时人事也常有不同的变化，因此对于六经病的欲解时也不可掌握得太死，更不要生搬硬套。《伤寒论》对于各经病的欲解时，是在中心时间的以前或以后，又各延伸了一个时辰，使每经病的欲解时前后共达六个小时之久，这就为临床观察留有充分的余地。此外还要考虑到：天有风雨晦明，人有老幼强弱，工作有或昼或夜，疾病也有兼、夹、新、旧，还可能有不同的治疗经过，都能使其病理变化由单纯而复杂，则病解之时。自不能斛然划一。譬如风湿一身尽痛，法当汗出而愈，可是值天阴雨不止，就是发汗也只能使风气去而湿气在，若想不发汗而自解于巳至未上，那是不可能的。又如夜间工作者，其卫气之行显然不是昼行于阳夜行于阴。又如61条"昼日烦躁不得眠夜而安静"的干姜附子汤证，和145条"昼日明了暮则谵语如见鬼状"的热入血室证，其或作或止之、或在昼或在夜，是因为一在气分，一在血分，一是里阳虚而表尚微热，一是阴血热而热入血室，都比单纯的六经病复杂，所以作止只有昼夜之分，而没有六经主时那样明显的界限差别，又以潮热为例，杂病的潮热，或从寅至申，或从申至寅，就不限于日晡。总而言之，一日之间，人体的阳气，有升有降，有盛有衰，有出有入，邪气也有在气在血，在表在里，在腑在脏，或进或退，甚至有表里兼病虚实错杂者，因而临床症状，作止时间，也必然错综复杂，种种不同。所以除伤寒六经病有不同的欲解时外，《灵枢·顺气一日分为四时》篇还有旦慧、昼安、夕加、夜甚之说，而且有"不应四时之气，脏独主其病"而"其时有反者"。《伤寒论·辨脉篇》还有"夜半得病明日日中愈，日中得病夜半愈"的记载，都是在各不相同的条件下，反映出时间对疾病的不同影响。可知《伤寒论》所提到的欲解时，只适用于六经提纲那样单纯的、典型的、属于伤寒的六经病，而《伤寒论》中有不少杂病也分属于六经，即使是伤寒六经，也常有兼证，夹证或变证，那么推测病解的时机，一概用六经病欲解时生搬硬套，也就讲不通了。

谈谈《伤寒论》的辨证方法

"辨证"是学习《伤寒论》的主要目的，但怎样辨证，还有一些方法问题很值得研究，根据个人体会，可以归纳为以下诸法。

一、依据症候群

病理现象必反映在脉象和一系列的症状上，这就构成了某一方证的症候群。依据不同的症候群来确定其六经之所属，并选方用药，这是最基本的辨证方法。

譬如：发热，汗出，恶风，脉浮弱，这是邪气在表，病属太阳，是桂枝汤证；大热，大汗，大渴，脉洪大，这是热在里，蒸于体表，表里俱热，病属阳明，是白虎加人参汤证；往来寒热，胸胁苦满，嘿嘿不欲饮食，心烦喜呕，这是热在半表半里，病属少阳，是小柴胡汤证。此皆属症候群，也称其为某某汤证。然而像这样的症候群，每是一目了然，实际无需去辨，而真正需要辨的，是在不成其为症候群时才有意义。《伤寒论》正是在这方面提示了许多方法，而这些方法，皆是通过现象看本质。

二、排除可能出现该证状的其他疾病

此法亦称筛选法，论中颇不少见。如54条仅是"时发热自汗出"，根本构不成桂枝汤的症候群，却根据什么说"宜桂枝汤"呢？关键是"脏无他病"。即病人饮食二便正常，不呕，不渴，排除了内脏疾患，因而这样的发热汗出，则属表不和而宜桂枝汤无疑了。又如61条的"昼日烦躁不得眠"，是由于"不呕不渴无表证"。排除了三阳病，才决定用干姜附子汤的。

排除其他疾病，只是排除可引起该症状或与之相似、因而易造成诊断困难的另一些病证，也即排除"疑是"，因此，也就没有必要把不值得怀疑的症状也一概列出。

三、掌握主脉、主证

脱离了证候群，并不等于说脱离了主脉主证。在证候群中，最能说明问题，最能反映疾病本质的，就是主脉主证。只要掌握了主脉主证，即使是在构不成证候群的情况下，辨证同样有方向，用药同样有目的。如42条"太阳病，外证未解，脉浮弱者，当以汗解，宜桂枝汤。"这里只提"外证未解"，并不强调有汗，其所以宜桂枝汤，就是抓住了"脉浮弱"这个主脉。再如白虎加人参汤证，169条是"无大热"，168条还兼"时时恶风"，之所以用白虎加人参汤，就是因为抓住了阳明热炽津伤所出现的"口燥渴""大渴……欲饮水数升"这样的主证。主证有了，就不要求身太热、大汗出、脉洪大诸证悉具。论中对小柴胡汤的应用提到"但见一证便是，不必悉具"，所谓"一证"，当是小柴胡汤的主证，"不必悉具"，就是不需要小柴胡汤的证候群。323条"少阴病，脉沉者，急温之，宜四逆汤"也没有描述四逆汤的证候群，其所以要用四逆汤，就是因为已经出现了少阴病的主脉——沉；其"急温"之意，则在于趁四逆汤的证候群出现之前早作预防。由此可见掌握主脉主证对辨证用方之重要。

四、辨脉辨证要对比鉴别、细致入微

《伤寒论》中有些脉和证，从字面上看好像一样，但若结合临床分析，却是同中有异。如太阳中风证、39条的大青龙汤证、278条的伤寒系在太阴，都是浮缓脉，至于脉神脉势，则必各有特点。太阳中风证的浮缓脉，是阳浮而阴弱，缓与紧相对，其脉按之不紧而松弛宽缓；大青龙汤证之浮缓脉，是外邪郁滞肤表，荣卫滞涩不利，其脉迟涩艰缓有力；伤寒系在太阴之浮缓脉，是脾不健运，外邪夹有里湿，其脉于浮中兼有往来纤缓之象。只有这样对比鉴别、细致分析，才能找出同中之异，做到脉与证合，药与病对。

辨证也是这样，如烦躁一证，在大青龙、大陷胸、大承气等汤证中见之，都属实证，其烦躁必声壮气粗，坐卧不安。在干姜附子人参四逆汤证中见之，则属虚寒，其烦躁多是声低息微、躁扰不宁。309 条的吴茱萸汤证"烦躁欲死"，不仅提示烦躁是本条的主证，而且也表示病人极难忍受，属于虚中有实。至于阴阳离决的烦躁，则多见重病面容，且只有烦躁的表情，而无呼叫的能力，其重者甚至是垂死前的表现，如 296 条即是。如此虚实寒热诸证皆可见烦躁，除有其他脉证可资鉴别外，其烦躁的表现也各有不同。症状同中有异，不仅为辨证分析指示了方向，也为选方用药提供了依据。

如以口渴为例：舌赤苔少，随饮随消者，是肝阴不足，木火炽盛，当用乌梅，乌梅丸为代表方；舌上白苔，口中发黏，是津少液结，当以天花粉为主，小柴胡汤证兼见之渴就是这样；少阴病自利而渴，是肾阳大虚，不能蒸腾津液，必舌淡、脉微、喜热饮，饮亦不多，自当使用干姜附子；五苓散证之渴，是水饮停蓄，脾不输津，必舌体胖大，饮不解渴，故治以白术、茯苓为主药；柴胡桂枝干姜汤证之渴，则是痰浊已结，故干姜与牡蛎同用，以化痰行津。脉证同中有异，这是临床的普遍现象，应通过多方面的仔细观察与分析，找出其同中之异，才能做到有的放矢。否则只知见痛止痛，见痒止痒，不加分析，就永远学不好中医。

五、从治疗经过找问题

详问病史，包括治疗经过，也是临床必须注意的问题，而且有时起着决定诊断的作用，如桂枝加大黄汤证，除腹部是弥漫性疼痛拒按，可与燥屎在肠道之腹皮可以揉捏提按以资鉴别外，还有一个重要的鉴别点是：本证在泻下之前，并无腹痛，只是在"医反下之"后，才出现了腹痛，则自然排除了阳明病，故"属太阴"无疑。其他如 104 条的日晡潮热，反见下利，"知医以丸药下之"；105 条的阳明有热、谵语，而反下利，"知医以丸药下之"；284 条的少阴病反见谵语，"被火气劫故也"等等，症状出现了矛盾，这除了从治疗经过找原因外，其病理便无法解释。因此，论中诸如"发汗后""若吐若下后""下之后复发汗""已发汗而复下之"等等，都不应看作是可有可无的赘辞，而应当作探讨病理、分析症状的依据。可见详问治疗经过，对于辨证来说，也是至关重要的。

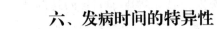

六、发病时间的特异性

人体阴阳的盛衰、出入与时间有密切的关系，因此，在疾病中也必有反映。《灵枢·顺气一日分为四时》篇就提到"旦慧、昼安、夕加、夜甚"等。论中"胃虚不胜谷气"而见"日暮微烦"，"外欲解可攻里"时所见日晡潮热，也反映了发病与时间的关系。尤其值得提出的是，61条的"昼日烦躁不得眠，夜而安静"和145条的"昼日明了，暮则谵语如见鬼状"，这些明显的昼夜之分，证明了卫气昼行于阳，夜行于阴的科学性，也对辨别疾病属气属血起着关键性作用。61条下后复汗而见"身无大热"，是言尚有低热，以示微邪尚在。"脉沉微"则示里阳已虚。昼日已虚之阳，得天阳之助，出与邪争而不能胜，故烦躁不得眠，至夜卫行于阴，不与邪争，故夜而安静。145条热入血室的暮则谵语，是血室中血分有热。血属阴，血室属里，夜间卫气行于阴，扰于血分而谵语；昼日卫气行于阳，血室之热稍减，神志也就清爽了。又如30条、332条根据夜半是阳气萌动之时的特点，推测疾病当"夜半阳气还"或"期之旦日夜半愈"，都说明时间对诊断的重要意义。

七、以药试病

有目的的以药试病，是诊断方法之一，不应与庸医乱用药混为一谈。论中除在诊断是否属"除中"证时有"食以索饼"之法外，以方药试病也是有的。如209条在缓下还是峻攻之间，尚需斟酌时，"少与小承气汤"以试探，即属此法。既往不适当的治疗，有时也能起到帮助诊断的作用，也可看作是以药试病。如28条"服桂枝汤"后仍翕翕发热，就排除了表证；"下之"后仍心下满微痛，就排除了胃家实满证，结合小便不利，就容易作出水饮结于心下的诊断。故对论中提到的治疗经过，亦当注意研索。

八、参考佐证

确立诊断，除主证外有时还应参考其他佐证。如在数日不大便时，欲知大便硬与不硬，有时还当观察小便情况。即小便数者，大便当硬；小便不利者，必大便初硬后溏；小便次数渐减，大便必不久自出。在不大便兼潮热的情况下，见"手足濈然而汗出者，此大便已硬也。"这些都是有力的正面佐证。反面的如"今头汗出，故知非少阴也""太阳病，身黄，脉沉结，少腹硬，小便不利者，为无血也"，同样有确立诊断的作用。

九、勿执于证候分型，掌握关键性脉证

上述辨证诸法，临床应据病情灵活运用，其中最简单省力的是辨证候群；但即使是证候群，其中也有主次之分，不分主次，就成了教条。如16条脉浮紧、发热、汗不出，若作为证候群来说，这是麻黄汤证，但若作为桂枝汤的禁忌来说，"脉浮紧"则是主要的，即只有在脉浮紧的情况下，其发热无汗才是桂枝汤的禁忌证，而不是在任何情况下的发热无汗都禁用桂枝汤。又如170条，"伤寒脉浮，发热无汗，其表不解者，不可与白虎汤。"有人据此认为用白虎汤必须具备四大，其实本条的关键在于"脉浮"，只有在脉浮而尚未洪大时，其发热无汗才属于表未解而不可与白虎汤。如脉不浮而沉滑，邪热结聚于里，既可能无大热，甚至还可见手足厥冷，350条"伤寒脉滑而厥者，里有热，白虎汤主之"就是如此。

由此可见，从证候群中跳出来，去掌握关键性的脉证，这正是《伤寒论》的辨证精神。但应当看到，以证候群来分型，并作为惟一的辨证方法的唯证候群思想，至今仍占领着中医各科的部分阵地，严重地束缚着学者独立思考的能力，使他们离开证候群就无法辨证，这是值得注意的。

《伤寒论》太阴篇几个问题的探讨

《伤寒论》太阴篇，虽只寥寥八条，但需要探讨的问题不少，兹就下列几个问题，谈谈自己的看法。

一、胸下结硬

这是太阴病提纲证误下的变证。其病理，程郊倩认为是："无阳以化气，则为坚阴。"唐容川说："若用凉药之下，则腹中膏油得寒而结，有若冰凝，故曰结硬。"这是把"坚阴"讲得更形象，近贤也多效此说。成无己认为这样的坚阴应该叫作痞，他引用语论中"病发于阴而反下之因作痞"来作证明，但程郊倩却认为坚阴"异于痞之濡而软矣"，除此两家是痞、非痞之争以外，再未见有以其他证候名之者。那么搞清这样的胸下结硬应给以什么证候名称，对于全面理解《伤寒论》来说，也并非不关重要。

作者认为，这样的胸下结硬，就是"脏结"，其理由如下：论中130条描写脏结的特点是"无阳证，不往来寒热，其人反静，舌上白苔滑者"。而本条胸下阴凝之结，正是"无阳证"；虽结于胸下，但不是邪入少阳与正气相搏，故"不往来寒热"；也不是结胸证的阳气内陷，心下因硬，故不"短气烦躁，心中懊憹"，而是其人反静，既非热结，就不会像结胸那样舌上燥而渴，而舌上呈虚寒性的白滑苔，却系必然。据此；则此胸下结硬，即论中之脏结，当无疑义。另《伤寒论》中128、129两条，对结胸和脏结作出的鉴别是："按之痛，寸脉浮，关脉沉，名曰结胸也"，"如结胸状，饮食如故，时时下利，寸脉浮，关脉小细沉紧，名曰脏结"。若上述之胸下结硬，何以能寸脉浮、关脉小细沉紧？何以能饮食如故？其实结胸和脏结之所以提出寸脉浮，是指二者之由误下而成者，而实质结胸和脏结都不一定必须误下才能形成。譬如 135 条表热自然入里与水相结所形成之结胸，脉就只是沉紧而寸脉不浮；又如 167 条胁下素有痞之脏结，它不是误下所促成，而是平时所素有，也不会寸脉浮。所以这两条对于结胸和脏结来说，鉴别的重点就在于一是关脉只是沉，一是关脉沉中兼小细而紧。小细是气血两虚，沉紧是阳虚有寒，这就把结胸和脏结从本质上作了区分。二者虽然都是结，但结胸是邪热与水相结，而脏结则是气血不能温煦的脏器自结。至于脏结何能"饮食如故"？这是因为胸下结硬未出现之前的腹满，是太阴病，太阴病本来就"食不下"，下后胸下结硬，也必仍然食欲不振，它和阳明病之腹满不能食、下后病减反能食相较，自然是"饮食如故"了。至于"时时下利"，太阴病提纲本来就说"自利益甚"，下后时时下利，就更在预料之中，所以称此结硬为脏结，是不容怀疑的。

总而言之，脏结就是脏器因虚寒而自结。脏者何？在仲景的著作中，凡不与腑对举而单提"脏"者，都是体内脏器的泛称，就像《内经》"凡十一脏，取决于胆也"的脏字一样，是包括六腑在内的，如"脏寒""脏厥""脏无他病""诸病在脏"等都是。明乎此，脏结则由于所结的脏器不同，其结硬的部位也必然不同，这就不难理解"胁下素有痞，连在脐旁，痛引少腹入阴筋者"是脏结，"少腹满，按之痛"的"冷结在膀胱关元"也是脏结。这两条脏结，连同本条的胸下结硬，其共同点都是脏器因阴寒而结硬，但部位则或在胸下、或在胁下、或在少腹、随所结脏器之部位而异。就论中所言的这三条脏结，有些脉证的或有或无，可因病的成因不同、病人素质各异、脏器部位不同等而有所差异，不可能完全一样。如果硬把这些脉证固定下来，有此则认为是脏结，无此或不全有此，则认为不是脏结，那样，就把活活泼泼的《伤寒论》当成教条了。

二、脉浮者可发汗

"太阴病，脉浮者，可发汗，宜桂枝汤。"这条提出太阴病有发汗之法。按《伤寒例》曾云："尺寸俱沉细者，太阴受病也"，论中 277 条云："自利不渴者属太阴，以其脏有寒故也，当温之，宜四逆辈。"今脉不沉细而反浮，不温之而反发汗，这是什么样的太阴病？为解决这个问题，这里列举几位注家的不同看法，并提出个人对这个问题的设想，以便和同道们探讨。

首先，假设这是脏寒加表热，像225条那样"脉浮而迟，表热里寒"，这算是太阴病脉浮了，但它不是可发汗宜桂枝汤，而是应用温里之法"四逆汤主之"。这样的太阴病，仲景早就告诫我们"下利清谷，不可攻表，汗出必胀满"。所以，这第一假设是要排除的。

其次，舒驰远作了另一种想法。他说："证属里阴，虽脉浮亦不可发汗，即令外兼表证，当以理中为主，内加桂枝两相合治，此一定之法也。"从这段话来看，他承认太阴病有脉浮者，但不当用桂枝汤发汗，而当于理中汤中加桂枝，温里兼和表。按理中汤加桂枝，《伤寒论》中名为桂枝人参汤，治的是"太阳病外证未除而数下之，遂协热而利，利下不止，心下痞硬，表里不解者"。可见舒氏是以"表里不解"之协热而利，作为太阴病脉浮来看待的。然而屡经攻下的太阳病，已经出现下利不止的里虚里寒证了，所谓表里不解，最多也只能是残留有身痛或身重等证，说脉象仍浮，恐不可能。所以这种假设，也是难以讲通的。

第三种说法，可以找到曹颖甫《经方实验录》中的一个医案：谢君，三伏盛暑之天，应友人宴，享西餐、冰淇汽水，畅饮鼓腹。及归，夜即病下利，重棉叠衾，尚觉凛然形寒，下利日十数行，三日不解反增剧，其脉不沉而浮，与桂枝汤加神曲、谷麦芽、赤茯苓，服后果表解利稀，调理而瘥。曹氏在案后就引用了本条作为说明。这个医案和《脉诀汇辨》李延星治张仲辉的医案有些相似。该案载：张仲辉终年喝酒吃瓜果，忽得腹泻证，半夜至天明，泻了二十多次，医生与以利小便、健脾等药，泄泻更甚。延呈诊之，脉浮，认为是受了风邪，《黄帝内经》云"春伤于风，夏生飧泄"，与麻黄、升麻、葛根、甘草、生姜等药，服后汗出而愈。这类的医案，临床常有，但这只能说治下利有发汗一法，不能说明这样的下利就是太阴病。尤其曹氏一案，方中加入神曲、谷麦芽等，这显然是和胃，而不是理脾，所以，称之为太阴病，似是而实非。

以上几种假设之所以都讲不通，关键问题是把太阴病的主证局限在下利上，好像不下利就不是太阴病，所以才钻进了死胡同。《伤寒论》中对不下利的太阴病论述很多，如厚朴生姜半夏甘草人参汤所治之发汗后腹胀满，注家都承认这是太阴气滞，但不下利。尤其是太阴中风，和伤寒系在太阴以及太阴大实痛，仲景明明称之为太阴病或与太阴相关，但也不下利。周禹载对本条就有不同的看法，他说："今太阳之邪，虽传太阴，证见腹满，脉仍见浮，此乃太阳风候也……失此不治，遂至全入于经，势必热蒸身为黄，或至下利腹痛，种种病候，其能已乎？"柯韵伯云："此浮为在表，当见四肢烦痛证。"前者从"势必热蒸身为黄"的推断来看，其所谓"太阴病脉浮者"，是指"伤寒系在太阴"，伤寒系在太阴，除手足自温外，脉是浮缓的，并且当发身黄。后者从"当见四肢烦痛证"来推断，其所谓"太阴病脉浮"，是指太阴中风而言。这两家都是撇开了下利，只从"脉浮"上来找太阴病，这样，用发汗法，方用桂枝汤，无疑都是讲得通的。尤其伤寒系在太阴，除了手足自温以外，脉浮而缓，用桂枝汤发汗，更为理想。

三、手足自温

"手足自温"，是伤寒系在太阴的一个特征。但怎样才算手足自温？是常温？还是较常温为高的手足热？手足温的同时，全身发热还是不发热？手足温的病理怎样解释？这些都是历代注家所未详明而又值得探讨的问题。

笔者认为，"系在"一词，实有"联系""相关"之意，也就是说，伤寒外邪在表，脉象浮中兼缓，手足又不热而温，实与太阴有联系。如果没有表证表脉，手足也是常温，这还算有病吗？怎能说是"伤寒"而又"系在太阴"呢？

我们再从仲景用词的规律来探讨一下"手足温"的涵义。98条"得病六七日，脉迟浮弱恶风寒，手足温"，99条"伤寒四五日，身热、恶风、颈项强，胁下满，手足温而渴者"，这两条的手足温，都伴有发热恶寒的表证。又228条"阳明病下之，其外有热、手足温"，这是指全身手足皆热的阳明病，其热未潮，下之过早，或方剂不当，以至外热未尽而手足由热转温。这样的手足温，是由于中阳受挫，仅比219条三阳合病下之后的手足逆冷略胜一筹而已。

从以上各条看来，手足温一词，只是表示里热不太炽盛，手足仍是常温，或接近于常温，同时，又是对比表证之发热而言。至于"自温"是不是自觉手足温？应该这样说：自温，是区别于下后之手足温，犹如未经泻下法所出现之下利称"自利"一样，未必是自觉症状。

如上所述，手足温既然是对比全身发热而言？那么同时伴有身热恶风等伤寒外候，就毫无疑问了，另外从《伤寒论》条文的字里行间，仔细加以推敲，就可以看出，除表证外，还应有小便不利、大便不实等里湿症状。试看"伤寒系在太阴"的条文，共三条都提到"太阴者，身当发黄"，"当发黄"就必然小便不利，因为"小便自利者，不能发黄"。185条还说"至七八日，大便硬者，为阳明病也"，也证明七八日之前当小便不利时，大便虽不泄泻，也是不实的。小便不利，又大便不实，这证明太阴里湿颇盛，湿性壅满，所以或轻或重是会有腹满一证的，但腹痛则未必有。本证由于感受外邪，才暴露出脾阳不健这一弱点。外邪虽令脉浮，夹湿则浮中兼缓，湿阻脾阳，不能充分达于四肢，故手足不热而只是温，同时又小便不利，大便不实。脾湿不运，既然由外感而引发，治法自应着眼于外邪，使外邪消失，则脾运自可恢复，因此，应予发汗，但脉浮而缓，不是浮紧，故不可峻汗，因此，不宜麻黄而宜桂枝，这就是"太阴病，脉浮者，可发汗，宜桂枝汤"的道理。

四、脾家实

279条对伤寒系在太阴至七八日暴烦下利的病机解释是："以脾家实，腐秽当去故也。""腐秽"是肠内的滞留物，为什么不说胃家实却说"脾家实"呢？钱天来作了这样的解释："脾家之正气实，故胃中有形之腐秽去。"方有执则说："盖脾主为胃行其津液，暴下利，脾得以为胃行其津液矣，所以脾为实而证为系太阴也；彼大便硬者，由脾不能为胃行其津液而反为约，所以转阳明也。"与此大同小异的解释，还可以找出不少，但总觉得这些解释有的不够深入浅出，而且有的也经不起推敲。作者认为，要正确解释这个问题，必须撇开旧注，对脾胃作重新的认识。脾和胃，其功能是协调一致的，分之则为二，合之则为一，有时当分，有时又不可强分。从全部《伤寒论》来看，完全可以看出是实则阳明，虚则太阴；燥则阳明，湿则太阴。所以症状表现，也是大便硬则属阳明，下利则属太阴，这已成为《伤寒论》用词的惯例。此条腐秽去之下利，不是大便硬，就不能归属于阳明。但这是正气恢复之利，也不同于太阴虚寒之利，所以又不能说"脏有寒"，只可称之为脾家实。属胃属脾，根据就在这里。如果撇开这点，硬要凿分脾胃，则言脾必不能撇开胃，言胃也不能撇开脾，是会纠缠不清的。

把本条列入太阴篇而不列入其他篇，同样有脉证惯例作依据，不合这样的惯例就不叫太阴病。试将本条和287条对比一下，更能说明这个问题。287条云："少阴病，脉紧，至七八日，自下利，脉暴微，手足反温，脉紧反去者，为欲解也，虽烦下利必自愈。"这和279条的病理基本是相同的，都是在经过七八日之后出现暴烦下利而自愈。但279条是脉浮缓、手足温，反映为湿重；而287条是脉紧、手足寒（从"手足反温"测知），反映为寒重，所以把前者称为系在太阴，而后者则直接称为少阴病。这足以说明仲景《伤寒论》的内容，有症状分经法的存在。

另外，附带说明一下，287条是手足寒而脉紧，紧脉主寒，其烦而下利是不能称为湿热利的，那么把病理病机相似的手足温、脉浮缓，在没有其他热证作依据的情况下，却认为发病之初就是湿热，也就不妥当了。

五、大实痛

279条"本太阳病，医反下之，因而腹满时痛者，属太阴也，桂枝加芍药汤主之；大实痛者，桂枝加大黄汤主之。"怎样才算大实痛？大实痛是属太阴还是属阳明？古人对这个问题有不同的看法，但从近今各地所编写的《伤寒论讲义》之类来看，几乎都认为是实在阳明。这实在是一个明显的错误。本人在所著《伤寒解惑论》中对此问题已有详论，在此作一简明论述。

首先，大实痛是太阳病医反下之所致成的，下法本来是泻阳明之实的，岂有未下之前阳明不实，下之后反而大实的道理？其次，要泻下阳明，三承气汤用大黄都是四两，而且分别配伍有枳实、厚朴、芒硝等气分药、软坚药，而桂枝加大黄汤只用了二两大黄，每剂分为三服，又没有枳、朴、芒硝等药相配伍，这样的剂量加在桂枝汤中，能泻下阳明的"大实"吗？再则本条下文接着就说："太阴为病，脉弱，其人续自便利，设当行大黄芍药者，宜减之，以其人胃气弱，易动故也。"也就是说，误下后病由太阳转属太阴，其脉已弱，如果泻下之后腹泻又不是一两次即止，而是大便继续通畅快利的话，即使出现了桂枝加芍药汤或桂枝加大黄汤这样的变证，也要酌减其芍药和大黄的用量，因为其人胃气弱易动，就很易造成腹泻。因加大黄怕致腹泻，岂能为阳明实证？其实，大实是实在太阴，不是实在阳明。太阴脾在肠胃之外，与胃有膜相连，膜中络脉就是脾络。所以太阴腹痛，不是胃家有宿食粪便，而是脾的络脉中气血壅滞、流行不畅，才出现痛。从临床观察，胃家有粪便的大实，多不痛，即使有燥屎攻冲，其痛也多限于脐周围，而很少全腹痛。而太阴之痛，是痛在肠胃之外的脉络，并且多是全腹部弥漫性疼痛，不限于脐周围。太阴腹痛，因轻重不同，病理有别，所以有的可以按之则痛止，而有的则触按就疼痛增剧。前者就是"腹满时痛"，桂枝加芍药汤主之；而后者则称为大实痛，必须桂枝加芍药汤再加大黄。《素问·举痛论》曰："寒气客于肠胃之间，膜原之下，血不得散，小络引急，故痛。按之则血气散，故按之痛止。""寒气客于经脉之中，与炅气相薄则脉满，满则痛而不可按也。寒气稽留，炅气从上，则脉充大而气血乱，故痛甚不可按也。"据此，可以推想，太阳表邪未解之时，气血本来是抗邪于体表，但误下之后，使气血内陷于腹内肠外的脉络之间，使脉络不通，甚至充血肿胀，因而出现腹痛。桂枝加芍药汤之所以加芍药，是在调和营卫的基础上以破阴结、通脾络；但在大实痛时，不但是脾的小络脉，也包括较大的经脉，其气血壅塞更甚，且有炅气存在，所以单加芍药就不行了，必须再加苦寒之大黄以活血通瘀，兼泻脉中之炅气。

值的一提的是，不要一见到方中有大黄就认为是泻大便。《本草经》明明指出大黄的作用是"下瘀血、血闭寒热、破癥瘕积聚……"可见大黄是血分药，善破血滞，兼走肠胃。所以，仲景在水与血俱结在血室的大黄甘遂汤中用之，治热结膀胱的桃核承气汤中用之，治热在下焦少腹硬满的抵当汤（丸）用之，治吐血衄血的泻心汤中用之，治肠痈的大黄牡丹皮汤用之。这些都不是为了通大便。本条的大实痛，同样是血滞脾络。仲景处方用药，寓意深刻，只有精研细读，方不至把全部《伤寒论》的精湛理论给简单化了。

论三阴中风

《伤寒论》六经中都有中风证，太阳中风是"发热汗出恶风脉浮缓"；阳明病是"若能食者名中风"，具体症状有"口苦咽干，腹满而喘，发热恶寒，脉浮而紧"及"脉弦浮大而短气，腹都满"等；少阳中风是"两耳无所闻，目赤，胸中满而烦"。三阳病的中风，都有具体的症状，而三阴中风，除了太阴中风提出"四肢烦痛"这一症状，并有"脉阳微阴涩而长者为欲愈"这一脉象外，其余如"少阴中风，脉阳微阴浮者为欲愈"，"厥阴中风，脉微浮为欲愈，不浮为未愈"，都只有欲愈的脉象，而未提任何症状，这就为《伤寒论》读者留下了一个未解之谜。注家们有的只从脉象上顺文解释几句，干脆不提应当有什么症状；有的则根据太阳中风证来推测，认为也应当有发热汗出这样的症状；有的认为这是另一派古医家的传说，张仲景有意无意的记录下来；也有的认为这不知是王叔和采自何书强掺在《伤寒论》中等等。真是众说纷纭，莫衷一是。

怎样才能把三阴中风搞清楚？笔者认为"名不正则言不顺"，先从"正名"着手，研究一下仲景著书时，"中风"这个名词有什么样的涵义，是解决问题的关键。

《伤寒论·辨太阳病脉证并治上第五》汗出恶风者名为中风，是对比伤寒无汗之寒性凝敛，此属风性疏泄才名中风，这是中风一词的第一个涵义。风性疏泄，表现为有汗，寒性凝敛，表现为无汗，不管是有汗或无汗，都是肌表的卫气开阖失司。肌表是太阳的领域，所以太阳病就据此以划分伤寒与中风。但是六经中只有太阳主表，其他五经，均属里证。这样以来，仍用肌表卫气的凝敛与疏泄来划分中风和伤寒，就不适用了。

寒为阴邪，风属阳邪。风性疏泄，是风的作用；风为阳邪，是风的本质。前者是从有汗无汗上来观察，只适用于太阳病；而后者是从里证上来分析，所以适用于所有三阴三阳病。这里还要说明一下，阳邪阴邪，是依据什么标准划分的，这里很难找出一个统一的标准，有的只是相对而言，尤其是三阳病，更是如此。因为三阳病总是以阳邪盛为主，不会有较重的阴邪。至于三阴病是以阳衰为主，其有出现阳邪者，也是由阴虚而导致的阳亢，和三阳中风之纯属阳邪盛者，还有所不同。因此，要在各经中划分伤寒和中风，还应具体情况具体分析：试看阳明病，若能食名中风，这是胃阳充实者，多发展为中风；若对比之下为不能食，即胃阳素弱者，便易形成阳明中寒。少阳病，目赤，胸中满而烦者，为少阳中风；其头痛发热脉弦细，目不赤，胸中不烦满者，对比之下为阴邪，即为少阳伤寒。太阴病，手足自温者为伤寒；四肢烦痛，对比仅仅是手足自温者为阳邪，为中风。这都是在对比之下而定名的。至于少阴中风和厥阴中风，论中虽然没有提出任何症状，但也应当根据哪是阴邪、哪是阳邪来划分伤寒与中风，这是不容怀疑的。

少阴病和厥阴病中哪些属于阴邪，哪些属于阳邪，有人做过对比。注家们把少阴病和厥阴病划分为寒化证和热化证就是对比以后的结论。据此可知三阴的寒化证就是三阴伤寒，三阴的热化证就是三阴中风，三阴热化证这一名词就是三阴中风的同义语。

现在具体谈谈三阴中风：太阴中风的主证是四肢烦痛，这是对比手足自温为阳邪，故称为太阴中风。至于脉象，是"阳微阴涩而长者为欲愈"，我们试从其欲愈的脉象，推想其未愈时的脉象，自然是阳脉不微，阴脉涩而不长。阳脉不微，应当是轻按即得，这是浮脉。浮为风，涩主湿，阳浮阴涩，正好是风湿之脉。风与湿相搏于太阳之肌表，故身体痛烦，不能自转侧，脉浮虚而涩，是桂枝附子汤证；风湿不在太阳而在太阴所主肢，则不是身体烦痛，而是四肢烦痛。所以从症状上分经，身体痛烦，应归太阳篇；四肢烦痛，便归之于太阴。太阴在六气中主湿，又与外风相搏，是风湿而不是寒湿，故称之为太阴中风。至于治法，根据脉证，同样当以祛风胜湿镇痛为目的，桂枝附子汤也应当有效。

再谈少阴中风。少阴中风的脉象是"阳微阴浮者为欲愈"。我们从欲愈的脉象来推想其未愈时的脉象，必是阳脉不微，阴脉不浮。少阴病是心肾水火不交之病。阳脉不微，表示心火炽而不降；阴脉不浮，表示肾水枯而不升。水不升，火不降，火水未济，就必导致"心中烦，不得卧"，这就是注家们所说的少阴热化证。《伤寒论》中的少阴热化证不止一条，但实质是不可分割的一个整体。我们试把所有与热化证有关的条文联系在一起就可以看出：303 条，"少阴病，得之二三日以上，心中烦，不得卧，黄连阿胶汤主之"，这是少阴中风的主证和治疗方剂；285 条，"少阴病，脉细沉数，病为在里，不可发汗"，这是少阴中风的脉象和治禁；294 条，"少阴病，但厥无汗，而强发之，必动其血，来知从何道出，或从口鼻，或从目出，是名下厥上竭，为难治"，这是少阴中风误治的变证；293 条，"少阴病，八九日，一身手足尽热者，以热在膀胱，必便血也"，这是少阴中风移热膀胱的变证；290 条，"少阴中风，脉阳微阴浮者为欲愈"，这说明少阴中风亦有得到自身调节，水升火降而自愈者。

最后谈谈厥阴中风。厥阴中风是"脉微浮为欲愈，不浮为未愈"，也未指出应当有什么症状，但推敲一下厥阴病提纲，消渴、心中痛热，饥而不欲食，都是风煽火炽之证。厥阴本身就是风木之脏，中藏相火，若把这些症状用风寒来归类，就理所当然的属于厥阴中风。张卿子曰："尝见厥阴消渴数证，舌尽赤红、脉微、手足厥冷，渴甚"。他作的这些脉证补充，是有根据的。《伤寒例》云："尺寸俱微者，厥阴受病也。"厥阴是阴之将尽，风火郁闭于里，故其脉微是沉微。厥阴的病理是津亏热炽，故必舌赤渴甚。火郁于内而不外达，四肢厥甚也是必然的。经过张卿子这样的补充，不但厥阴中风的脉证完备，而且更有助于理解与厥阴中风有关的一些条文。如 327 条说："脉微浮为欲愈，不浮为未愈。"从脉微浮为欲愈，可知未愈时脉是沉微而不浮。脉由沉微而稍见浮象，这是风火有出表之象。风火由里出表，其渴也必转轻，从饮不解渴的消渴，变为只是"渴欲饮水"。渴欲饮水，亦可勉强不饮，这比之消渴来说，是渴已不甚。所以 329 条"厥阴病，渴欲饮水者，少少与之愈。"至于愈在什么时候，328 条"厥阴病欲解时，从丑至卯上。"丑至卯是太阳即将出于地面之时，天阳之升有助于人体之风火出表，所以厥阴中风多愈于此时。脉由微转浮，渴由消渴转轻，手足也必然逐渐热微厥微，以至于不厥。以上这几条合在一起，就是厥阴中风的全面论述。

另外，327条还指出，"不浮为未愈。"这句话不是可有可无的赘词，它指示我们，三阴病都以有阳为可贵，其死者皆死于有阴无阳的寒化证，而热化证则决无死证，所以脉如果不浮，只不过是未愈而已。

以上对于三阴的中风证，从主证、主脉以及变证和预后，都从《伤寒论》的原著中寻绎而得。有人认为三阴中风有缺文，这都是不善读书之故。

以伤寒、中风代表寒证、热证，这不仅见于《伤寒论》，在《金匮要略》中也同样如此。试把《金匮要略·五脏风寒积聚病脉证并治第十一篇》的五脏中风和中寒对比一下，就很清楚地看出这个问题。

《金匮要略》的"五脏风寒积聚篇"，实质是古代的五脏寒热辨证法。它除了谈到三焦辨证和积聚辨证外，更重点地论述五脏的寒热辨证。例如对肺热的辨证，是"肺中风者，口燥而喘，身运而重，冒而肿胀"等；肺寒辨证则是"吐浊涕"。"浊涕"一词，见于《素问·评热病论》。肝中风即肝热证，应有"头目瞤，两胁痛，行常伛，令人嗜甘"，肝寒见证为"两臂不举，舌本燥，喜太息，胸中痛，不得转侧"，以及"食则吐而汗出"等。心中风即心热，是"翕翕发热，不能起，心中肌，食即呕吐"；心寒则见"其人苦病心，如啖蒜状，剧者心痛彻背，背痛彻心，譬如蛊注"。脾中风则见"翕翕发热，形如醉人，腹中烦重，皮目瞤瞤而短气"。这一些五脏的中风与中寒，显然不是五脏的某些具体病，而只是示人以五脏寒热辨证时临床症状的举例。从中可以肯定的是，以中寒代表寒证，以中风代表热证，这恰好和《伤寒论》寒热辨证称为伤寒或中风的指导思想是一致的。

下面再以证之寒热互相对比而定名为伤寒或中风的道理来探讨一下太阴篇中大青龙汤证两条"中风""伤寒"的名称问题。

《伤寒论》第39条"太阳中风脉浮紧，发热恶寒身疼痛，不汗出而烦躁者"；第40条"伤寒脉浮缓，身不痛，但重，乍有轻时，无少阴证者"。两条均以大青龙汤主之。39条是太阳伤寒脉而称太阳中风；40条是太阳中风脉而称伤寒，这就引起了伤寒注家的争论。有说，这是文字上的错简；有说，这是风中兼寒，寒中兼风；也有说这是张仲景名词互用，示人以有是证便用是药，不必拘守伤寒、中风之名。这些说法不对。风中兼寒、寒中兼风，是兼几分寒几分风？名词互用，也就是名词乱用。张仲景这样的医圣，恐怕不会这样糊涂吧！正确的答案只有一个，即如上文所说，"风为阳邪"，"寒为阴邪"，就是说：不汗出而烦躁者为阳邪，名中风；不汗出也不烦躁，对比前者相对为阴邪，即名伤寒。有人说，40条的伤寒脉浮缓，也应当有烦躁一证，只是张仲景略而不言罢了。因此，不能以烦躁或不烦躁作为伤寒、中风的命名根据。答曰：认为第40条也应当有烦躁一证，这是一部分注家想当然耳。适用大青龙证之脉浮缓，肯定不会像桂枝汤证那样的浮而弛缓，而是浮中兼迟缓有力之象。其所谓身重，也肯定不比身痛轻，"重"是重着不堪，毫不灵活，这是伤寒身痛失治，荣卫更加滞涩而形成。正如《灵枢·百病始生》篇所说"在络之时，痛在肌肉，其痛之时息，大经乃代"，由身痛变为身重，是外邪由浅层络脉，而渐深入到较络脉为大的经脉之中的缘故。外邪由络入经，身不痛但重，这表示外邪已有顽固难除之势，这时不必再兼烦躁，也得用大青龙汤。因为人的耐受性不同，所以对烦躁一症的有、无、轻、重，也必因人而异。大青龙汤本来是针对表实重证而组方，故重用麻黄至六两，由于重用麻黄，才又加石膏以相监制，使麻桂透发表邪而不助热。表实太重，烦躁者可用，不烦躁者也同样可用。表实证不兼烦躁可用大青龙汤近人已有临床报道。正因为身不痛但重是外邪由浅表的小络，入于较大的经脉，已有顽固难拔之势，所以第40条不曰大青龙汤主之，而曰大青龙汤发之。也正因为不烦躁也可用大青龙汤，所以《金匮要略·痰饮咳嗽病脉证并治第十二》"病溢饮者，当发其汗，大青龙汤主之"一条并未提出必兼烦躁。若不分表实的轻重，却斤斤计较有无烦躁作为用不用大青龙汤的根据，试问：有的人伤寒二三日就心中悸而烦者，也能予以大青龙汤吗？

论"传经"

讲《伤寒论》者，一般都要讲"传经"，而传经一说，从以前的旧注家，直到目前全国中医刊物来看，仍然思想混乱，没有统一的认识，如何解决这一问题，作者认为首先应当分析一下注家们所提传经的理论根据是否正确可靠，再结合临床探讨一下张仲景是怎样论述伤寒的发病与传变的。弄清了这两个问题，就会不受一切空谈、玄谈的干扰，而对传经问题能有一个正确的认识。

一般都认为，伤寒传经之说来源于《素问·热论》，《素问·热论》果真有传经之说吗？下面就谈谈这个问题。

一、《热论》的"受之"与《伤寒例》的"传经"

《素问》并无"传经"一词，在《热论》篇却有"伤寒一日，巨阳受之"，"二日阳明受之"，"三日少阳受之"，以至"六日厥阴受之"之文。几乎所有的《伤寒论》注家，都认为这就是《热论》论传经，也是《伤寒论》中传经的指导思想，其所谓"受之"，就是受邪于前一经，"一日""二日""三日"……就是传经的日期。作者认为，这个说法是有问题的，因为日传一经，这不仅是自古以来临床所未见，而且从语法上讲，在《热论》中也讲不通。试问，"受之"如果是指受邪于前一经的话，那么"一日巨阳受之"，这个巨阳又是受之于哪一经呢？

"受之"并不是指受邪于前一经，所以也就不等于传经，我们把《热论》这一段与《伤寒例》结合起来看，问题就更清楚了。

《热论》原文如下。

"伤寒一日，巨阳受之，故头颈痛，腰脊强。"

"二日阳明受之，阳明主肉，其脉挟鼻络于目，故身热目痛而鼻干不得卧也。"

"三日少阳受之，少阳主胆，其脉循胁络于耳，故胸胁痛而耳聋。"

"四日太阴受之，太阴脉布胃中，络于嗌，故腹满而嗌干。"

"五日少阴受之，少阴脉贯肾络于肺，系舌本，故口燥舌干而渴。"

"六日厥阴受之，厥阴脉循阴器而络于肝，故烦满而囊缩。"

《伤寒例》原文如下。

"尺寸俱浮者，太阳受病也，当一二日发，以其脉上连风府，故头项痛，腰脊强。"

"尺寸俱长者，阳明受病也，当二三日发。以其脉挟鼻络于目，故身热目痛鼻干不得卧。"

"尺寸俱弦者，少阳受病也，当三四日发。以其脉循胁络于耳，故胸胁痛而耳聋。"

"尺寸俱沉细者，太阴受病也，当四五日发。以其脉布胃中络于嗌，故腹满而嗌干。"

"尺寸俱沉者，少阴受病也，当五六日发。以其脉贯肾络于肺，系舌本，故口燥舌干而渴。"

"尺寸俱微缓者，厥阴受病也，当六七日发。以其脉循阴器，络于肝，故烦满而囊缩。"

从以上可以看出，两者对于六经"受之"的日数、经络循行的取段以及主症等，都完全一致。所不同的是，《伤寒例》在各经之前都加上了脉象，把《热论》的"几日受之"，一律改为"当几日发"。这就证明：《热论》所谓几日某经受之，不是指的六经相传之日，而是指其本经感邪以后出现症状的发病之时。

"受之"并不等于传经，在《伤寒例》中还另有确证。试看它在《热论》的"其不两感于寒"之下，又加了"更不传经，不加异气者"9字。这是自有《伤寒论》以来第一次见到"传经"这个词。这个词是在一日巨阳，二日阳明，以至六日厥阴等"受之"之后提出来的。已经"受之"了，又提出"更不传经"，显然《热论》中的所有"受之"，都根本不同于后世注家所说的"传经"。

人所共知，《伤寒例》连同《辨脉法》《平脉法》，都是王叔和整理《伤寒论》时，为了给学者打好学习的理论基础而加在《伤寒论》原文之前的。就时代而论，王叔和距张仲景的年代，比任何注家都近，因而也就比任何注家都更为可信。因此，只从后世的注解中搞空谈玄谈，不能从《伤寒例》中把《热论》的"受之"弄清楚，就是没有把学习《伤寒论》的基础打好。

二、《伤寒论》中的"传"与"经传"

传经论者除了引用《热论》一段作根据外，在《伤寒论·太阳篇》中也有借口，这主要是第 4、5 两条有"传"字，第 8 条有"使经不传"字样。把这些条文作为传经的根据，妥当吗？下面就谈谈这些问题。

先谈怎样叫"传"，再谈怎样叫"使经不传"。

《伤寒论》第 4 条"伤寒一日，太阳受之，脉若静者，为不传。颇欲吐，若躁烦，脉数急者，为传也。"第 5 条"伤寒二三日，阳明少阳证不见者，为不传也。"不少注家认为，这里之所谓"传"，即《热论》"一日巨阳、二日阳明、三日少阳……"之谓，"颇欲吐"就是少阳之喜呕，"躁烦"就是内传阳明。不过不同于《热论》的是，仲景又指出"脉若静者为不传"，"阳明少阳证不见者为不传。"对"日传一经"之说又灵活看待。是这样吗？我们且不说《热论》中根本不存在日传一经之说，即使伤寒果真能日传一经，但传少阳也不是"颇欲吐"，而是口苦咽干目眩，传阳明也未必都见烦躁。再说"二三日阳明少阳证不见者为不传"，不传了，为什么论中还有"伤寒五六日，往来寒热"属少阳，七八日大便硬属阳明呢？既然有这些讲不通处，就可知把这两条的"传"讲成"传经"，是不对的。

《伤寒论》之"传"，不等于"传经"，旧注家中也早有认识，不过人们往往不加注意罢了。这里列举以下几段名家的注解，以作证明。

柯韵伯解第 4 条云："若受寒之日，颇有吐意，呕逆之机见矣，若见烦躁，阳气重可知矣，脉数急乃脉阴阳俱紧之互文，即《内经》'人伤于寒，传而为热'之传，乃太阳之气生热而传于表，即发于阳者传七日之谓，非太阳与阳明、少阳经络相传之谓也。"

尤在泾注解此条云："寒邪外入，先中皮肤，太阳之经，居三阳之表，故受邪为最先。而邪有微甚，证有缓急，体有强弱，病有传不传之异。邪微者不能挠乎正，其脉多静；邪甚者，得与正相争，其脉数急，其人则烦躁而颇欲吐，盖寒邪稍深，即变而成热，胃气恶热，则逆而欲吐也。"

徐灵胎则曰："寒伤于表，太阳受之，脉静，胸中无热，故可不传而愈。若初受寒邪，颇有吐意，邪已侵及胃腑，烦躁则热炽胸中，脉数急则热盛于经络也。传，指热传于表，非独寒传于里。"

这几家讲第四条的"传"，都没有说是传阳明传少阳，而说"传"是受邪化热。尤其柯氏之论，更明确指出，"传"是指寒邪传变为"体痛、呕逆、脉阴阳俱紧"之太阳伤寒。

柯韵伯解第 5 条又说："若伤寒二日，当阳明病，若不见阳明表证，是阳明之热不传于表也；三日少阳当病，不见少阳表证，是少阳之热不传于表也。"这也就是二日阳明证见，为传阳明，三日少阳证见，为传少阳的意思。可见，"传"是指见证之期，而非传经之日也。这与王叔和《伤寒例》的看法是一致的。阳明和少阳，其阴阳气的多少不同，病位也不同，所以受邪化热后，其热达于体表的时间，也有迟速早晚的不同。但不管如何，其热传表之后，由于热型不同，脉证各异，才可知其来路或来自阳明，若来自少阳。这样来认识"传"，就为学习《伤寒论》提示了一个重要问题，即外感病在二三日热型症状起变化之时，绝非表热内传，而是阳明或少阳受邪化热，达于肤表的反应。如果阳明少阳未受病，就决不会有这样的反应，所以徐灵胎说，"传"是"热传于表，非寒传于里。"

下面再谈谈"传经"。

"传经"一词，除《伤寒例》外，未再见于论中其他各篇。只是在第八条提到："太阳病，头痛至七日以上自愈者，以行其经尽故也。若欲作再经者，针足阳明，使经不传则愈。"几乎所有的注家都认为"使经不传"，就是不使传经，"针足阳明"，就是防止太阳传阳明。这一看法，也是经不起推敲的。试问，如果针足阳明，只是防止太阳传阳明的话，那么太阳病只能传阳明吗？防不防止其传少阳？其次，针与灸不同，灸法主要是长于补，而针法主要是长于泄，针足阳明是针足三里穴，欲制止其传阳明，不补阳明以增强其抵抗力，而反泄之，也讲不过去。那么，"使经不传"究竟是什么意思呢？"针足阳明"又是为什么呢？下面先谈"经"是什么。弄清了经是什么，那么"使经不传"就不解自明了。

查《伤寒论》中之所谓经，并非指经络，而是代表患病的日数，亦即"过程""阶段"的意思。徐灵胎对此有明确的看法，他说："伤寒六日，经为一经。"也就是说，观察外感病，以六日为一阶段——现在叫"阶段"，古时叫"经"。既然六日为一经，所以"太阳病七日以上自愈者"，叫"行其经尽故也"。七日不愈，进入第二过程，叫作"再经"，进入十三日以后，叫作"复过一经"。这些术语，在《伤寒论》中，都能找到根据。

正因为"经"不是经络，所以才可以"行尽"，可以"再经"，而且"霍乱篇"中还有"到后经中颇能食"的"后经"。论中的这些经，解作经络是讲不通的，而解作六日，则正好和"发于阴者六日愈，发于阳者七日愈"的说法相一致。《素问·热论》有"其死皆以六七日之间，其愈皆以十日以上"之文，也证实了从古以来，对伤寒病就有以六日为一阶段这种观察方法。

"使经不传"，就是要使病愈于第一经之内，而不使其延续到第二过程。足阳明三里穴，《针灸大成》称其主治"伤寒热不解"，"发热汗不出"，所以是出汗、解热之穴，针又主要是泻法，当太阳病第一经过去之后，仍不自愈，而有延续再一经的趋势时，趁此外邪顶峰已过，将衰之际，针此穴使其自汗而愈，不使其延续至第二经，这就叫"使经不传"。如果不针，听其自然发展，一经之后汗未出热未尽，仍发热无汗进入下一经，就是过经不解，这叫作"再经"，也就是"经传"。

经传只是代表病程一个阶段一个阶段的连续，并不代表病情的变化，所以《伤寒论》中有"七日以上自愈者"，有未愈而"欲作再经者"，有"柴胡证仍在者"（103），有"谵语者"（105），有"心下温温欲吐而胸中痛"者，有"过经乃可下之"者（217），有下利后不能食，有"到后经中颇能食"者（384）。这就说明，患病后，人体经过正邪斗争，其或愈或不愈，或加重至死亡，都可以六日为一阶段来观察，这就是"经传"的意思，它和"传经"根本不是一回事。那么后世注家所谓的"传经"，《伤寒论》中有没有呢？答曰：由这一经病演变成另一经病，《伤寒论》中是有的，但论中不叫传经，而叫"转属"。"转属"和注家们所谓的传经，有些相似，但"传经"这一说法，概念并不太清楚，而"转属"则有明确的病机与病理，这一问题，下面再讲。

三、结合《热论》《伤寒例》看《伤寒论》的渊源与发展

前已说明，《热论》的"受之"，《伤寒例》称"发病"，《伤寒论》称"传"，基本精神是一致的。但在一致之中，《伤寒论》也确有发展。试看，《热论》的六经"受之"之日，分别是一日、二日、三日、四日、五日、六日，而《伤寒例》的六经发病之日，则分别是一二日、二三日、三四日、四五日、五六日、六七日，两者基本相同。再从《伤寒论》的内容来看，是"伤寒一日，太阳受之"，"伤寒二三日，阳明少阳证不见者，为不传"，阳明病则提到"始虽恶寒，二日自止"，"伤寒三日，阳明脉大"，"伤寒三日，少阳脉小者，欲已也"，"伤寒三日，三阳为尽，三阴当受邪"，"伤寒四五日，转气下趋少腹者，欲自利也"，"五六日，自利而渴者，属少阴也"等等，其各经典型症状出现的日数，和《热论》《伤寒例》也基本一致。

其不同的是：①《热论》专从经络上立论，而《伤寒论》则包括经络、脏腑、气化在内；②《热论》专指热证，而《伤寒论》则包括虚证、寒证；③《热论》只有汗、泄二法，而且都指针刺，而《伤寒论》则包括了八法，而且主要是用药物；④《热论》是，巨阳一日受病，七日病衰，阳明二日受病，八日病衰，少阳三日受病，九日病衰，太阴四日受病，十日病衰，少阴五日受病，十一日病衰，厥阴六日受病，十二日病衰。从发病到病衰，各经都是六日，这和《伤寒论》六日为一经，又不谋而合。

《热论》指出，"其两感于寒者，必不免于死，其死皆在六七日之间"。《伤寒论》无两感，但死在六七日之间，却是不少提到的。《热论》是"七日巨阳病衰，头痛少愈"，"其愈皆在十日以上"。《伤寒论》也是"太阳病七日以上自愈"，"风家表解而不了了者，十二日愈。"还有，"太阳病十日已去，脉浮细而嗜卧者，外已解也"，"本是霍乱，今是伤寒……十三日愈"。从邪衰到病愈，也是十日以上。怎样才算邪衰？怎样才算病愈？以太阳病为例，邪衰是指头痛少愈，病愈则是精神已经了了。"了了"即《伤寒例》所谓"大气皆去，病人精神爽慧也"。

《热论》是未满三日者，可汗而已，其满三日者，可泄而已。又说，

"未入于脏者，故可汗而已"，未入于脏者指出可汗，那么不可汗而可泄者，当然是入脏了。而《伤寒例》中改为"未入于腑者，可汗而已，已入于腑者，可下而已"。《热论》称脏，《伤寒例》称腑，这有两种可能。①古"脏"字是包括六腑在内的，如《素问·灵兰秘典论》"凡十一脏取决于胆也"的"脏"字就是。又如《伤寒论》中"脏无他病""脏有寒""脏结""脏厥"，《金匮要略》的"诸病在脏"等"脏"字，也是包括六腑在内的。②《伤寒例》不称脏而改称腑，可能是医学术语进一步的规范化。因为《伤寒论》中之下法，确实适用于腑而不适用于脏。

明白了以上这一段文字，就可以知道，无论《热论》或《伤寒例》，都没有像后世注家所讲的那样传经之说。

下面还要讲一讲，"受之"既然是发病之日，为什么"受之"之前，还有一二三四等不同的日数呢？这个问题，必须弄清楚，因为只有弄清了这个问题之后，学习《伤寒论》才能真正与临床相结合，而不至于为了自圆其说而搞空谈玄谈。

各经的发病之前，其所以又提出一二三四等不同日数，这是因为感邪和发病，不一定都在同一时间。因为感邪之后，一般还有一段营卫气血、脏腑经络起变化的过程，这个过程，从感邪之日起，直到足以引起症状出现的时候，才能发病。而这些受邪的经络脏腑，部位有浅深高下之不同，所以，其典型症状的出现，也就是说能自觉他觉地表现出来，也就会有迟早的差别，这就是三阴三阳发病，为什么会有一二日乃至六七日等差别的道理所在。还要说明一下，各经在其典型症状尚未出现之前的"几日"，并不等于没有病，只是病在潜伏地进行着，病人暂时尚未觉察出来罢了。虽已感邪而尚未发病，这似乎指西医学所说的潜伏期。但潜伏期应当是任何病状也没有，而伤寒发病在其六经典型症状尚未出现之前，却会有一段或长或短的微热、恶寒等（即发热恶寒者为发于阳，无热恶寒者为发于阴），或其他不适的感觉，如酸懒、不能食等。因此，作者不名之为潜伏期，而权且称之为前期症状。各经主症出现之前的前期症状，可能轻微得不使病人注意，但却是必有的，不然的话，古人怎能在各经主症出现之前又提出"受之"的大概日数呢？

据上所述，我们不妨把"几日某经受之"这句话的"几日"，作为该经病的前驱期，把"受之"作为其发病期或定型期，这就是《伤寒论》中所说的"传"。传之前和传之后，症状虽然不同，但却是一个病，而传经的之前和之后，就不是一个病，而是两个不同的病了。这个问题，下面细讲。

四、伤寒病的发生与变化

《伤寒论》把伤寒分成六经病，每一经病都是各有特点的。但是各经病特点的出现，是感受外邪之后，随着时间的进展而逐渐明朗化，除太阳病外，都决不会一得病当天就能清清楚楚地看出是哪一经病。最初所能看出的，只是有的人发热恶寒，有的人无热恶寒。这说明伤寒病初发，只能分出阴阳两种不同的属性，还不能分清是六经病中的哪一经病。但可以肯定的是：发热恶寒者，是阳盛体质，将来多发展为三阳病，而无热恶寒者是阳虚体质，将来必发展成三阴病。所以第七条说："病有发热恶寒者，发于阳也，无热恶寒者，发于阴也。"

但是，是否所有因感受外邪而发热恶寒或无热恶寒的病人，都一定要继续发展？即使继续发展，那么发热恶寒者究竟会发展成三阳病中的哪一个阳？无热恶寒者会变成三阴病中的哪一个阴？并且都在何时定型？这些，在《伤寒论》中，有的已有明文提示，有的则可从字里行间推理而得。

271条云："伤寒三日，少阳脉小者，欲已也。"270条云："伤寒三日，三阳为尽，三阴当受邪，其人反能食而不呕，此为三阴不受邪也。"前者是指发热恶寒者而言，后者是指无热恶寒者而言。发热恶寒者，在三日应当出现少阳主证之时，却未出现少阳症状，而脉反变小，小为邪衰，知病将自己。后者是说，伤寒三日，三阳发病之期已经过去，应当是三阴见症之期，但其人却由初病时之不能食，转而能食，由呕而变为不呕，就不会出现三阴症状，也是病将自愈。这两种情况都是我们临床经常看到的。这样的伤寒，初时虽然也有发热恶寒或无热恶寒的症状，但并不继续发展成什么三阳病或三阴病而自愈，自然也就不是什么病的前驱期，我们一般称之为轻微感冒而已。

如果发热恶寒确是三阳病的前驱期，无热恶寒确是三阴病的前驱期，那么就会一日发为太阳病，或者二日发为阳明病，或者三日发为少阳病，以及四日发为太阴病，五日发为少阴病，六日发为厥阴病等，这就是论中所说的"传"。

为了把问题讲得更清楚，再把"伤寒一日，太阳受之"加以说明。"太阳受之"，就是风寒侵袭肤表。但邪犯肤表却未必发病，正如尤在泾所说，有的"邪微不能挠乎正"，徐灵胎所说"脉静，胸中无热，故可不传而愈"，亦即寒不变热而不发病的意思。再进一步说，即使发病而呈现发热恶寒，也不一定就是太阳病，因为这只能说明发于阳，是三阳病未定型之前的共有症状，而且也常是其他杂病的早期共有症状。《素问·皮部论》曾说"百病之始生也，必先于皮毛，"既然百病都可以从皮毛开始出现症状，岂可一见到发热恶寒就贸然认为是太阳病。须知发热恶寒还仅仅是一个症状，要从早期症状中定出病名，连西医学有时还需要"待查"，那么以辨证为主的中医学，要定出病名，就更需要如上文所说，一日、二日、三日以至六日，或更多的日期，以观察其发为什么病了。

由上所述，可知《伤寒论》之"传"，是指由初期的诸阳经或诸阴经的共有症状，传为可以为各经定型的典型症状，所以，其前后期的症状虽然不同，但实际是一个病，不过病是由微到著，逐步在深化罢了。至于为什么各经主症的出现会有日数的不同，其道理前面已经讲过，这里就不再重复了。

伤寒由早期的未定型，传而定型，这说明人体自感受外邪之日起，阴阳气血无时无刻不在变化。但定型之后，变化是否就终止了呢？否，不会终止，还是要继续变化的。不过定型之后的变化，和定型之前的变化不一样。前已说过，定型之前的变化，是同一经病在深化，而定型之后的变化，则可能是该经病自身的变化，如太阳病变为蓄水、蓄血、结胸等，也可能是病位的转移，即由这一经病转变成另一经病。以太阳病为例，既能转属阳明，也能转属少阳。误治之后，如果伤阳，会转入少阴，误下邪陷，还能转属太阴而腹满时痛或大实痛。此外，如少阳能转属阳明，也能热深厥深转属厥阴。太阴化燥可转属阳明，厥阴呕而发热，即外出少阳等等，不过这些在论中不叫传，而叫"转属"或"转入"。

"传"，既然是本经病自身的深化，所以三阳病除太阳病外，其余如阳明病或少阳病，定型之后，由于热型的改变，其初期伴随发热而出现的"恶寒"这一症状，即不复存在。而由这一经病移位于另一经病的"转属"，当移位还没有完成之前，可以发热恶寒仍不消失，而形成二阳并病。传，是不存在这一情况的。另一方面，各经尚未定型之前的早期症状，由于病位有高下远近的不同，所以其前驱期会有一日二日以至五六日的差别，而转属则是病已定型之后进入变化期，既然要变化，就得有一段转移条件成熟的过程。通过《伤寒论》的内容来看，除误治转属者外，其余自然演变而转属的，如太阳转属阳明，太阳转属少阳，少阳转属阳明等，都在六七日这一段时间。快的则可能是五六日，慢的则可能是七八日，这也就是六日为一经的临床根据，三日之内是没有的。这就看出，传和转属不是一回事。笔者在《伤寒解惑论》中，曾把各经病定型之前的前驱期，称之为伤寒的进行期，把定型之后的转属，也包括本经病的自身变化，移之为变化期，其根据就在这里。

最后，作者认为，"传经"是一个近千年来争论不休的问题。其所以争论不休，就是因为主观想像太多，空谈玄谈太多。须知任何科学，其诞生伊始，百家争鸣，各抒己见，是不为出奇的，但众说之中，如果有一个是属于真理的话，必将通过辩论，越辩越明，通过实践，越辩越强，从而使其余一些空想的，不切实质的，经不起考验和辩论的，逐渐被淘汰而得出统一的结论。"传经"之说之所以历千年而无定论，这足以说明，到目前为止，还没有一种说法能为科学所证实，而都是在搞无休止的空谈、玄谈。脱离实践的空谈和玄谈，甚至东抄西摘作文字游戏，就不是争鸣，而是争吵，争吵是不会有结论的。

论热入血室

　　热入血室证，在《伤寒论》中凡四见，太阳篇三条，阳明篇一条。血室指的是哪一个脏器，直到如今仍在争论不休，对于热入血室的病理机制，似乎也有些模糊不清，现就这些问题，作一探讨。

一、血室析疑

　　血室指的是哪一个脏器？有人说是指肝脏，有人说是指冲脉，有人说是指子宫，也有人说是指膀胱之后直肠之前的一个夹室。近来更有一种说法，认为既不是肝脏，也不是冲脉、子宫，而是包括肝脏、冲脉、子宫的一种综合性概念。这种说法，实际是避开问题实质的一种遁词。

1. 肝与血室

　　把肝脏作为血室的理由是：肝藏血，能调节血量，月经过多，有的就属于肝不藏血。又如《素问·腹中论》的肝伤之病，就表现为月事衰少不来。而且热入血室，还可以刺泻肝的募穴期门。

　　这一论点乍看去似乎颇有道理，但仔细研究一下，说理并不正确。肝的功能失常，虽然能导致血行错乱，但热入血室证的主要表现，为月经异常，而男子亦有肝，也能有不藏血或肝伤之病，但却绝对不会出现月经症状，这就无可辩驳的证明，肝与血室只不过是有关系而已。仅仅根据与月经有关系，便认为肝是月经的主体，这显然是思维方法的错误。

　　有人说，血室即肝，并非指肝的实体，而是说血室应归属于肝经，肝经亦即肝的系统之意。好吧，我们再就血室的归属来谈谈"肝经"这个问题。按人体的所有脏器和器官，都可以从生理关系上，或从属性归类上，分成五大系统而归属于五脏。如肝开窍于目、主胁肋、主筋膜之病等都是。但是归属于肝经之后，并不能因为有了"肝经"这一名称，而置目、胁肋、筋膜等实质器官于不问，而只称肝经。血室这一名称也同样如此，虽然归属于肝经，但究竟是一个什么器官或脏器归属于肝经，这个问题仍然没有得到解决。

2. 血室与冲脉

认为血室即冲脉的理由是：血室的病态反应，主要是在月经方面。《素问·上古天真论》云："女子二七而天癸至，任脉通，太冲脉盛，月事以时下。""七七任脉虚，太冲脉衰少，天癸竭，地道不通。"这证明妇女月经的来潮与终止，都与冲脉有关。冲脉又起于胞中，挟脐上行至胸中而散，热入血室之后能胸胁下满，如结胸状，也能证明冲脉即血室。而且冲为血海，血海与血室义可互通。是这样的吗？下面就针对这些看法来分析一下。

先说血海。按人身有四海，除冲为血海之外，还有"脑为髓海""膻中为气海""胃为水谷之海"。不论什么海，凡称海，都含有浩渺盛大之意。冲脉称海，自然是指冲脉能"渗诸阳，灌诸精"，"渗诸络，温肌肉"，而且"上自头，下自足，后自背，前自腹，内自溪谷，外自肌肉，阴阳表里，无所不涉"（景岳语）之意。但血室之"室"字则无此涵义，不是盛大不盛大，而是指部位有定所。如《论语》云："由也升堂矣，未入于室也。"室即堂之深邃处，一为如海之盛大，一为如室之深邃有定所，两者所指不同，怎能说义可互通。

再就"冲脉起于胞中"这句话，论证一下冲脉是否即血室。

按"冲脉起于胞中"，是说胞中是冲脉的发源地。但仅仅是发源地，还不能代表整个冲脉。因为冲脉起于胞中之后，又分上行下行两支，其下行者暂且不提，仅就其上行者而言，是夹脐上行至胸中而散，"散"是散为小络。这些散开的末梢、别络，又有多支。举例如：有出于颃颡渗诸阳灌诸精者，有别而络唇口在男子生须者。我们能把冲脉所过之颃颡、唇口简单地称之为冲脉吗？同样理由，我们也不能因为冲脉起于胞中，就把胞中说成冲脉。何况"胞中"一词，仅仅是代表一个部位，男子亦有冲脉，男子的冲脉也起于胞中，但男子决不会出现月经异常。这就证明，不但不能把胞中叫作冲脉，而且胞中也不等于就是血室。

3. 血室与胞中

那么胞中和血室，是一是二？怎样区分呢？近人冉雪峰曰："血室即胞中。胞中为膀胱后直肠前的一个夹室，男女都有胞中。"这话有对的一面，也有错的一面。他认为胞中是膀胱后直肠前的夹室，这明确指出"胞中"仅仅是一个部位，这是对的。但光有部位还不行，如果仅仅是一个夹室，夹室中空无一物，那么冲脉任脉起于此处，难道有形之脉可以凭空而起，毫无附着？脉必须有附着，就不得不找出一个实体脏器，所以他又说"血室即胞中"。但这话又错了，如果血室即胞中，那么男女皆有胞中，也就皆有血室，皆有月经了。显然，"血室即胞中"的说法是错误的，应当改为"血室在胞中"。

血室在胞中，再从张景岳的下列一段话中也可以得到证明。他在《素问·气厥论》"胞移热于膀胱，则癃、溺血"下注曰："胞，子宫也，在男子则为精室，在女子则为血室。"这就明确指出，胞只是一个部位，这个部位中，既可有血室，也可有精室。但还要说明一点：景岳在这里之所谓子宫，乃指胞中而言，即指膀胱后壁直肠前壁之空隙。而我们现在所说的子宫，则不是空隙，而恰好是景岳所说的血室，亦即现代解剖学上的子宫。这是中医学中名词的不统一或演变，这点必须弄清楚。

4. 结论

血室即现代解剖学的子宫，不但在景岳的说法中得到证明，在《金匮要略》中也早有证明。《金匮要略·妇人妊娠病脉证并治第二十》有云："妇人少腹满如敦状，小便微难而不渴，生后者，此为水与血俱结在血室也，大黄甘遂汤主之。"敦，音"对"，是古时圆形酒器。妇人产后，在少腹部位出现圆形块状物，这不是水与血俱结在子宫，又能是在哪里呢？

现代解剖学的子宫，在《内经》中或简称胞（与胞中不同），或称女子胞，属于奇恒之府。在《金匮要略》中有称"子脏"的，在《伤寒论》中则皆称血室。可知血室不是肝，不是冲脉，也不能仅仅说成是膀胱后直肠前的一个夹室，而应该明确指出，是此夹室中之子宫。为了证实血室即现代解剖学的子宫，下面再将热入血室所引起的病理变化，逐条加以说明，以便使这一说法，进一步得到证明。

143 条："妇人中风，发热恶寒，经水适来，得之七八日，热除而脉迟身凉，胸胁下满，如结胸状，谵语者，此为热入血室也，当刺期门，随其实而取之。"

这是说，妇女在患太阳中风的同时，适逢行经，至七八日后，表热已去，身体凉和，脉搏转为迟缓，这好像病已痊愈，但脉迟身凉的同时，又增添了胸胁下满，如结胸状，且有谵语等证。这就不是表热已解病将自愈，其体表之所以凉和，是表热乘月经下行之机而下陷于血室之中。冲脉是起于胞中夹脐上行的，血室之热随冲脉上逆，实于胁下肝的部位，故胸胁下满。胞脉属于心而络于胞，热随胞脉上扰心神故谵语。此证热在血室，实在肝经。肝藏血，故就血热结实之处刺之，使血室之热，因势外泄，最为便捷，故刺肝的募穴期门。刺期门为的是泻子宫之热，这就好像挖渠泄水一样，水在哪里溢出，就在哪里挖渠以泄之，但千万不要错误地认为，水溢在哪里，哪里就是水源。当然，说二者之间有关系，这是对的，不然的话，血室之热怎会实于肝经呢？刺肝的募穴期门，使热入血室证得愈，因而就认为血室即肝经，这就忽略了"随其实"三字的涵义。

144 条："妇人中风七八日，续得寒热，发作有时，经水适断者，此为热入血室。其血必结，故使如疟状，发作有时。小柴胡汤主之。"

这是说，妇女在患太阳中风的发热恶寒期间，适遇行经。可是七八日之后，发热恶寒这一热型，变成热时不寒，寒时不热，作止有间歇的往来寒热。正是热型改变之际，也是月经中断之时。这样地经水适断，就不是正常的月经完毕。如果月经当止而止，就不会出现往来寒热，其所以往来寒热，是表热陷入血室之后，将尚未行完的部分经血结于子宫之内。子宫的部位在躯壳之里，肠胃之外，亦即太阳之里，阳明之外，属于半表半里。热结子宫，欲向外宣泄而枢机不利，故形成往来寒热。这属于小柴胡证，故主以小柴胡汤枢转血室之热，使血室不热，则寒热自愈。

145 条："妇人伤寒发热，经水适来，昼日明了，暮则谵语如见鬼状者，此为热入血室。无犯胃气及上二焦，必自愈。"

这条是说，妇女在伤寒发热期间，又见月经来潮。这是正常的月经吗？如果是正常月经，就不应当同时出现谵语。而本病人是月经伴随谵语而来，而且谵语的特点是昼日明了，夜间发作。也不像阳明病那样热盛神昏，呈半朦胧状态，而是幻视幻听，如见鬼状。这就证明，病人经水之来，与血室有热相关。血室有热，可以迫血下行，所以本条之经水适来，不属于生理性的，不妨说这是病理性的子宫下血。但这样的下血也有好处，它就像太阳病可以因衄而解，太阳蓄血证"血自下者愈"一样，使子宫之热随血下泄，可以不治自愈。"无犯胃气及上二焦"，是说，这不是胃家实的谵语，不需服承气汤一类攻泻胃热，也不需要刺期门等犯上二焦。"必自愈"的"必"字很肯定，不要再加枝节，说什么如果不愈可仍用小柴胡汤等。

这里追述一亲身经历的病案作证。40余年前，余在原籍自设药房行医，一高小时的同学都某相邀，为其爱人看病。谓近两天每至晚间，其爱人有时即如邪祟附体，痴说几句。我诊视时是白天：病人并未卧床，寒热症状亦不突出（初病时寒热症状未详），言谈亦甚清晰。因考虑为热入血室，问其月经情况，答曰：现正行经。遂疏小柴胡汤原方与之，并嘱曰：一二日后月经当止，病亦当自愈，如不愈，可服此方。事后问知，并未服药，病已愈矣。

总结以上热入血室证三条是：①热随经陷者刺期门；②血因热结者与小柴胡汤；③热随血泄者必自愈。

明白了热入血室证的治法，就会对治疗月经病有一定的启发，因为月经病属于血室有热者不少，而小柴胡汤加减的变方，如丹栀逍遥散等，就是调治血室有热的常用有效方。

二、阳明病篇的"热入血室"

最后谈谈阳明篇的热入血室证。

216条："阳明病，下血谵语者，此为热入血室，但头汗出者，刺期门。随其实而泻之，然汗出则愈。"

本条热入血室，症见下血，而称"阳明病"，这有以下几种可能：一是像南京中医药大学编著的《伤寒论译释》"浅解"中所说，下血是大便下血，故称阳明病。果是这样，其大便下血可以这样解释：血室之前壁是膀胱，后壁是大肠，血室有热，既然能像《素问·气厥论》所说那样，"胞移热膀胱则癃、溺血"，那么同样理由，也能移热大肠，不溺血而大便下血，就像有的妇女经前大便先下血一样。胃家不实，却有谵语一证，且兼头汗出，说明是热在血分，是血室之热，循冲脉上逆。本证血室之热为本。大肠之下血为标，故不治阳明而刺泻肝的募穴期门，刺后使其濈然汗出而愈。

另一种可能是，血仍从前阴而下，但同时又兼有不大便、大便硬或心下满等证，故称阳明病。这在《伤寒论》中是有先例的？譬如230条，症状是"胁下硬满，不大便而呕，舌上白苔者"，条首就冠以"阳明病"。据此设想本条的具体症状，很可能像148条阳微结那样，有"头汗出、微恶寒、心足冷、心下满、口不欲食、大便硬"等症状，且兼前阴下血和谵语。须知凡热入血室而需要刺期门者，称阳明病也罢，不称阳明病也罢，都必兼有胸胁满证。尤其是本条兼见但头汗出，说明郁闭已甚，热盛于里，故称阳明病。

本证也是下血，之所以必须刺期门，不能像145条那样"必自愈"，这是因为本条有头汗出一证，说明血室之热，只随冲脉上逆，不随经血下泄，故必须刺期门，使热从汗散。

刺期门为什么会汗出而愈呢？这是因为肝、血室、冲脉三二者之间互相紧密地关联着，冲脉从血室中上行外达。是"内自豁谷，外自肌肉，阴阳表里，无所不涉"的，今刺期门，使肝能疏泄？则血室之热，亦必随冲脉向上向外之热，得以发越宣散。使热随周身汗出而解。

第三种说法，也是大多数注家的想法，认为本条是阳明里热炽盛，迫使血室之血下行，故称阳明病。但里热炽盛导致的热入血室，治法只能像吴鞠通所说，宜"辛凉退热，兼清血分"，想用针刺法使里热从内而解，是不可能的。所以前两种说法，都有可能，而最后这一说法，则不能成立。

从以上所说可以证明：肝、冲脉、血室，三者之间是有密切关系的，但血室是脏器，是月经蓄泄的主要器官，至于肝和冲脉，只是与月经有关系而已，而且冲脉起于少腹，上至胸胁，是经脉不是脏器，与血室是不同的。

或曰：216条与太阳篇三条不同，太阳篇三条，条首都冠有"妇人"二字，而216条却没有"妇人"字样，这可能是男子亦有血室。答曰：注家们因本条未标明"妇人"二字，便作为男女皆有血室的根据，而我却认为这是产生男女皆有血室的错误根源。未标明"妇人"，还不能证明必包括男子。试看本条在《金匮要略》中，未收入"惊悸吐衄下血篇"，却收入"妇人杂病篇"，难道这还不足以证明血室是妇女所独有的器官？血室既然是妇女所独有，那么热入血室证标不标明"妇人"，还有什么必要呢？

　　总而言之，男子胞中只有精室，而无血室，所以也就不存在男子热入血室证。

《伤寒论》的学习方法

任何学术，要想在少费精力、少费时间的情况下学好，学习方法至关重要。尤其学习古典医著，由于时代环境、生活方式、语文用词等各方面，都和现代有着很大的不同，就更需要讲求一下学习方法。学习方法如果对头了，就会多快好省，也能学到真东西；如果不对头，就不但少慢差费，而且还可能越学越糊涂，甚至走入歧途。因此，讲一讲怎样学习《伤寒论》，还是有必要的。

过去虽然很少有人把学习方法作为专题来研究，但是任何学者本人，都必须有其各自的学习方法。就以学习《伤寒论》的方法为例来说，成无己言必有据，是以经解经法；张隐庵结合五运六气，是天人合一法；陆渊雷是以西解中法；唐容川是中西汇通法；而吴谦、曹颖甫等则敢于窜改经文，可以说是改经就我法。如此等等，方法各不相同，其学习的效果自然也不能一样。今天，我们也提出一套学习方法，这套方法主要包含着以下几条原则：①理论体系、思想根源和《内经》《难经》统一起来；②辨证论治、处方用药和临床实践联系起来；③突出作者的时代性；④明确学习的目的。下面就具体谈谈这些问题。

一、要与《内经》《难经》《神农本草经》《金匮要略》相结合，但不要牵强附会

张仲景在《伤寒杂病论》的"自序"中已经说过，"撰用《素问》《九卷》《八十一难》《阴阳大论》《胎胪药录》"，因此，我们要正确理解《伤寒论》作者的主导思想。就必须结合这些著作来探讨。《阴阳大论》有人说即《素问》中的运气七篇，《胎胪药录》虽然不一定就是《神农本草经》，但从

该书的古远年代上来考虑，至少是接近于《神农本草经》的。至于《金匮要略》，则是《伤寒论》的姊妹篇，同出张仲景之手，对于论证《伤寒论》中的一些问题，更有帮助。因此，结合这些古籍来研究《伤寒论》，是很有价值的。下面列举一些简单例子来说明这个问题。

（一）脉分阴阳

《伤寒论》有"阳脉涩，阴脉弦""脉阴阳俱紧""脉阳微阴浮"等脉分阴阳的论述。对于脉之阴阳。注家有解作浮取沉取的，有解为关前关后的，讲《伤寒论》多有两存其说者。殊不知《难经·二难》明确指出，"从关至尺是尺内，阴之所治也，从关至鱼际是寸内，阳之所治也。"《三难》曰"关之前者阳之动，脉当见九分而浮"，"关以后者，阴之动也，脉当见一寸而沉"。明明指出脉分阴阳是从部位上分。而《难经·五难》对于轻按重按，则不叫脉有阴阳，而称脉有轻重。再从论中所有称阴脉阳脉的条文来看，也只有以寸候阳，以尺候阴，才都能讲得通，否则便有不少讲不通处。例如"少阴中风，脉阳微阴浮者为欲愈"，阳微讲作寸脉微，标志心火降，阴浮讲作尺脉浮，表示肾水升，言水升火降，为水火既济。故少阴中风，心中烦不得卧等证必自愈。如果讲作轻按重按，重按脉反浮，那岂不成了笑话。再看张仲景的另一著作《金匮要略》，他在"五脏风寒积聚篇"提到五脏死脉是："心死脏，浮之实，如麻豆，按之益躁疾者死"，"脾死脏，浮之大坚，按之如覆杯，洁洁状如摇者死"。此外，"肝死脏"脉等，对于脉的轻按重按，都称"浮之""按之"，而不叫阴脉阳脉。仲景用词是一致的，不能把脉之阴阳，在这里讲成尺寸，在那时又讲成浮取沉取。

（二）少气

少气这个词，在《伤寒论》中凡两见，一见于虚烦的栀子豉汤证："若少气者，栀子甘草豉汤主之"。一见于"差后劳复篇"："伤寒解后，虚羸少气，气逆欲吐者，竹叶石膏汤主之"。有的讲义，把少气讲作短气，这是非常错误的。少气是气息微弱，短气是呼吸困难，二者基本不同。少气这个词，来源于《灵枢·五味》篇，云："故谷不入半日则气衰，一日则气少矣。"由气衰到气少，就像饿着肚子劳动了一天一样，是气息不足，并不感觉呼吸困难。正因为少气是气息不足，所以栀子豉汤内加甘草，竹叶石膏汤内用人参，都是补中益气之品，而不是宽胸理气之味。这也说明，不结合《内经》《难经》，连名词的解释，也容易致成错误。

从以上所举的例子来看，学习《伤寒论》要结合《内经》《难经》《金匮要略》是很重要的，但要注意的是，不要牵强附会，不要把不宜作解释、作证明的《内经》《难经》之文，生搬硬套地强拉进来，因为这样就会貌合神离，似是而非。更要注意的是，不要把《内经》《难经》之文领会错了。如果把作证的资料领会错了，那么得出的结论也必然是错的。

这里也举几个例子作为说明。

1. 传经

有不少《伤寒论》注家，认为《伤寒论》中有传经，其说来源于《内经·热论》。《素问·热论》中有"一日巨阳受之"，"三日阳明受之""三日少阳受之"，以至"六日厥阴受之"之文。注家们认为这是日传一经。是伤寒病的一般发展规律，而张仲景则不拘守此说，在此基础上另有发挥与发展。这种看法，不但解释不了《伤寒论》中六经病的发展与变化，而且曲解了《热论》的"受之"。《热论》的"几日受之"，乃指六经受邪后出现症状之时，而不是指传经之日。如果把"受之"解释为受邪于前一经，因而认为六经是依次相传，请问，"一日巨阳"也是"受之"，这个巨阳又是受邪于那一经呢？对于传经这个问题，我曾有专文论述，请大家参阅。

2. 悍气

"悍气"是陈修园用以解释阳明三急下证的病理的。陈氏认为，阳明急下证三条的条文中，并没有大实大满等严重的里证，为什么要用大承气汤急下？这里下的是什么？他认为这里下的是"悍气"。根据《灵枢·动输》篇有"胃气上注于肺，其悍气上冲头者。循咽上走空窍，循眼系入络脑，出颅，下客主人，循颊车，合阳明并下人迎，此胃气别走于阳明者也"。此段经文，结合阳明三急下证中有一条就是"目中不了了，睛不知"，陈氏认为这就是"悍气上冲头，循眼系入络脑"的临床证明，所以要急下，就是下的悍气。陈修园这种说法对吗？查"悍气"这个词，见于《灵枢·动输》《灵枢·邪客》和《素问·痹论》。这本来是形容卫气性质的慓悍，以与荣气之冲和相区别，所以《痹论》说，"卫气者，水谷之悍气也，其气慓疾滑利，不能入于脉也"。《灵枢·邪客》篇说，"卫气者，出其悍气之慓疾而先行于四末、分肉、皮肤之间而不休者也"。据此可见，悍气就是卫气，从其性质言，则为悍气，从其功能言，则为卫气并非营气，卫气之外还另有一种什么悍气。卫气的运行，不循脉道，《痹论》说，"循皮肤之中，分肉之间，熏于肓膜，散于胸腹"。《邪客》篇说，"先行于四末分肉之间而不休者也……常从足少阴之分间而行于五脏六腑。"二者说法基本相同。至于《动输》篇所说"上冲头循眼系入络脑"的，那是卫气的另一别支，所以说"此卫气别走于阳明者也"。循皮肤之中分肉之间的正宗卫气，或循眼系入络脑的别支，都是卫气，而且都是正常生理性的运行，怎能把悍气当成邪气，把"冲头"看成病态呢？所以用悍气解释急下证之"目中不了了，睛不和"，实质是生搬硬套。

凡急下证都是下的燥屎。陈修园为什么不从燥屎方面考虑，却偏偏找到毫不相干的悍气呢？这是因为急下三条，有的没有提到腹满、腹痛、不大便等症状，有的虽然提到了，也不突出，所以陈氏才考虑到悍气。陈氏没有考虑到急下证之所以"宜大承气汤"，是大承汤的主证腹满、腹痛、不大便等，已经包括在内的，但在一般情况下的腹满腹痛，还不必急下，下之所以要急，就急在"目中不了了睛不和"，就急在"发热汗多……腹胀不大便"等，所以仲景只标出急下诸证的特点而不及其他。这也可以看出，用悍气解释急下证，不但牵强附会，也没有从字里行间找问题。（从字里行间找问题，这属于读法的问题，这个问题，下面还要专讲）自称是善读《伤寒论》于无字处的陈修园，也无法自作解释了。

3. 两感

"少阴病，始得之，反发热。脉沉者，麻黄附子细辛汤主之。"有的注家把本条说成太少两感，这也是生搬硬套。太少两感的涵义是，太阳病加少阴病，但本条乃是少阴表证，并没有太阳病。试看条首明明标的是"少阴病"。怎能叫作"两感"？发热称"反发热"，如果是兼太阳病的话，发热则属正常现象，还能称"反"吗？明明说"始得之，反发热"，说明这样的发热，只是少阴病初得时的暂时现象，不会持久。尤其是"脉沉"，已暴露出这是少阴病而不是太阳病。所以把本条看成太阳病加少阴病，称为太少两感，是错误的。

查"两感"这个词，来源于《素问·热论》，原文是"两感于寒，病一日则巨阳与少阴俱病，则头痛口干而烦满"。可是本条不是头痛、口干、烦满，而只发热、脉沉。《热论》还说，"其两感于寒而病者，必不免于死"。在本条少阴病初期表证的反发热，则决不会是死证。所以用《热论》两感来解释本条，实属张冠李戴。

4. 少阴溜腑

少阴病三急下证的成因，注家有说是"中阴溜腑"的，也就是说，病邪本来是中于少阴的，中于少阴之后又溜入阳明之腑，才成了急下证。是这样的吗？我们先探讨一下"中阴溜腑"这个词的来源及其涵义，再看看这个问题用于少阴三急下证是否妥当。

按"中阴溜腑"这个词，系出自《灵枢·邪气脏腑病形》篇，"中于面则下阳明，中于项则下太阳，中于颊则下少阳，其中于膺背两胁，亦中其经。"又说，"中于阴者，常从臂腑始，夫臂与腑，其阴皮薄，其肉淖泽，故俱受于风，独伤其阴"。又说，"身之中于风也，不必动脏，故邪入于阴经，则其脏气实，邪入而不能客，故还之于腑。故中阳则溜于经，中阴则溜于腑"。

《灵枢·邪气脏腑病形》篇这段论述，是古人病因学的一部分。古人认为，人身头面膺背，分布着全身各阳经的经络，阴经的经络则不上于头，所以凡邪气中于头、面、项、颊以及胸膺背部等处，病变必出现在三阳。而三阴经络之在四肢者，是分布在臂或胁的内侧面，内侧面属阴，其肌肉又软嫩，所以容易受邪而入三阴。阳主外，阴主内，阳经受邪，病变又必反应在躯壳肤表等外部，阴经受邪，病变就必在躯壳之内。外部躯壳之病，叫作着经病，躯壳内部之病，叫作着腑病，这就是"中阳则溜于经，中阴则溜于腑"的道理。可是臂腑内侧的经络是直接通于脏的，为什么中阴不溜于脏，却溜于腑呢？《内经》又解释说，凡邪气伤人，都是伤正气之虚者，如果脏气不虚，邪气在那里就留不住脚，就必找退路。恰好五脏各有一个与之相合的腑，是泻而不藏的，所以，邪气正好随着其相络的经络而溜入其腑了，这就叫"中阴溜腑"。

中阴溜腑之"中阴"，其真正涵义是中于臂或腑之阴侧面，而不是中于少阴。即使真正中于少阴而少阴不受邪的话，溜腑也应当溜入膀胱，而不应当溜入大肠成为急下证。少阴病之溜入膀胱的，如"少阴病八九日，一身手足尽热者，以热在膀胱，必便血也"。这算是中阴溜腑了吧？但是这条之少阴病已经八九日了，还能说脏气实不受邪吗？所以用"中阴溜腑"来解释少阴三急下证，不但是牵强附会，连《内经》中"中阴溜腑"这个词。也理解错了。

二、从字里行间找问题，但不要死抠字眼，咬文嚼字

张仲景是后汉人，汉代的文章有汉代的风格。名词、术语也不完全和现在相同，所以每字每句都可能有探讨的价值，这就是本文所说的"从字里行间找问题"。

"从字里行间找问题"，是说从文字表面粗枝大叶的看去，好像没有什么问题，但仔细推敲，用字、用词、句法、章法之中，确能发现一些问题可供探索，而且这种探索，对于学习《伤寒论》来说，有时起着发现问题、辨别是非、解决问题的重要作用。有好多注家，对于《伤寒论》中有些本应早该解决的问题，却始终没有解决，或者解释得支离破碎，漏洞百出，往往就是没有注意从字里行间找问题而造成的。下面举例谈谈这方面的一些问题。

（一）读法

读，要读出重点来。有些句子，读得轻重恰当，往往不需解释，其义自明。如果读得不恰当，反容易造成误解，所以这也是字里行间的问题。例如："若其人脉浮紧，发热汗不出者，桂枝不中与之也"，必需重读"脉浮紧"三字。因为只有在脉浮紧的情况下，其发热无汗才是桂枝汤的禁忌证，而不是说任何情况下的发热无汗都禁用桂枝汤。旧注有的说"无汗不可用桂枝汤"，就是没有突出"脉浮紧"三字，却把脉浮紧、发热、汗不出三者作为缺一不可而平读起来所得出的错误结论。既然把"汗不出"作为桂枝汤的禁忌，那么对于 42 条"太阳病，外证未解，脉浮弱者，当以汗

解，宜桂枝汤"，也就必然画蛇添足，认为本条也当有汗出一症了。

又如 170 条，"伤寒脉浮，发热无汗，其表不解，不可与白虎汤"。之所以把发热无汗看作是表未解，主要是因为脉浮。因为浮脉为邪在表，所以在脉浮的情况下，见到发热，才是表证的发热，见到无汗，才是表证未解，所以这个"脉浮"必须重读。重读之后再顿一下，则本条的主要精神即可跃然纸上。如果脉不浮而沉滑，大热全已入里，就会身无大热，或四肢发厥，甚至通体皆厥，那时其无汗就更是必然的。在这种情况下的发热无汗，还能说表未解吗？又怎能禁用白虎汤呢？有的注家讲用白虎汤必须大汗，就是没有把本条的"脉浮"重点读出来，却把"发热无汗"和"脉浮"平读起来所造成的错误。

又如读"凡服桂枝汤吐者，其后必吐脓血也"，必须重读"桂枝汤"三字。这是说，凡服其他药不吐，而每服桂枝汤必吐，这就要找一找吐的理由：桂枝汤辛温入荣分，荣血有伏热者不宜，服本方必吐，可能是病人肺胃荣分早有伏热。肺胃荣分有伏热而出现表证，往往是内痈的先兆，如《金匮要略·肺痿肺痈咳嗽上气病脉证治第七》所说"风伤皮毛，热伤血脉"，"微则汗出"，"数则恶寒"等，就是因内痈而出现的类似桂枝汤证，这在后世有称之为"类伤寒"者。因此，服桂枝汤必吐，就应该联想到以后有成脓血的可能。徐灵胎批《临证指南医案·周案》有云："风嗽夹火者，服桂枝汤必吐血，百试百验。"这足以说明，热入肺经血络，服桂枝汤就必吐脓血。如果不重点读出"桂枝汤"三字，"其后必吐脓血"这个"必"字，还有什么根据呢？

又如 38 条"太阳中风脉浮紧，发热恶寒身疼痛，不汗出而烦躁者，大青龙汤主之"。下文接着又说，"若脉微弱，汗出恶风者，不可服之，服之则筋惕肉瞤，此为逆也。"后面这几句话，与上文毫无共同之处，脉微弱，汗出恶风，人所共知不宜大青龙汤，为什么还要提出来呢？这也牵扯到读法的问题。本条应当把"不汗出而烦躁"作为大青龙汤的主证重点读出来。"若脉微弱"句是为了突出"脉浮紧"，这等于说，不汗出而烦躁这个症状只有在脉浮紧的情况下才是大青龙汤证，如果脉不浮紧，而浮弱，这样的不汗出而烦躁即非大青龙汤证。

至于提出"汗出恶风者不可服之"，乃因本条之首也标明为太阳中风，但本条称中风的原因，是因为有烦躁一证，是对比下条"身不痛但重"而不烦躁者，此为阳邪，才名为中风，这和《伤寒论》其他各经，也包括《金匮要略·五脏风寒积聚病脉证并治第十一》五脏的中风一样，都是将其同病位的两组症状相对比，凡相对之下属阳邪者，即名中风，属阴邪者即名伤寒或中寒。仲景将两条大青龙证对比之后，称本条为中风，但又怕读者把本条的中风混同于风性疏泄汗出恶风那样的中风，才郑重提出"汗出恶风者，不可服之"。

只有这样来认识38条，才能全文前后融为一体，没有一句废话。

（二）字或单词

字或单词也要注意。例如论中用药，有"宜某方""可与某方""某方主之"等。"宜""可与""主之"，意义不同，这些注家已有论述，不再重复。这里再举一些注家们过去未加注意的一些字或单词，试加说明。

如"经"这个词，论中有"行其经尽""欲作再经""过经不解""复过一经""到后经"等等，注家都把这些经家讲成经络之经，这是讲不通的。徐灵胎早就说过"伤寒六日，经为一经"，亦即六日这一过程叫作一经。这样，不但全部《伤寒论》得到正确的解释，而且证之临床也完全正确。

又如"脏"这个词，在仲景的著作中，凡不与腑对举而只称"脏"的，都是包括六腑在内的广义之脏，就像《内经》"十一脏取决于胆"的脏字一样。《金匮要略》"诸病在脏欲攻之"，论中的"病人脏无他病""脏有寒""脏结""脏厥"等脏字，都是这个意思。

又如燥屎和大便硬，这两个词并不是同义语，试把215条细读一下，就可以发现这个问题。215条原文是"阳明病，谵语有潮热，反不能食者，胃中必有燥屎五六枚也，若能食者，但硬耳"。这里根据病人的能食和不能食，对燥屎和大便硬的诊断作了明显的区分，可见燥屎不同于一般的大便硬。燥屎论枚，不言而喻是块状，而且可以多至五六枚。而大便硬是条状，只会一条，不会有多条。这就说明二者绝对不同。当然，燥屎也是硬大便，但那是作为燥屎的形容词用的，它和作为医学用语的专词大便硬，涵义应有区别。把燥屎混同于一般的大便硬，就是读书方法上有问题。

以"能食"和"不能食"来辨别燥屎和一般的大便硬，其"能食""不能食"本身也是单词，也要弄明白。这里的"能食"是食欲尚可，"不能食"是厌食（在别条有指食欲不振者）。此外，论中尚有"消谷善饥""颇能食"等，都各有一定的涵义。再如"小便不利""小便利"等，虽然都是一般的普通话，但用在医学上，涵义就有一定的范围。这些，读《伤寒论》时都要搞清楚。

（三）句法

除了单字单词以外，还要讲讲句法。句法大体有省略句、倒装句、夹注句等。

1. 省略句

如阳明病少阴病的诸急下证，有的没有提出腹满、腹痛、不大便、大便难等症状。这就是省略句，这些前已述及，故不再赘。兹再举几例如下。

187条，"伤寒脉浮而缓，手足自温者，是为系在太阴。太阴身当发黄，若小便自利者不能发黄，至七八日，大便硬者，为阳明病也"。这条的"手足自温"之下，就省略了小便不利、大便不实这两个症状。因为具备了这两个症状，才能说明有里湿，才能使手足不热而温。补上这两个症状也是有根据的，因为下文就有"若小便自利""至七八日大便硬"之文，从"若"字"至"字，就可以证明，七八日之前，一定是小便不利，大便不硬的。

再举一例。174条，"伤寒八九日，风湿相搏，身体痛烦，不能自转侧，不呕不渴，脉浮虚而涩者，桂枝附子汤主之"。本条"脉浮虚而"之下，也是省略了小便不利、大便不实这两个症状。因为下文就是"若其人大便硬，小便自利者，去桂枝加白术汤主之"。"若"字就是作了上文之外的另一种假设。"大便硬，小便自利"，既然是对比大便不实，小便不利而言，自然不必如燥屎之坚硬，而只是成硬而已。这样，不但对于风湿二方的应用有了明确的标准，就连大便硬这个词的涵义也搞清楚了。明白了所谓大便硬的实质是大便不溏不薄，是成形之硬，而不是坚硬之硬，那么处方用药，去桂枝加白术也就容易理解了（有人举例，重用白术数两，治疗大便真正成硬，这又当别论，因为"去桂枝加白术汤"中之白术，用量只不过现代四钱而已）。

能发现《伤寒论》有省略句，古人叫作"读于无字处"。读于无字处在《伤寒论》中还可举出许多例子，譬如厥阴病提纲中，就省略了"脉微""舌赤"等脉证，这个问题另有专题论述。

读于无字处，是很重要的，但要注意的是：从无字体会到有字，得有充分的根据，不是自作聪明而妄加的。如"太阴病，脉浮者，可发汗，宜桂枝汤"，就有人推测本条也应当有发热、自汗、恶风等症状，这就错了。试问，发热恶风是太阴病吗？又如少阳病提纲，有的注本就说，少阳病提纲还应当有往来寒热，胸胁苦满等症。这都不是从无字处悟到有字，而是读书不得要领，把一部活泼的《伤寒论》讲成呆板教条。这样的例子，还有很多，这里不再一一列举。

2. 倒装句与夹注句

如41条，"伤寒心下有水气，咳而微喘，发热不渴，服汤已渴者，此寒去欲解也，小青龙汤主之"。"服汤已渴者，此寒去欲解也"，这是夹注。"小青龙汤主之"句，本应接在"发热不渴"之下，这样"小青龙汤主之"就成了倒装句。

要确认句子是夹注，是倒装，也得经过逻辑思维，不能未经推敲就把自己认为讲不通的句子随便称之为倒装句或夹注句。举例如27条，"太阳病，发热恶寒，热多寒少，脉微弱者，此无阳也，不可发汗，宜桂枝二越婢一汤"。章虚谷认为，应将"脉微弱者，此无阳也，不可发汗"三句，作为夹注看。但是在热多寒少的情况下，脉象怎能又微又弱以至于无阳呢？这显然思维方法上有错误。正确的解释应当如吴人驹所说，"脉微弱"之微，是副词，"微弱"即稍弱，是比浮紧为稍弱，不是真弱，"无阳"是表邪不重，是对比阳气重的壮热为无阳，不是阳虚阳衰。桂枝二越婢一汤是辛凉解表之剂，不是辛温发汗之方，所以服后不需温覆取汗，也就是本条所说"不可发汗"的意思。这样一解释，无论在条文的讲述上，或者临床实践上，都合情合理，毫无矛盾。所以分析句法，也得经过逻辑思维。

（四）章法

研究《伤寒论》，不但要注意句法，还应注意章法。明·王肯堂赞赏

《伤寒论》的篇章结构，称之为"如神龙出没，鳞甲森然"，这是有道理的。尽管我们为了学习方便，常常会打乱了原篇章而重新归类，但《伤寒论》的原章法还是要研究的。现举几例如下。

有人说，太阳篇中又有阳明病，又有少阳病，甚至还有太阴病、少阴病和其他杂病，这应归咎于王叔和的窜乱。但我们仔细研究一下，太阳篇中的阳明病和少阳病，都是太阳病转属的；亦即太阳病的继发病。而自发于本经的阳明和少阳病，太阳篇中一条也没有。有一些可称之为太阴病和少阴病的，则都是太阳病误治的后果。此外则是一些伴随太阳病而并发的其他杂病。这就可以看出，太阳病的归宿、结局，非止一端，其临床表现也极其复杂。这也说明，《伤寒论》有它的章法，这种章法也是很科学的。如果现在的《伤寒论》，确实是经过王叔和窜乱的话，那么这样的窜乱也是有功无过的。

再举一例。255 条，"腹满不减，减不足言，当下之，宜大承气汤"。注家多沿成氏旧注，认为这是和《金匮要略·腹满寒疝宿食病脉证并治第十》之"腹满时减复如故"的对比之文。谓腹满时减，为寒，当温；腹满不减，属实，当下。却不知本条是紧接 252、253、254 三条急下证而来，是三急下证治法的总结，是说，凡燥屎都顽固难下，即便已经使用了大承气汤急下，也有腹满不减，减不足言者，这虽已不急，却仍是当下，就仍当用大承气汤，不可临床游移，因而致误。这样把四条连在一起，三急下证就从理论上、治疗上完整起来了。如果不把这几条作为一章，讲成一体，却搬出《金匮要略》的虚寒性腹满与三急下证相对勘，试问阳明大实之腹满，和脾家虚寒之腹满，二者有天渊之别，还有什么对比的必要呢？

章法问题，论中处处存在，读者当自己去体会，这里不能一一详举。

总而言之，从字里行间去探索《伤寒论》，是大有裨益的，但也不要过于穿凿，走人寻章摘句死抠字眼的歧途。例如，有人认为"烦躁"和"躁烦"也意义不同，"脉微细，但欲寐"，脉证先后，不许颠倒。实质，这对于发挥学术，毫无意义，只不过有的人，是在搞不明白处自求解脱。

三、要结合临床来体会，而不是文字表面走过场

初学中医的人，在临床上都是空白，而《伤寒论》却是临床总结，因

此，学习时要尽可能地结合临床来体会，而不仅仅是浮光掠影地从文字表面一掠而过。因为只顺文解释，不能形象化，收效是不大的，而且容易形成教条。例如，学习阳明急下证之"身微热，大便难"，就得从大便难的"难"字上去体会，是频频入厕，用力努责，痛苦万状，仍不大便，这才是急下证。如果只讲成一般的大便费力，何用急下？又如，"发热汗多者，急下之"，必须从汗多的"多"字来体会，是随拭随出，被褥皆湿，仍有不尽不止之势，这才是亡阳脱液的征兆。如果只讲成一般的汗多，那么与"汗出多微发热恶寒者，表未解也"的汗多，又有何区别？其他如"腹胀不大便"，以及少阴篇中的"下利青水色纯青""口燥咽干"等急下证，也都要围绕"急"字，体会其特点。

又如 309 条，"少阴病，吐利，手足逆冷，烦躁欲死者，吴茱萸汤主之"。296 条，"少阴病，吐利，躁烦，四逆者，死"。两者都四逆，都吐利，都烦躁，却一是吴茱萸汤证，一是不治的死证。这如何解释呢？有的注家不结合临床讲述烦躁证死与不死的特点，却说一是先烦后躁，一是先躁后烦，从"烦躁""躁烦"上抠字眼。试问，如果病家已记不清烦和躁的孰先孰后，那又怎么办呢？这就是脱离临床。其实，张仲景已经在吴茱萸汤证的烦躁上加有"欲死"二字，这已经形容出病人极难忍受，烦躁不安，呼叫想死。反应这样强烈的人，能死吗？所以给予吴茱萸汤，温胃降浊，使浊涎一开，阴阳相交之后，什么烦躁、厥逆，都可迎刃而解。而少阴死证的烦躁，决不会有"欲死"的强烈反应，只会有烦躁的表情，决不会有呼叫的能力，而且重病面容，懒言懒动。在四逆吐利的情况下，见到这样的烦躁，自然是阴阳离决的死证了。

又如 82 条，"太阳病发汗，汗出不解，其人仍发热，心下悸，头眩，身𥆧动，振振欲擗地者，真武汤主之"。"振振欲擗地"，注家有的和 67 条"伤寒若吐若下后，心下逆满，气上冲胸，起则头眩，脉沉紧，发汗则动经"的"身为振振摇"等同起来，认为"振振欲擗地"就是"身为振振摇"。这也是与临床脱节。他们忽略了"振振欲擗地"条有"头眩"一证，是由于头眩引起身体失去平衡，才两手伸出，欲寻外物支持，才有"欲擗地"的表现。而"身为振振摇"，是"发汗则动经"的结果。发汗汗出困难，却强发其汗，耗动其经脉中的气血，使肌肉筋脉失养所致。身为振振摇的病理，和误用大青龙汤后的"筋惕肉瞤"，161条"伤寒吐下后发汗……经脉动惕，久而成痿"的"经脉动惕"，大体是相同的，都是由于耗伤了筋脉肌肉的阴液所致，而与头眩无关。

前者是头眩所致，用真武汤温肾行水之后，清升浊降，头即不眩，头不眩了，身体掌握平衡，自然就不会欲擗地了。而后者是发汗动经所致，只有经气恢复，才不会筋惕肉瞤，站立行走，也自有主张。所以静养几天，也就不会振振摇了。注家不结合临床找出其各自不同的原因和特点，却把二者等同起来，有人甚至把《毛诗》搬来，云："擗，拊心也"，"无可置身，欲擗地而处其内"。这样脱离临床去咬文嚼字，是一部分文人的陋习。

又如"但头汗出"。《伤寒论》中但头汗出的病理，大都是郁热在里，不能外透而上蒸于头所致。所以这样的头汗，是剂颈而还。由于郁热上蒸，所以有的人头上能如蒸笼出汽，氤氲不断，尤其在冬天，看得更清楚。这样的头汗，不用任何佐证，就可知是郁热在里。如论中所提到的发黄、结胸、大柴胡证等，都能见到。至于111条"太阳病中风，以火劫发汗"，因无充足的津液作周身之汗，却迫使少量的津液被劫而上出于头，这样的头汗是不会如蒸笼出气的。由于津亏，却会伴有"身体则枯燥""口干咽烂"或"不大便，久则谵语"，以及"阴虚则小便难"等阴竭液枯等症状。这是在特殊情况下误治造成的头汗，与郁热在里的头汗是不同的。

郁热上蒸，汗出于头，必氤氲不断，这就和200条阳明病被火的额上微汗出不同，也和219条的三阳合病误下后的"额上生汗"不同。前者仅限于额上，而且只是微汗，不会如蒸笼出气。后者则汗呈颗粒状，不冒气，不淌不流，只限于额上，并兼见手足逆冷。此乃虚阳上奔，属于危证，应予独参汤冷服。

再举一例。热入血室之谵语，与阳明病之谵语，病理不同，症状也决不会相同，二者也必须结合临床鉴别清楚。阳明病是病在胃家，属气分。热入血室是病在子宫，属血分。气属阳，血属阴，所以阳明病的谵语不分昼夜，而日晡益甚，舌苔黄燥，谵语时处于半朦胧状态，呼醒后亦能言语有序，但一闭目即答非所问。而热入血室之谵语，则是昼日明了，动作谈话与常人差不多，但一入夜即妄言妄见，似有鬼神作祟。舌苔无变化，舌质或赤。这就是二者的绝对不同处。这种情况，临床并非常见，所以更要讲得形象些。不然的话，如有的讲义，竟疑为迷信，删而不讲，真是太可惜了。

"如见鬼状"，阳明病中也提到。如 212 条，"伤寒若吐若下后不解，不大便五六日上至十余日，日晡所发潮热，不恶寒，独语如见鬼状。若剧者，发则不识人，循衣摸床，惕而不安，微喘直视……"这是阳明发展到阴气将竭时神志不清的危证，与热入血室证之幻视幻觉而谵语者，亦自有别。此外，除兼有循衣摸床等真阴将竭等特征以外，也决不会昼日明了。所以这是气分重证，与血分无关，二者不难鉴别。

四、要运用逻辑思维，善于逻辑推理

研究任何问题，要想得出正确的结论，就必须运用逻辑思维，善于逻辑推理，不然的话，就会错误百出。历代《伤寒论》注家，之所以往往犯有死抠字眼、咬文嚼字、牵强附会、故弄玄虚、断章取义、以偏概全、画蛇添足、主观想象等错误，除了如前所述，未与《内经》《难经》相结合，或缺乏临床实践外，大都是缺乏逻辑思维和逻辑推理的缘故。抠字眼等问题，前面已讲了一些，下面再就其余的问题，略作举例。

牵强附会。如前述之少阴三急下证，解为中阴溜腑，把少阴表证当作太少两感，就是牵强附会。下面再举一例作说明。

141 条，"病在阳，应以汗解之，反以冷水噀之，若灌之，其热被劫不得去，弥更益烦，肉上粟起，意欲饮水，反不渴者，服文蛤散，不差者，与五苓散。寒实结胸，无热证者，与三物小陷胸汤，白散亦可服"。

柯韵伯认为：一味文蛤，又只服方寸匕，服满五合，此等轻剂，恐难散湿热之重邪。他认为这是与《金匮要略》中文蛤汤互相错简，主张此节之文蛤散与《金匮要略》之文蛤汤相对调。

按：文蛤散与文蛤汤在《金匮要略》中的主治是这样的："渴欲饮水不止者，文蛤散主之。""吐后渴欲得水而贪饮者，文蛤汤主之。"前者在"消渴小便利篇"，后者在"呕吐哕下利篇"。"不止"和"贪饮"不同，"不止"是无时或止，是渴的时间持续，并不表示渴的程度严重。而"贪饮"才是渴饮无度，饮不解渴。这可以从二方的药物推断出来。文蛤散只文蛤一味，主要是化痰湿，其清热的作用是微乎其微的。因此，其所以饮水不止，主要是痰湿不化，阻碍津液输布所致成的，不是里热太盛，就不用麻黄石膏。一味文蛤，少与频服，是治上以缓，以渐达到湿化津生。而文蛤汤证的贪饮，是里已化热，其热远较文蛤散证为重，所以其方也是越婢汤加文蛤，取麻黄挟石膏以清透里热。

明白了汤、散二方的作用不同，主治各异，再看看 141 条究竟是湿重热轻呢？还是湿热并重？那么宜散宜汤也就不辨自明了。

141 条原文提到病因是"其热被劫不得去"，主证是"弥更益烦"。但这个烦的特点却是"意欲饮水反不渴"，这就证明不是热重，而是湿重。湿邪阻遏，不但能使津液不潮而意欲饮水，还能使胸阳不宣而弥更益烦。尤其在噀灌水劫，肉上粟起，三焦气化不能外通肌腠之后，烦就更会加重。因此，用文蛤散化湿为主，希望湿化阳通，就可烦解渴止，皮粟亦消。但也考虑到"此等轻剂，恐难散湿热之重邪"，所以又预先提出一个补救的方法，就是"若不差者，与五苓散"。为什么用五苓散呢？因为用五苓散，内通三焦，外达皮腠，通阳化气，行水散湿。所以服文蛤散之后，湿不化而烦不差者，或湿化烦解而皮粟不消者，都可用之。

解皮粟用五苓散的温化，而不用文蛤汤的清透，这又一次说明本证是湿重热轻。也正因为是湿重热轻，所以噀灌之后，还作了另一种假设，即在湿更重，热更轻，或者有湿无热的情况下，那么湿结之后，不但不是"益烦"，竟连饮水也不"意欲"的时候，就成了"无热证"的寒实结胸，那时不但不能用石膏，就连文蛤也不用，而是改用辛热逐水的巴豆霜了。

从以上分析来看，连名家柯韵伯也难免有牵强附会之处，所以学习《伤寒论》要逻辑思维，逻辑推理，是很重要的。

故弄玄虚。故弄玄虚也是注家常见的积弊之一。故弄玄虚的特点就是不接触实质，只用凭空捉影之谈，把问题讲得又玄又虚，使读者既不能正确理解，又无法找出实质加以否定。例如：旧说伤寒传经，有传足不传手、循经传、越经传、表里传、首尾传等，就是玄虚之谈，这个问题，余另有专题讲述。

又如旧注有的认为，太阳伤寒是寒邪伤荣，太阳中风是风邪伤卫。可是什么样的气候算是风？什么样的气候算是寒？划分风寒以什么为标准？风为什么只伤卫？寒为什么只伤荣？这都不好解答。有人说，这是以阳从阳，以阴从阴。这仍然是凭空捉影的玄虚之谈。

又如讲太阳蓄水的五苓散证，不少注家讲成水蓄在膀胱，原因是太阳之邪，循经入腑，热与水结在膀胱。这个讲法，既是牵强附会，又脱离实践，也是故弄玄虚。说水蓄在膀胱，就是牵强附会，说热与水结，就是脱离实践；说随经入腑，就是故弄玄虚。试看论中五苓散诸条蓄水证的形成，不是"发汗后""发汗已"，就是中风发热汗出六七日之后。岂有由于发汗或多日自汗出而把太阳经热引入膀胱的道理！注家之所以把蓄水的部位附会为膀胱，是因为有小便不利一证，但小便不利是指小便量不多而言，并非指小便困难，难道凡小便量少，水就一定蓄在膀胱吗？水如果真正蓄在膀胱，就必见小腹满，但论中五苓散诸条，都未提到小腹满，只是在 126 条中提到"伤寒有热，少腹满，应小便不利"，但那是为了与蓄血证之少腹满作鉴别，才提出少腹满亦有属于蓄水者。但少腹满有属于蓄水者是对的。若因此便认为凡蓄水者必少腹满，这种推理显然是错的。

五苓散证的小便不利，并未提少腹满，却兼见脉浮；消渴或水逆，这就证明，小便不利的原因，不在水府膀胱，而在三焦水道。正如柯韵伯解释水逆证所说，"邪水凝结于内……既不能外输于玄府，又不能上输于口舌，亦不能下输于膀胱。"因此可知，把发汗后出现的小便不利和消渴等证，说成水停膀胱，实属牵强附会。

再从用药来看，五苓散中除了用茯苓利胃中之水，猪苓渗利全腹之水，泽泻利周身之水以外，还用白术健脾利水，桂枝通阳化气。白术、桂枝都是辛温药，茯苓、猪苓，性平淡渗，只有泽泻一味是微寒的，但加入白术、桂枝中同用，只能温化，不能泻热，如说本方能治热与水结，岂不荒唐！

说这是故弄玄虚，是指把蓄水证讲成循经入腑。且不说太阳蓄水证根本不是水蓄膀胱，即使果真蓄在膀胱的话，这种解释也有问题。太阳的经络，络肾属膀胱，是人所共知的，但太阳的经络不是行水之路，如果是经中之热入于膀胱，也只能形成蓄血，说太阳经热能使水内结，仍是不可思议的玄虚之谈。

断章取义。前面已讲过，无汗不得用桂枝汤，也不得用白虎汤，都是断章取义的结果。兹再举一例，既是断章取义，也是牵强附会。

第 28 条，"服桂枝汤或下之，仍头项强痛，翕翕发热无汗，心下满，微痛，小便不利者，桂枝去桂加茯苓白术汤主之。"《医宗金鉴》认为：去桂当是去芍。理由是21条有"太阳病下之后，脉促胸满者，桂枝去芍药汤主义"之文，这就是牵强附会。因为21条的胸满，是太阳病误下后胸阳受挫，阳欲外出而不能，郁于胸中而致满，它与28条水饮停聚的满根本不同，何况21条是胸满而不是心下满。

本证是水饮结聚在心下，微肿微痛。小便不利是水饮内停的必然见证，心下满提示水饮结聚的部位。这样，把病定性定位之后，再分析翕翕发热和头项强痛的病理，不要简单地把翕翕发热和头项强痛看成太阳表证。因为水饮内结，内肿形成，影响荣卫不和，也能发热，本证翕翕然有轻浅的低热，就是这个道理。胸中停痰的瓜蒂散证，不也是病如桂枝证而发热吗？水饮内结，阻碍经气不利，也能头项强痛，水饮内结之大陷胸丸证，不是也项亦强如柔痓状吗？正由于翕翕发热和头项强痛，都是内部病变的外在反应，不是表证，所以服桂枝汤无效。心下满微痛，也不是胃家实，所以下之也无益。"服桂枝汤或下之"是假设之辞，之所以作出这样的假设，又提出小便不利，就是提示我们，要把一切症状从水饮上考虑。如果不是这样，只因为病人主诉有心下满，便不加分析，把"胸满者去芍药"搬来，这就是牵强附会，也包括着断章取义。

牵强附会更有把太阳病讲成少阳病的。如27条，"太阳病，得之八九日，如疟状，发热恶寒，热多寒少"，有的注家竟把如疟状的发热恶寒，说成是往来寒热。却不知发热恶寒是太阳病的热型，往来寒热是少阳病的热型。如果真是往来寒热的话，那为什么不与小柴胡汤呢？伤寒中风有柴胡证，不是但见一证便是吗？不与小柴胡汤，却与以桂枝麻黄各半汤，这就不是往来寒热，而是太阳病。"如疟状"，是说寒热有间歇期。但发热恶寒的太阳病如疟状，是间歇期过后，发热与恶寒同时并见，而往来寒热的如疟状，间歇期过后，恶寒时不发热，发热时不恶寒，二者基本不同。所以把"发热恶寒如疟状"讲成往来寒热，既是脱离临床，也是牵强附会。

以偏概全。以偏概全是把某一特殊情况作为普遍情况来看待。如讲三承气汤，有的讲义就以痞、满、燥、实、坚作为用大承气汤的标准，以痞实满作为用小承气汤的标准，以燥实坚作为用调胃承气汤的标准，这样，也就把药物说成大黄泻实、厚朴除满、枳实消痞、芒硝治燥坚。这样的分法，可能在《伤寒论》中各有其相应的条文，可以勉强讲得过去，但若用作三承气汤应用的总原则，则不但成了教条，而且也讲不通。试问：痞和满，燥和坚，临床怎样区分？实是病理，痞和满是症状，但有自觉的，也有他觉的。燥和坚是客观的，不是自觉的，但燥者必坚，坚者必燥，又怎能分家？这些，既有病理，也有症状，既有自觉，也有他觉，有可分的，也有不可分的，不伦不类，杂合在一起，怎能指导临床？"伤寒吐后，腹胀满者，与调胃承气汤"怎么不用厚朴了？ 105 条"伤寒十三日，过经谵语者，以有热也……而反下利，脉调和者……调胃承气汤主之"，燥不燥，坚不坚了？所以用痞满燥实坚作为划分三承气汤应用的依据，是毫无逻辑性的。即使有个别条文，可以用痞满燥实坚作解释，也是以偏概全。

画蛇添足。蛇本无足，正因为蛇无足，所以行动起来特别迅速敏捷。《庄子》有"夔怜眩，眩怜蛇，蛇怜风，风怜目，目怜心"之文，就是说，从有足到无足，从无足到无形，从无形到无物，一个比一个灵活。如果画蛇而添上足，不但形状已不像蛇，就是从灵敏度来看，也太呆笨。《伤寒论》的条文，本来是活泼的，却偏偏有些人把灵活的条文加上一些框框，使之变成呆板的教条，从而失去了其实用价值。譬如少阳病提纲，本来只有"口苦、咽干、目眩"三个症状，很能说明问题，却偏偏有的讲义又说，还应该有往来寒热、胸胁苦满、嘿嘿不欲食、心烦喜呕等症。这就把少阳病和柴胡证混为一谈，把灵活的《伤寒论》讲成教条，也就是画蛇添足。

又如"少阴病，脉沉者，急温之，宜四逆汤"，为什么要急温？就是趁吐利厥冷等危证尚未出现之时，早做预防，才急温之。却偏偏有人在"脉沉者"之下，又加上"当有厥逆、吐利等证。"试问，已经厥逆吐利了，还急个什么意思？

主观想像。中医有句古话，"医者意也"这是说，中医学中有一些难以言传的东西，只能心领神会。这话是有一定道理的，但也带来一些缺点。这种缺点表现在，有人把主观想像作为解决问题的惟一方法而不知其错误。如前面所说传经的错误，和风伤卫寒伤荣等，都是主观想像的错误。兹再举一例。

279 条，"本太阳病不解，医反之下，因而腹满时痛者，属太阴也，桂枝加芍药汤主之；大实痛者，桂枝加大黄汤主之。"对于大实痛的解释，方有执曰："本来实者，旧有宿食也，所以实易作而痛速，故不曰阳明，而曰大实。"张隐庵曰："大实痛者，乃腐有余而不能去。"此外还有一些不同的解释，不再一一刻举。总之，诸家对于"大实"的解释，或曰腐秽，或曰宿食，或曰其他什么。虽然用词不同，但基本上都认为实在阳明。但问题是：本证最初原是太阳病，腹中并不大实，只因用过下药，才致成腹满肚痛或大实痛。下法本来是泻阳明之实的，岂有未泻下之前，阳明不实，泻下之后反而大实的道理？注家们只因为原文有"大实"二字，一时又得不到解释，才主观想象。说成实在阳明。但只凭想象，终是幸中者少，不与临床相合者多。这个问题的正确解释，已见拙著《伤寒解惑论》。

再如"芍药敛汗"这个说法，也是根据太阳中风自汗出，桂枝汤中有芍药，服后能表解而汗止，才想像出来的。芍药用在桂枝汤中，目的是为了敛汗吗？芍药能敛汗吗？这都是值得研究的问题。如果桂枝汤中的芍药是为了敛汗，那么凡用桂枝汤，就一定有自汗出这一症状了，尤其是用桂枝汤发汗的病人，更要见到汗出了。可是"太阴病脉浮者，可发汗，宜桂枝汤"，难道太阴病也能有汗吗？三阴表证都无汗，用桂枝汤发汗时为什么不去掉敛汗之芍药。芍药既然能敛汗，为什么发汗遂漏不止，不加重芍药的用量，却于桂枝汤中加附子呢？再说用芍药如果是为了敛汗，为什么服桂枝汤发汗时，却是令"遍身漐漐，微似有汗者益佳"，一服汗不出，"后服小促其间"，千方百计怕汗不出和汗出不彻呢？如果芍药能敛汗，试问，除了表证自汗的桂枝汤方中有芍药外，还有哪些治自汗盗汗的方中重用过芍药呢？这些都是必须弄清楚的问题，不深加钻研，但凭想像，是不能有正确结论的。所以说，"芍药敛汗"之说，是主观想像，至少也是词不达意。

五、要体现《伤寒论》的时代性

《伤寒论》成书于汉末，那时的名词、术语、风俗习惯、文化水平，都和现代不同，如果仍用现代的眼光去阅读古代的著作，就必然问题百出。譬如我们讲"食欲正常"，《伤寒论》则称"能食"；我们说"食欲亢进"，《伤寒论》则叫"消谷善饥"；我们说"小便量正常"，《伤寒论》则说"小便利""小便自可"；我们说"大便正常"，《伤寒论》则说"大便硬"等等。我们读《伤寒论》时，必须注意这些问题。

又如有人认为《伤寒论》是狭义的伤寒，这也是撇开时代去看《伤寒论》。其实，《伤寒论》里面也包括温病，黄芩汤、白虎汤不就是治温病的吗？桂枝二越婢一汤，不就是辛凉解表之剂吗？不过由于时代在前进，科学在发展，温病学说也逐渐由初级到高级，由不完整到完整，最后终于脱离《伤寒论》而成为另一门新科，这就显得《伤寒论》好像只讲伤寒不讲温病似的，因而看成狭义的伤寒。

再举一个撇开时代去看《伤寒论》的例子。有人曾对我说，厥阴病是伤寒的最后阶段，是外感病的危险期，其中下利便脓血，就是厥阴的危证之一。现代临床上的中毒性痢疾，在高倍显微镜下就能见到大便中有脓细胞、红细胞，这就是厥阴病的下利便脓血，也确实是濒临死亡的危急之证，可见《伤寒论》确实是伟大的宝库。这样来吹捧《伤寒论》，太不恰当了。《伤寒论》是中医的经典，是宝库，这是当之无愧的，但仲景时代，只能见到肉眼脓血，那时还没有显微镜，怎能把高倍镜检下的脓血，等同于厥阴篇之下利脓血呢？

厥阴篇中讲厥的段落不少，厥指的是什么？论中明明说"厥者，手足逆冷是也。"可是有的人却说，厥阴篇中之厥，除指手足逆冷外，还应当包括痉挛抽搐，或昏不知人等，因为这些也属于厥阴肝病的缘故。这个说法对吗？按近代中医的习惯，把痉挛抽搐等证，归属于厥阴肝的范畴是有的，温病学说就是这样。但我们所讲的，是汉代的《伤寒论》，不是现代的《伤寒论》，更不是现代的温病学。仲景的《伤寒论》，其痉厥抽搐，如循衣摸床、惕而不安等，都写在阳明篇，叫作阳明病，不叫厥阴病，我们怎能撇开时代去看《伤寒论》呢？

其他如伤寒六日为一经，这体现了古人对疾病的观察方法，我们现在虽然不大注意这种方法，但学习《伤寒论》时也应探讨其中的道理。又如"以丸药下之""熨之熏之""冷水灌之"等，都应从时代上加以分析，不能以我们现代的医疗水平和观点，对古人指这指那，这样，才有助于我们真正理解《伤寒论》。

六、其他

学习《伤寒论》的方法，除了以上所说的以外，还有一些琐碎问题，前面没有归纳进去，或者漏掉的，在这里作以补充或拾遗吧！

（一）"太阳病恶寒，是由于卫气不能温分肉"

这是黄元御解释太阳病的说法，《伤寒论选读》也加以引用。但试问，不能温分肉，怎么却发起热来呢？

（二）"或已发热，或未发热，必恶寒体痛呕逆，脉阴阳俱紧者，名为伤寒"

《伤寒论选读》说，"不管已未发热，只要脉阴阳俱浮紧，就是太阳伤寒"。《选读》把"脉阴阳俱紧"改成"脉阴阳俱浮紧"，这不但失去了作为一个学者起码的学习态度，而且这样一改也太讲不通。论中明明告诉我们，"阳浮者，热自发"，脉浮就是阳浮，脉阴阳俱已浮紧了，还有"或未发热"的吗？

七、结束语

总而言之，学习方法，人各不同，方法虽多，但要学习得好，关键只有两条，即逻辑思维与临床检验。二者又是互相关联，缺一不可的，而且也都掺不得半点假。

学习《伤寒论》总不能不看旧注。但看旧注也得有分析，如果不会分析，就会"此亦一是非，彼亦一是非"，越看的多越糊涂。已故名老中医岳美中曾说，读《伤寒论》最好是读白文。这话虽然不无过激，但是颇有道理。《伤寒论》从成书到现在，还不到两千年，汗牛充栋的注解已经够我们看的了。如果再过两千年，可能连书目我们也记不过来，还有时间看注吗？即使真有一些聪明过人的人喜欢看注，看得全，也记得熟，但若不善于分析，那也只不过是一个好图书馆员罢了，但他究抵不过一台电子计算机，记得多又有多大作用呢？

旧注也真有训解透彻的，一看就明白，像拨开云雾一般，但也要留心其错误处。错误，名家也有，不过少些罢了。看了错误的旧注，也不要白看，一定要分析其错误的根源在哪里？为什么犯这样的错误？"诐辞知其所蔽，遁词知其所穷"，从错误处得到教益，反而有好处。

学习并没有止境，学习《伤寒论》一定要讲究方法和技巧，方法对了，又有技巧，就可能别人没有解决的问题，从我们这里得到解决。从来也没有至高无上的老师，科学的发展，永远是后者胜于前者，如果认为哪一个专家学者，就是你的最高目标，终身榜样，那就错了，那就是画地为牢。

学习的目的？不是为了考古，也不是仅仅把自己作为资料库，而是为了发煌古义，丰富新知，造福人类，同登寿域。简单地说，也就是温故知新，古为今用。过去和现在，都有这样一些学者，钻在故纸堆里，咬文嚼字，浪费了毕生精力，而对于学术，毫无助益，这就不算是"温故"。若真正善于温故，就必将获得新知。譬如说，真正了解了六经病欲解时的机制，就会发现，它就是现代新兴起的生物钟学说。也可以看出，生物钟学说，也是旧货新标签。又如，学习了热入血室，就会对不少月经病更加理解，并能作出适当的治疗。学习了蓄血发狂、阳明喜忘、伤寒下后胸满烦惊、栀子证的心中懊侬等，你如果治精神病的话，一定会有所启发和帮助。明白了五苓散能治肉上粟起，就会对于一些由三焦水道不利而出现的皮肤病，提出新设想。明白了五泻心汤的作用，就会对于不少胃肠病的治疗有所帮助。如此等等，都与学习方法密切相关的。

就讲到这里。但请大家注意，前面不是讲的《伤寒论》，而是讲的学习法，也只是个人的一些学习方法。任何研究《伤寒论》的人，都必有其各自的心得体会，所以怎样学习《伤寒论》，也要广泛听取一些不同的意见。从中取长补短，就会事半而功倍。

我对胃家实的看法

陈永尧同志对《伤寒论选读》关于阳明病提纲"胃家实"的阐释，提出不同意见，为了集思广益，辨明是非，本人也就此问题谈谈看法。

一、胃家实的涵义及其作为阳明病提纲的探讨

胃而称家。自然是包括肠在内了，若要找根据的话，"胃中必有燥屎五六枚也"。这个胃，就指的是肠。无论胃或肠，都属于"器"，这样的器要实，自然指的是宿食粪便留滞。《灵枢·平人绝谷》篇曰："胃满则肠虚，肠满则胃虚，更虚更满，故气得上下，五脏安定。"这就是说，无论胃或肠，必须有入有出，由上而下。食物由胃入肠，胃中虚了，肠中就实了，排便之后又进食，肠小虚了，胃中又实了。这样，胃和肠，此虚彼实，此实彼虚，由上而下，轮番虚实，既能受纳，又能传导，就健康无病。反之，胃或肠，只能实，不能虚，气不得上下，就会腹满、腹痛、大便难或不大便，这就是"胃家实"。承气汤方名"承气"，就是上承胃气，使"气得上下"的意思。

"胃家实"的涵义，本来就是这样简单明白，但是有的注家为了把白虎汤证也纳入胃家实之中，便把胃家实说是胃家的邪气实。这样一改，虽然也勉强说得过去，但也随之带来了不少问题。试问《伤寒论》中的三阳病，哪一个不是邪气实？邪气实岂是阳明病的特殊性？只有三阳病的共性，而没有阳明病的特殊性，作为阳明病的提纲就毫无意义了。

我们再从《伤寒论》原文来看。184条"病有太阳阳明，有正阳阳明，有少阳阳明"这三种阳明病都是胃肠道有宿食或粪便，所以185条作了归结说，"阳明之为病，胃家实是也。"可是除此之外，再也没有什么不以胃

家宿食粪便为主的白虎阳明了。因此可知，把白虎证也说成胃家实，并非仲景本意，而是一部分注家所作的曲解。

有的读者会问：必须胃肠道有宿食粪便才算胃家实，白虎证不以宿食粪便为主，这算不算阳明病了？如果算作阳明病，就得纳入提纲之内，因为作为提纲来说，应当是本经所有病型的总概括。

这一问问得好，因为这些都是解决问题的关键。我认为，白虎汤证是不是阳明病，是不是阳明经证，是阳明病又应不应当包括在阳明提纲之内，这一系列的问题，最好仍从《伤寒论》中去解决。白虎汤证在《伤寒论》中本来叫作三阳合病，三阳合病亦即太阳之表、少阳之半表半里、阳明之里，彻内彻外，表里俱热的意思。有的注家认为，这样的热病，属于盛阳，又为了区别于阳明之腑胃家实，才称之为阳明经证。这样称呼，虽然不算大错，但也带来另一些问题：为了各经都分经腑，于是把太阳病引起水液代谢失常而出现的脉浮小便不利的三焦水道不利证，也叫作太阳腑证而归之膀胱；在少阳病中却又经腑难分而引起不同的争论，这就是三阳病分经腑所带来的问题，这也正足以说明经腑二证之不当分。我在《湖北中医杂志》1980年第5期发表的《也谈少阳腑证》一文中曾说："张仲景没有明文提经证和腑证，但实际是有的，如太阳病提纲，就是经证，阳明病提纲，就是腑证"。这个说法，想不到在6年后的今天，竟与陈永尧同志的看法不谋而合。

下面再谈谈硬把白虎汤证说成胃家实，纳入阳明病提纲，有没有这种必要？作为提纲来说，是不是应该概括全部阳明病？我认为：把白虎汤证称之为阳明病，是可以的，但它决不会是胃家实。因此，硬把白虎汤证说成胃家实，实在没有必要。因为阳明病和胃家实，是两个不相同的概念。阳明是抽象名词，它可以代表六气的燥，可以代表手足阳明的经络也可以代表具体的脏器胃和大肠。因此，燥热炽盛的白虎汤证，算是阳明病；口干鼻燥的能食或衄，也是阳明病；胃家宿食粪便留滞，亦是阳明病。可见胃家实是阳明病，而阳明病却不一定必须是胃家实。

正由于阳明病不一定都是胃家实，所以认为各经病提纲都能概括各经的全部病证这一说法是错误的。举例说，少阳病提纲就不包括柴胡证；太阴病提纲也不包括太阴大实痛；少阴病提纲也不包括少阴热化证。既然别经提纲可以不是其本经病的总概括，又何必把不是胃家实的白虎汤证强说成胃家实呢？

再退一步想，即使把白虎汤证勉强用邪气实的说法纳入胃家实的范围之中，也仍然概括不了全部阳明病。因为阳明病除了经、腑二证之外，还有阳明中风和阳明中寒，阳明中风还可以勉强说成邪气实，而阳阴中寒却是绝对不能说成胃家邪气实的。

二、再谈谈胃家实的具体症状

胃家实能出现哪些脉证，仲景只提出阳明外证是"身热、汗自出、不恶寒、反恶热。"提出"不恶寒反恶热"这是为了和太阳病的身热无汗或汗自出相鉴别。至于胃家实应有哪些里证，则只字未提。其所以只字未提，并非疏漏，而是避免重复的意思。因为184条的太阳阳明、正阳阳明、少阳阳明，其具体症状大都有了。即使按别经提纲的惯例，只举出各经最典型、最有代表性的脉证作为提示，那只提正阳阳明"胃家实"正好够了。《伤寒论选读》在这里补述出：经证有身大热、不恶寒、反恶热、大汗出、烦满、目赤、鼻干、脉洪大等。腑证有潮热、谵语、腹满硬痛、或绕脐痛、大便秘结、手足濈然汗出、脉沉实有力、舌苔黄燥或焦裂起刺等。甚且还有心中懊憹、不得眠等。把阳明经证算作胃家实，显然是把"实"作为"邪气实"来看待的，其正确与否由旧注家负责，我们且不去管它，但对于必懊憹不得眠的栀子豉汤证，有的旧注家只把它算作阳明病，而《伤寒论选读》竟也把它归于胃家实之中，这就不得不问：这个胃，是不是胃和肠？如果说栀子豉汤证是热在胸膈，不是在胃肠，这就与其所谓"其证候以胃肠实热为特点"（见阳明病概说）自相矛盾。

把上述诸证全部归之于胃家实，显然是不妥当的，即便说这是把胃家实泛指为包括经络、气化，也有不妥当处。譬如"目赤"一证就属于少阳中风而非阳明病。何况这样分法也有混淆之处，例如把身大热、汗大出归于经证之中？可是急下的腑证之中，不是也有一条是身热汗多吗？如此等等。像这样不加阐释地罗列症状，作者可能认为是今备了，但仍不完备，如十日不更衣无所苦的脾约证，是什么症状也没有，但能说不是阳明病吗？

陈永尧同志认为《伤寒论选读》对胃家实证这样的描写。是"繁之又繁","失去作为提纲的意义,"不如重点地指出"腹满按之痛,或不按也有间歇性疼痛"更为简明。但我认为,这只是《选读》对提纲作出的阐述,并非就是提纲。胃家实仅是病理,仅作出重点提示写成"腹满腹痛或时痛"可以不遗巨细的多写点,也是可以的。

三、从临床角度应如何看待张仲景的著作

陈永尧同志为了论证《伤寒论选读》对胃家实所罗列的症状是否正确,统计了100例病人,并详细介绍了3例。大体说来,都未离开《伤寒论》的范围。只有郭某一案,已有发热、汗出、腹满、腹胀、不大便3天的阳明证,但服中药泻下之后。症状不见好转而急诊入院,原来阑尾中段已穿孔,溃破处有粪水流出,终于手术后才病愈出院。据此病例,陈同志认为:《伤寒论选读》"对胃家实的阐释,似非张仲景立说之意……"我认为:这就是《选读》在论述胃家实的症状,不加分析,只笼统地罗列现象所引起的问题。平心而论,这只是写作方法不简练,尚未可厚非。在阳明病的急下证中,不也有一条是发热汗多吗?凡言急下,就寓有预后不良的可能。何况这一病例,仅从《伤寒论》找治法,也是不够的,至少应当结合《金匮要略》中的"腹满""肠痈"等篇全面考虑,必要时则应从西医学中商讨治法。因为仲景的著作,固然不愧为后世典范,但若认为它能包罗万象,任何疾病都能治,这就是否认历史有发展,因而也是不应该的。

四、结语

以上就陈永尧同志所提的问题,发表了自己的看法,其中有相同之处。个别问题也存在着看法上的差别。但总的印象是这篇文章很好。之所以说好,倒不在于问题提得是否都正确,而是因为在目前喜唱赞歌的风气之下,对全国通用教材,各中医刊物尚未开辟评论专档的情况下,能勇于提出自己的看法,为百家争鸣鸣锣开道,这是最值得推崇之处。须知《选读》的缺点和错误是很多的,仅举其大者而言,如把突发性肠胃功能紊乱的霍乱,合并于太阴篇中;把继发于太阳病的往来寒热的柴胡证,竟与少阳病的原发病口苦咽干目眩混为一谈;甚至把所有其他经的表证都称

之为太阳病；把块状论枚的燥屎，与一般条状的大便硬混同起来等等。这些错误多数是来自旧注，也有是《选读》编者自己的错误。之所以出现这些错误，主要是对《伤寒论》写作的理论体系没有掌握，而且又脱离临床所致。陈永尧同志所提，仅仅触及了《选读》缺点的一小部分，并不能从根本上解决问题，但如因此而引起争鸣，必将为全国中医学术带来一次飞跃。同时也相信，对编者来说，批评就是帮助。

关于伤寒辨证的一些补充看法

如何辨证，是学习《伤寒论》的首要问题，但综观历代伤寒学者对有关伤寒辨证的论述，仍有未尽之处。本文试图在过去注家的基础上，略者详之，缺者补之。

一、发热恶寒

发热恶寒与无热恶寒者不同，有的注家讲成是阳虚不能卫外，这是不对的。已经发起热来就不能说是阳虚，而是感受外邪后，肤表卫气的卫外功能有所改变，所以属于表证。

表证，不仅病位在肤表时可以出现，病位在里也能小现。这是因为凡表证的病理，总是由于肤表的荣卫不和，而荣卫都是水谷所化生，荣出中焦，卫出上焦，由体内行于体表。所以体内受病，也会涉及荣卫出现表证。不但伤寒，甚或杂病也常出现表证，要识别表证的病位，究竟是在表或是在里，就需要辨证。

太阳病的发热恶寒，是发热高，恶寒重。其他诸经的表证，对比太阳病来说，一般是发热与恶寒都较为轻些。但这只能作参考，尚不足以决定诊断，因为太阳病感受外邪较轻浅者，其发热也能不太高，恶寒不太重。"伤寒三日，少阳脉小者，欲已也"就是其例。伤寒发热才3天，未经治疗就脉小邪衰。病将自已，这样邪在肤表的伤寒，其发热恶寒必甚轻微，是可想而知的。

伤寒三日，提出"少阳脉小"，这也是辨证。主要辨的是此发热恶寒是否是少阳病的早期表证。病位在里的表证，继表证之后必有里证小现，因为里证需要经过由微到著的一段病理变化之后才能出现，所以会比表证晚一些。正因如此，所以对发热恶寒这一表证的辨证就不可过早地定之为太阳病，而是要继续观察。发热恶寒，是发于阳的，需要考虑是病发于三阳之中哪一个阳。既然一日未发为太阳病，二三日阳明少阳证又未见，脉搏又转小，可以肯定这样的发热恶寒，不是阳明少阳的早期表证，而是轻浅的太阳外感"欲已也"。发热恶寒的第一日不下结论，继续观察至三日少阳证见与不见，这在西医学叫作"发热待查"。

另外，病已经发热恶寒了，为什么还说"未发为太阳病？"前已说过，发热恶寒只是个表证，若要给表证定病位，辨出是什么病，则须有待各经病独特症状的出现。要辨出发热恶寒是否确属太阳病，主要有三点依据：一是兼有头项强痛；二是身体疼痛；三是虽然一日未见头痛项强或身痛，但二三日也未出现阳明证和少阳证，就排除了阳明病和少阳病。不过既不头痛项强，也不身痛腰痛，病位虽在肤表，仲景在论中一般也不称为太阳病，而只泛称为"伤寒"。

二、低热

低热，近称低烧。本文所讲只限于外感病中的低热，不包括杂病中的阴虚内热。

《伤寒论》中出现低热的原因很多，大体说来有以下几种情况：一是表邪已衰，将解而尚未全解者。如208条"若汗多，微发热恶寒者，外未解也"，就是病由太阳逐渐转属阳明，表邪未尽，尚有低热残留。

另一种情况是高热治不得法，余热末清所致。如61条"下之后复发汗，昼日烦躁不得眠，夜而安静，不呕不渴无表证，脉沉微，身无大热者"就是。"身无大热"，就是尚有低热，这是先下后汗，致使里阳已虚，而表热仍未全清。在里阳已虚的情况下再发其汗，不但表热不能消退，反而更促成表里阴阳分驰之势。这样的低热，以救里扶阳为急，干姜附子汤主之。

又如下后成为虚烦的栀子汤证，是身热不去；下后成结胸是身无大热。还有下后或汗后汗出而喘的麻杏石甘汤证，也是身无大热。"身无大热""身热不去"都属于低热。造成低热的原因是表热已陷于卫，所以身热不高。

此外还有表未尽解的蓄水证，是"脉浮、小便不利、微热、消渴"，系由于不断汗出，所以是微热。252 条"目中不了了，睛不和，无表里证，大便难，身微热，"这是阳明急下证，因邪热入里，故身热不高。把上述低热综合一下，可以看出："汗多微发热恶寒者"，血以桂枝汤发汗退热；脉沉微烦躁不得眠者，用干姜附子汤辛温退热；热在胸膈用栀子汤清膈透邪；热邪壅肺作喘用麻杏石甘汤清透肺热；燥屎里结用大承气汤攻里逐邪；蓄水证则要温阳利水。总而言之，《伤寒论》中对于低热的治疗，其方法是丰富多彩的，上述诸法中，即包括了解表、温里、清里、泻下、利水等治法。也可以说，凡能治高热的一切方法，都可用以治低热。

三、头汗

只头上有汗，颈部以下无汗，这是郁热在里的现象。因郁热在里，不能横向体表透出，只能上蒸于头所致。头汗既然是郁热上蒸，所以其汗较多，甚者竟能氤氲不断，如蒸笼出气，尤其在冬季室温低下时，常观察得很清楚。

头汗只能说明郁热在里，但什么原因造成并用何种方法治疗，还当分别论之。如兼见小便不利，渴饮水浆，心中懊憹的，为湿热内郁，必发黄，是茵陈蒿汤证；伤寒五六日，头汗出，手足冷，心下满，口不欲食，大便硬，脉细，为阳微结，是小柴胡汤证；热结在里，复往来寒热者，是大柴胡汤证；下血谵语者，是热入血室证，当刺期门。

《伤寒论》中有因火劫而头汗出的，需要与上述郁热在里之头汗出相鉴别。火劫，是用烧针、艾灸等逼迫病人出汗的方法。此法如果用于津亏热炽的病人，因乏津作汗，遂迫使仅有的少量津液上出于头而形成头汗。这样的头汗，汗必不多，也决不会氤氲不断。相反，却必周身干涩枯燥，小溲短少，大便干燥，甚至口干咽烂。这是津液已竭的危候，救阴为急，与郁热在里之头汗绝不相同。杂病中也有头汗证，病理不同，治法亦异。但总的治则是消除津液运行的障碍，只要津液能下行外出，头汗即止。与《伤寒论》中之头汗相比，病理更为复杂，用药的范围也更为广泛。

四、额汗

仅仅额上汗出，叫作额汗。额上汗出有由于津液被火迫而上越者，如

200 条"阳明病被火，额上微汗出"就是。被火之额上微汗，需要和 211 条三阳合病误下后出现的"额上生汗"相鉴别。前者称"微汗"，汗出不多，颗粒不大；而后者则颗粒大而稀疏，成珠不流。这样的额汗，是白虎汤证误下之后，虚阳上越，将有欲脱之势，比之其他原因造成的头汗，病情要严重得多。可采用《是斋百一选方》之夺命散，即人参一两，急火煎，水浸冷服，见鼻梁有汗出即瘥。三阳合病误下后之额上出汗，与正常人由于卒然大惊大恐导致阴阳气机错乱，而额上冒出颗颗大汗珠者极为相似。

需要提出的是："额上微汗出"要注意"微"字，微汗即汗出不多；"额上生汗"要注意"生"字，生汗不是出汗，其汗成珠不流，故曰生。

五、冷汗

全身汗出发凉，叫作冷汗。冷汗有由于表阳虚的，也有由于里寒太盛迫阳外越的。表阳虚之汗，如 155 条"心下痞而复恶寒汗出者，附子泻心汤主之"就是。这样的汗出，是由于热聚于里，表阳反虚，所以身上不热而发凉，又不断的汗出。此可与心下痞兼表未解的身微热微汗，明确区别开来。其病理实际是热聚于里而表阳暂虚，不是阳衰阳竭，故并不危重。在治疗上重点在于消痞，使热结得开，阳气流布，诸症自愈。附子泻心汤中用附子，就是为了固表阳以止汗。

冷汗之因里寒太盛迫阳外越者，如 283 条"病人脉阴阳俱紧，反汗出者，亡阳也，此属少阴，法当咽痛而复吐利"就是。这是阴迫阳亡，病情危急，应急救回阳，属于四逆汤的范畴。

六、谵语

谵语是伤寒里热证诊断的重要依据。在《伤寒论》中，阳明病的谵语需要与热入血室的谵语相鉴别，而同是阳明病的谵语，也有虚实之分。

阳明病的谵语有两种情况。如 219 条之三阳合病，是热盛神昏；213 条之"津液外出，大便必硬，硬则谵语"是胃实谵语，这两条都是属于邪气实者。

里热、里实所致成的谵语，病人都是处于似睡非睡的半朦胧状态。大声叫醒后，也能暂时说些清楚话，但一闭目就答非所问。其最严重的则不论开目合目，语言皆妄。这在《论》中称为"语言必乱"，为风邪未尽，下之太早所致。其实，这样的谵语，多属于脑病，与大便硬而影响及脑的谵语，轻重不同。

邪气实的谵语，不论是白虎证或承气证，多见于伤寒热病的早期或中期，其特点是扬手掷足，声壮气粗。这时或清或下，较为易治。但若到了晚期，精气衰竭，阴津告溃，就会呈现虚象，如声低气怯，呢喃重复，气息不续，或见循衣摸床、撮空理线等肝风内动之危证。《论》中称前者为谵语，后者为郑声。谵语和郑声，并非两回事，合之都是谵语，分之则"实则谵语，虚则郑声"。

热入血室之谵语，不但病理与阳明之谵语不同，症状表现也完全不一样，故诊断并不困难。阳明热实之谵语，不分昼夜，病人必已卧床；而热入血室之谵语，是入暮才谵语，白天则神识清楚，一般并不卧床。此外，阳明病谵语，必舌苔黄燥；热入血室之谵语，则苔薄或兼舌赤。尤为明显的是，阳明病谵语之病人，系热盛神昏，处于半朦胧状态，语言上下句词意往往不相连贯；而热入血室之谵语，则目睁眼开，语词连贯，成语成句。但所言皆妄，如见鬼神。热入血室的谵语有这样的特点，是因为血室与肝有关。血室之热，上实于肝，肝开窍于目，故目有幻视。肝又是谋虑之官，藏魂而主语，谋虑指思维，有思维，才能主语。《说文解字》徐注曰："语者，相应答。"肝魂不安，思维失常，以致幻觉幻视，故语言成句而谵妄。

七、厥

《伤寒论》中论厥，有热厥、寒厥之分。综观论中所提到的厥，有"微厥""指头寒""手足厥冷""四逆""四肢逆冷""手足厥冷"等，虽然用词不一，但从体征上都是发凉，所以说："厥者手足逆冷是也。"

热厥是热结在里，阳气内而不外；寒厥是寒邪深重，阳气消而不长。阳气的内而不外，或消而不长，都是阴阳气不相顺接，故云"阴阳气不相顺接便为厥"。辨厥证之热与寒，主要是看身热高与不高。热厥手足虽冷，而体温则高于正常，即使通体皆厥，心腹部也必高热。这叫热深厥深。而寒厥的体温则低于正常。余如观舌察脉，喜恶苦欲，二便清秘，都有重要的诊断意义。热厥的热结在里，重在结字上，热不结手足便不会厥。其治疗原则是"厥应下之"。下，只是治则的一隅之举，包括清泄诸法在内。如脉滑而厥者，白虎汤主之，是清热以散结；手足厥冷，胸中满而烦者，宜瓜蒂散，是涌痰开结；燥屎内结者，以承气汤；湿热内郁者，四逆散；都应看作是"厥应下之"。热之所以结，除脏腑本身炎症生热外，也常有病理性物质，阻碍热邪的行散，所以单"清"不行，更重要的是下之。

寒厥的阳气消而不长，重在消字上，阳气不消手足便不会厥。"诸四逆厥者，不可下之"，正与热厥的治则相反，温补乃必用之法。寒厥辨证：肢冷吐泻，恶寒蜷卧，宜四逆辈，是典型的寒厥。也有夹湿夹水气的，如真武汤证、附子汤证、茯苓甘草汤证等。在治法上，除夹湿者宜附子汤，夹水气者宜真武汤，或先服茯苓甘草汤外，还有冷结在膀胱关元的，宜用灸法；血虚表寒脉细的应益血通阳，用当归四逆汤；表寒阳虚脉促之厥，当用灸法助阳解表。这些都以回阳为主，在姜附吴茱萸等辛温药的基础上，分别加入化湿、消水、补益诸药。可见，同是寒厥，其病理也不尽相同。"诸四逆厥者，不可下之"："诸"指不同病理的寒厥；"不可下之"提示虽有痰水等病理产物，也应以温阳为主，阳气恢复，水湿自化。

厥有不治之症，都是元阳将息不可挽救的寒厥，如少阴篇中，"不治"或"死"诸条即是。但寒厥也有阳回而自愈者，也有厥虽愈而手足反热，形成厥热往来者。前者是阳衰而阴尚未竭，后者则是久病阳衰而阴亦将竭。阳虽复而尚不稳定故能厥热往来，阴津太少，不胜其阳，故能热多于厥，还有化痈脓、便脓血的可能。至于热厥，一般无死证，却有未经治疗热自除而愈者，但决不能形成厥热往来。

"微似有汗"似字辨

《伤寒论》第十二条桂枝汤方后注有"……微似有汗者益佳，不可如水流离"云云，日本人山田正珍，在其所著《伤寒论集成》"微似有汗解"中，对似字提出了"似续一义"这一与众不同的新解释。这一解释，对国内外《伤寒论》学者影响颇大，现将这段文字摘录下来，分析他以续解似的理论是否正确，和他所引用的一些旁证是否可靠，并提出个人的看法，以便和广大读者共同商讨。

"微似有汗解"原文如下。

"桂枝、麻黄、葛根、青龙诸汤，均是太阳病发汗之剂，凡行斯诸剂者，宜温覆以发其汗也。然，尝观桂枝汤服法曰，温覆令一时许，遍身微似有汗者益佳。其于麻黄、葛根、青龙三方，皆言覆取微似汗。训似为肖，非真之谓也。若然，则此等诸方，殆不可以发汗言之，乃其于桂枝汤证言当以汗解，或言可发汗，于大青龙证言发之，皆非可疑乎？"

这是说，把桂枝汤服法中的"微似有汗"和麻葛大青龙等汤服法的"取微似汗"，似字都解为"肖"，是不对的。因为肖即象，象是有汗就不是真有汗，不是真有汗，便与桂枝证的"当以汗解""可发汗"和大青龙证的"发之"自相矛盾。

接着又说："麻黄、葛根、青龙三证，俱是表实无汗之病，虽与以大剂，虽覆以厚被，其汗不易出，出亦非一身手足俱周，则邪气不肯解围矣，今乃取微似有汗而止，恶保无发汗不彻转属阳明之虞乎？益可疑也。"

这又说，发麻葛青龙等表实证之汗，除非全身手足都汗出，则邪不肯去，若仅仅似汗而止，岂不怕汗出不彻转属阳明？这又从临床角度指出，发汗时仅仅好像有汗，是不够的。

接着又说："古今解伤寒者，无虑数十家，未见一人容疑其间，或却称似字为有味，愈益可疑也。"

这是感叹古今这么多的《伤寒论》注家，竟没有一人提出怀疑，宁非怪事？言外之意是，太可悲了。

"一日，适读《诗》之《小雅·斯干》篇云：'似续妣祖'，《毛传》云：'似，嗣也。'又，《周颂·良耜》篇云：'以似以续，续古之人。'《毛传》云：'嗣前岁，续往事也。'《孔疏》云：'似则为嗣，嗣续一义。'乃知似字不独训肖，又训为嗣为续矣。由兹考之，所谓微似有汗者，即微微似续有汗之谓，非其状似有汗之谓也。"

这又从古代文献中证明，似可以通嗣，可以作续解，因而"微似有汗"应解作微微继续有汗，而不应解为像是有汗。

"仍又考白通加猪胆汁汤条，有脉暴出者死，微续者生之文，《孔疏》所谓似续一义，或言微似，或言微续，果是同义。对暴出为言。"

这是为似续一义找出的第一个旁证。他是从微续者生的"微续"，联想到微似有汗的"微似"，二者是相同的。前者对暴出者死而言，是微微继续脉出，后者对如水流漓而言，是微微继续汗出。于是便下结论说，"或言微似，或言微续，（似续）果是同义"。

"又考《痓湿暍篇》云，若欲治风湿者，发其汗，但微微似欲汗出者，风湿俱去也。欲乃续字误写。观桂枝麻黄各半汤条，清便欲自可之欲，《辨不可发汗篇》及《脉经》并作续字可见矣。夫若是，则微似有汗者，微微似续有汗之谓，明白精确，不可易也。如其所谓覆取微汗，盖省略温覆令一时许云云数十言为一小句者，非复可疑矣。"

这是为似续一义找出的又一个旁证。这个旁证引用了发风湿者之汗的"微微似欲汗出者"一句。但似欲汗出，仍不是真正的汗出，于是又引用《辨不可发汗篇》及《脉经》，"清便欲自可"的欲字均作续，证明本句欲字乃续字之误，治风湿的微微似欲汗出，应是微微似续汗出，这样，似与"续"联用，而不是与"欲"联用，则似仍是续义。

以上把山田氏训似为续的根据介绍明白了，以下再就此文提出我个人的看法。

训"似"为"嗣"为"续"，是否正确，关键在于先弄清怎样才算微似有汗，微似有汗是否能愈病，是否等于汗出不彻。弄清了这些问题，就可以明确将似训嗣有无必要。然后再辩论一下其训似为嗣的论据是否恰当，则全部问题即可迎刃而解。

我认为微似有汗之似字，仍当解作"肖"。肖似有汗，乃周身湿润，但尚未汗出成珠之状。这一形象，称之为有汗，不象，称之为无汗，不行所以才说"似欲汗出""微似有汗"。试从临床证明之。麻葛大青龙等表实证，都发热无汗，此等证多是熵煸之热，周身干涩，绝不湿润，在此情况下，服药后干涩变为湿润，这算不算微似汗？

或问：伤寒表实诸证，服药后周身干涩变为周身湿润，这算是微似有汗了，但微似有汗这句话，是写在桂枝汤方后注中的，桂枝汤是治太阳中风表虚有汗的专剂，服药前本已有汗，服药后又温覆发汗，这样，药前药后连绵不断之汗，将微似有汗解微续有汗，不是正好吗？

答曰：服桂枝汤以前之汗，兼有恶风感，乃风性疏泄，卫气不和所致，柯韵伯称之为邪汗，曹颖甫称之为病汗。而服药后温覆之汗，乃水谷之津，借药力以达于体表，不恶风，且觉遍身舒适温暖，曹颖甫称此为药汗。病汗与药汗，原因不同，病人感觉也不同。而且表疏的病理之汗，不会仅仅是周身湿润，而是其汗较多，如208条所说"若汗多微发热恶寒者，表未解也"，其"汗多"就是表未解的特征之一。因此，服桂枝汤后，由汗出较多之病汗，转变为周身仅仅湿润之药汗，"微似"就失去"微续"之义，解为微肖就更恰当了。

或问：嗣续有汗，虽不能讲成药汗与病汗相嗣续，但若理解为温覆之后，使汗出持续（似续）而不遽止，也能讲通吧，试看方后注"温覆令一时许"，就是要汗出似续（持续）的意思。

答曰：像这样硬为"似续一义"找根据，实无此必要。方后注明明是"温覆令一时许遍身絷絷"，而不是遍身絷絷微似有汗一时许。需知药入胃中，温覆之后，归心归肺，助津化汗，总需一般时间，临床证明，从无汗到见汗，再到遍身絷絷，常常是"令一时许"。而且遍身絷絷了，就不宜再嗣再续了。

再说，把桂枝汤看成是表证有汗的专剂，也是不对的。因为无汗的表证，有时也可以用桂枝汤发汗。试看论中"太阳病，外证未解，脉浮弱者，当以汗解，宜桂枝汤。"这条并未说太阳表虚证未解，而是说不论有汗无汗，只要外证未解脉浮弱的，都当用桂枝汤解表。又如"太阴病脉浮者，可发汗宜桂枝汤"。人所共知，三阴表证都是不会有汗的，兹用桂枝汤发太阴表证之汗，这又证明，太阴之为病脉弱，只要脉浮而弱，无汗也可用桂枝汤。再看桂枝汤方后注，"若不汗，更服依前法"，"又不汗，后服小促其间"，"若汗不出，乃服至二三剂"。这些"不汗""汗不出"等词，解释为药汗未出，或解释为和服药前一样，仍然不见汗出，都是可以讲通的。

或曰：微似有汗之状，不应是遍身漐漐，《集韵》："漐漐，小雨貌。"既然像小雨一样，就是汗已成珠，解似为肖，就不对了。

答曰：果真汗出如小雨一般，那就决不止是汗出成珠，雨再小，落到人身上，也会如水流漓的。所以讲"漐漐"，只能结合临床去体会"小"字，而不应从"雨"字上作文章。譬如古诗有"天街小雨润如酥"之句，雨再小，也决不止如酥之润，而在这里说周身微汗润如酥，倒是可以的。

或问：临床证明，服药发汗，常常不止是周身湿润，并且汗出成珠，也能愈病，兹强调只许周身湿润，岂不脱离临床？

答曰：确实，服药发汗，汗虽成珠，但只要不是大汗出，不是如水流漓，总是会愈病的。但同样可以愈病，汗不成珠总比成珠好。因为成珠之汗，最容易如水流漓，不如汗不成珠，只周身湿润，更为稳妥，所以方后注才说，"微似有汗益佳"。"益佳"就是更好的意思，是对比汗已成珠说的，是有汗为佳，似汗益佳。如果越出这个佳字，就是下文所说的"如水流漓，病必不除"了。

或问：汗出不彻，不也是微似有汗吗？二者如何区别？

答曰：划清楚汗出不彻和微似有汗的区别，这的确是解决问题的关键，过去不少《伤寒论》注家，对此问题多一掠而过，未作详细解释。柯韵伯曾说，"汗出遍身，则邪从汗解"。邪从汗解，就是汗出已彻，所以汗出不彻一词，实际是汗出不能遍身之谓。试看方后注有"遍身"之文，"遍身"是包括手足在内的，连手足四末这些最不易出汗的部位，都湿润了，他处岂能不湿润？这就是汗出已彻。有人讲，汗出不彻，是指只局部有汗，如但头汗出，身无汗，或腰以上汗出腰以下无汗等，这都是对的。若认为只有大汗多汗才算汗出已彻，就不对了。

再从行文的习惯上谈一下"微似有汗"之"似"字，应不应该作嗣作续解。按《诗》"以似以续""似续妣祖"，这些似续连用的句子，显然有嗣前续后之义。如果不是似续连用，单言似而无续字者，"似"作"嗣"解的并不多。据我所知，除《诗·大雅》"召公是似"之"似"通嗣以外，他外尚未见到。就是"召公是似"之"似"，也只是嗣前之义，若作为时间持续来讲的似字，则一个也没有。

我们再翻开张仲景的著作查对一下有关似、续的文句，除了"微续者生"外，还有"续自汗出不恶寒""续自汗出无大热""续得寒热发作有时""续得下利清谷不止""产后风续之数十日不解""虽利心下续坚满""肝水者……小便续通"等，这些续字，没有一处用似字代之者。至于似字，除"似欲汗出"和"微似有汗"之似字皆无续义外，还有"若形似疟"，"病人似喘不喘，似呕不呕"等，也没有一个似字作嗣作续解者。"利遂不止"不作利似不止，"遂漏不止"，不作似漏不止。盖周秦以前，"似""嗣"常混用，似作嗣用者，又多似续连用。到周末和秦汉，文字已逐渐规范化，则通用嗣而不用似，仲景生于汉末，为什么偏要将当时已经通行的嗣字，硬写作已不通行的似字，使当时已较通俗之文，夹杂上这样古僻的文字呢？所以从行文风格来说，以续解似，也很不协调。

以下再就山田氏所引用的论据，谈点看法。

《伤寒论》白通汤条，有"脉微续者生"之文，山田氏便从"微续"联想到"微似"。因为他本人早已有似续一义这一主见在起作用，竟毫不犹疑地认为，"或言微似，或言微续，果是同义"。像这样，简直使续字不敢与微字联用，一联用就成了"似续一义"的注脚，这样推理方法的混乱，适足以说明其看问题的主观性太强。

尤其荒唐的是，他为了以续解似，竟提出治风湿的"微微似欲汗出者"的"欲"字，是续字的误写，以便似续连用，附和似续同义。他也知道"欲"字无"续"义，怎么办呢？说也凑巧，《脉经》及《不可发汗篇》都把"清便欲自可"写作"清便续自可"，这就为"似欲"即"似续"找到了所谓"根据"。乍看去，这简直是天衣无缝，无瑕可指，但仔细推敲，则矫揉造作，生搬硬套之嫌，仍很显然。因为"清便欲自可"和"清便续自可"，仍有其各不相同的内涵。"欲自可"是二便既不失禁，也不困难，可以随心所欲。"续自可"是说和未病前一样，圊便都不存在病态。所以二者虽然都能讲通，但其涵义还是不同的。涵义既然不同，要证明欲字为续字误写，是不能成立的。

　　以上说明，"微似有汗"以嗣解似，理论上既有矛盾，论据也不可靠。但山田氏还有一点是值得推崇的，这就是：①对过去已形成一致看法的问题，敢于提出自己的见解，尽管还是不成熟的见解，但决不人云亦云，随波逐流；②引证渊博，反映他在博览群书方面，下了不少工夫。但对于科研来说，单靠以上两点是不够的，至关重要的是要有分析问题的思维方法，山田氏的思维，并不周密，仍然显得太简单。

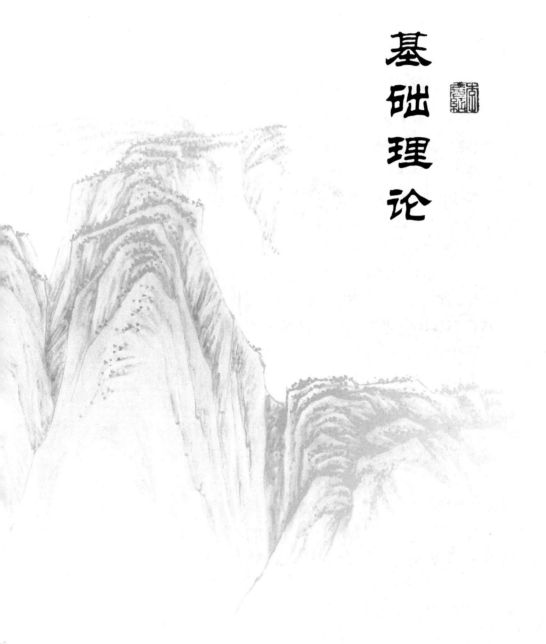

基础理论

五行的产生、应用及其前途

一、五行的产生到具体概念的形成

五行，并不是由什么哲学家独出心裁发明出来的。它的产生，也和其他事物一样，由初级到高级，有一个发生、发展和成熟的过程。最初，广大群众把日常生活中的物质，归纳为金、木、水、火、土等，这就是五行的起源。如《尚书·大禹谟》云："德维善政，政在养民，水、火、金、木、土、谷维修。"《国语·郑语》云："故先王以土与金、木、水、火杂，以成百物。"《鲁语》云："地之五行，所以增殖也。"《左传·襄公二十七年（公元前546年）》云："天生五材，民并用之，废一不可，谁能去兵？"这些，都足以说明：那时的金、木、水、火、土是指生活上的各种不同物质，就像现在说油、盐、酱、醋一样，成了随口溜，可以破口而出。也可以看出，最初是"水、火、金、木、土、谷"，并不限定是五个，以后习惯成了五个，也或称"五材"，或称"五行"。连五行的"行"字也不固定，更不用说它能代表什么和相互之间的生、克、制、化了。

古代劳动人民从直观上感觉到的物，总是有声有色，可能望及、闻及、触及的。各种不同的物，也有其各不相同的性能。因此，在这之后，又把五行连类到声、色、性、味等各方面。如《左传·昭公二十五年》，就有"生其六气，用其五行，气为五味，发为五色，章为五声"的记载。在此基础上，五行变逐渐超出日常生活中的物质，而成为某些事物的综合概念了。《尚书·洪范》对于这些概念，作出了这样的总结。

"一，五行：一曰水，二曰火，三曰木，四曰金，五曰土。"

"水曰润下，火曰炎上，木曰曲直，金曰从革，土爱稼穑。"

"润下作咸，炎上作苦，曲直作酸，从革作辛，稼穑作甘。"

这个总结，除了把五味联系在五行之内以外，还说明了事物的这样一些不同性能：润、下、炎、上，表示升、降、寒、热；曲、直表示事物的屈、伸；从、革表示事物的刚、柔；稼、穑表示人工予以利用。

这个总结，对于五行顺序的意义，就如《尚书注》所引唐孔氏所说的那样："万物生成，以微、著为渐，五行先后，亦以微、著为次。五行之体，水最微，为一；火渐著，为二；木彩实，为三；金体固，为四；土质大，为五。"这段注释的实际意义是：物的生长过程，起初最微，其形不显，以水来比拟；渐著可见，就以火来比拟；再著就可以触到，就以木来比拟；更发展到坚固，就以金来比拟；最后成材有用，就以土来比拟。

也就是这样一个公式：分子→壮大→成材→坚固→适用。

这样一个顺序，没有采取我生、我克或生我、克我的公式，也足以说明，这时的五行，还没有形成生克关系。

这个总结，也不是把水、火、木、金、土都列于平等地位，旧《尚书注》就提到："润下、炎上、曲直、从革，以性言也；稼穑，以德言也。""稼穑独以德言者，土兼五行，无正位，无成性，而其生之德，莫盛于稼穑，故不曰'曰'，而曰'爰'"。土既然"无正位，无成性"，就不是与水、火、金、木并列，这和"先王以土与金、木、水、火杂，以成百物"，同样是突出"土为万物之母""五行离不开土"这一概念。

五行脱离物质，作为事物性能的抽象综合概念，就从这里开始。

附注：《洪范》是《尚书·周书》的篇名，据说是周初的商朝遗老箕子所作。但范文澜《中国通史简编》说："《尚书》是历代政治论文集……相传共有百篇。事实上有些篇（如《禹贡》），是后儒补充进去的。"又说："经书文辞，分散文与诗歌两类，散文分质言、文言两体。质言如《周书》大诰、康诰、酒诰等篇，直录周公口语，词句质朴，不加文饰，凡朝廷语誓，钟鼎铭文，多属质文体。文言如《周书》洪范、顾命篇，以及《仪礼》十七篇，都是史官精心制作，条理细密，文字明白。"据此可知：《洪范》可能是后儒补充进去的。即使真是箕子所作，也是经过周史官加工而成，其中五行学说，想是在这时掺进去的，不可能是箕子时代（公元前1100多年以前）的产物。

二、五行生克的应用及其流弊

五行概念的形成，既然来源于各种不同性能的物，而各种不同性能的物，相互之间发生着不同的关系。譬如燃木以炼铁、用铁以伐木、用水以灭火等等。因此，五行也随着产生了相生相克的说法，并用这种说法以比拟自然现象和社会现象，而且作为说理工具，用以解释各种问题。例如《左传·昭公三十一年》云："火胜金，故弗克。"哀公九年（公元前486年）："水胜火，伐姜则可。"就是以火和金、水和火分别代表相敌对的两方，而以生克关系推断其胜负。五行的生克学说，见之于文献的，以此为最早。

用五行生克学说解释问题，是否真有说服力，关键在于其所代表事物是否真正具备了该五行的性能。譬如上述第二个例子，如果一方利用火攻，一方利用水来抵御，那当然是"水胜火"了。可是这里所说的火，是指齐国。齐侯姓姜，是神农氏的后人，神农号炎帝，所以便把姓姜的人比作五行的火。这说明：五行的生克学说从一开始，就有一部分陷入了唯心论的形而上学。

在唯心论的影响下，到了战国时代，齐国人邹衍作《五德终始论》，更具体地把历代帝王的更朝换代，也纳入五行生克之中。他把太昊伏羲氏作为五帝之始，属于木。又按五行相生的顺序，依次把炎帝神农氏属于火，黄帝轩辕氏属于土，少昊金天氏属于金，颛顼高阳氏属于水。扁鹊著《难经》，在《五十三难》中又提到"母子相传"之说。后来到了汉朝武帝时（公元前140~88年），董仲舒作《春秋繁露》根据母子之说，更正式地把伦理学也纳入五行之中。譬如他说："此其父子之序，相受而布，是故木受水而火受木、土受火而金受土、水受金也。诸授之者，皆其父也，受之者，皆其子也。常因其父以使其子，天之道也……故五行者，及忠臣孝子之行也。"再后到了公元79年，班固作《白虎通义》，又把封建道德的仁、义、礼、智、信，也归属于五行。这样，就不仅把五行原有的那点朴素的辩证因素冲淡，而且在形而上学的道路上越滑越远了。

五行发展为生克关系，从一开始就不是完美无缺的。譬如"土生金"，土岂止生金，是万物土中生吗？它又被儒家所糟踏、所利用，用以解释帝王受命于天，用以维护封建的宗法观念，就更成为反动、落后的糟粕，阻碍社会的进步。譬如旧社会中的子平、星相、堪舆、卜筮等唯心论的先验论，都是这种流毒的衍续。也可以看出，凡是以五行为基础所发展起来的，其流入唯心论的形而上学的，都在被淘汰之列。而中医学不是以五行为基础，而是借五行以说理，所以不在淘汰之列。但是说理而采用形而上学的观点那一部分，也迟早是要被淘汰的。

从以上可以看出，五行的产生和发展，是这样一个公式：

物质 ⟶ 事物性能的抽象概念 ⟶ 朴素的辩证工具 ⟶ 形而上学。

五行的产生和发展，都在春秋时期，最初只是五种不同的物质；逐渐开始作为事物性能的抽象概念；以后又以生克之说作为朴素的辩证工具；也就在这时，逐渐滑入形而上学。到了汉代，就更成为反动、落后的糟粕。祖国各种古典的文化学术，或多或少都受到五行的影响，其接受五行形而上学的，都已被淘汰。中医学宝贵的经验积累，是以实践为基础，不是建立在形而上学上的，因此能不被淘汰。但是中医学中的理论解释，也采用了五行学说，其中有合乎辩证法的，依然有保留的价值，其流入形而上学的部分，迟早也必然在淘汰之列。

三、五行在中医学方面的影响

五行既然在文化领域随着历史而逐渐发展起来，也必然渗透到医学中去。在医学中的五行，也和五行自身有着不同的发展阶段一样，起着各种不同的作用：或者作为某些生理、病理的抽象概念；或者作为简单的说理工具；也有的流入形而上学，走上机械五行论，成为医学中的糟粕。因此，我们对于中医学中的五行，应根据其应用情况，有分析、有批判地分别对待：有的可以保留，或者暂时可以保留；有的应当加以改进；还有的干脆应该废除。下面就谈谈这些问题。

五行在中医学方面，首先是作为生理活动功能的综合概念而用于五脏。这就是：肺属金、心属火、脾属土、肝属木、肾属水。

讲到中医的五脏，首先要把五脏的概念弄清楚。中医的五脏与西医学的脏器不同。西医学的脏器是从解剖学上发展起来的，因此，它不但有实体脏器可指，而且有生理活动的科学根据。而中医学中的五脏就不同了，它是依据感官得到的正常生理活动情况，结合患病时的病态现象，综合推理而得出来的概念，所以有时和解剖学上的五脏距离很大。譬如心、肺、肾三脏，从解剖学的角度来看，中西医所指，并无分歧，但是肝、脾二脏就不同了。中医学的脾是指消化系统吸收营养的功能而言，并不是造血器官的脾。肝是部分情志现象和部分生理活动的综合，也不是解剖学上的肝。甚至就连心、肺、肾三脏，虽然在解剖学上中西医并无分歧，但是在生理功能方面就不尽相同。譬如"心主神明""肾为作强之官""肺为水之上源"，西医学就不这样讲（肺为水之上源，确系实在情形，余另有医案可证）。

由于中医学中的五脏，是从正常生理现象，结合患病时的症状表现，综合、推理而来，所以虽然与解剖学上的脏器实际距离很大，但是对于辨证施治，却有很大的实用价值。正由于这个原因，所以中医学中的五脏辨证，尽管暂时还得不到现代科学的正确解释，却还是一直保持到现在，仍然为临床所重视、所采用。

人体的正常生理和临床观察到的疾病现象，以五脏来归类之后，也同别的事物一样，可以比类、取象，用五行来说明。譬如心的热能最大，就属火；肾司尿的排泄和再吸收，就属水；把疏发条达和郁结不条达的现象，用木来象征，属之肝；从咳嗽痰红、上气喘息，是肺的病态，推理到不咳嗽、不上气，算是清肃下降，是肺的正常现象，就用凉而质重的金来比拟肺；脾能吸收营养，运送全身，有似土生万物，就把土属于脾。这样，就把五行分属于五脏，在中医学的术语上，五脏的概念就是五行，而五行有时也就成为五脏的代名词了（有人主张废除五行，其实，只要中医的五脏涵义不变，五行的影子就必然存在）。

把五脏归属于五行，这叫五行归类法。五行在中医学方面，除了作为生理、病理的归类法之外，还有另外一个作用，就是作为疾病现象的说理工具。下面就分别谈谈这两个问题。

（一）五行归类法的作用

用五行把各种生理现象和病理现象归类于五脏，这种归类法，自成系统，容易掌握。譬如以肝来说吧，如眼球的黑睛、妇女的乳房、男子的阴囊、脏器的韧带等，都属于肝。因为这些器官，非筋即膜，而筋和膜都能伸能缩，所以只有以"木曰曲直"来说明，才最为概括，最为适合。又如：五志分属于五行，归类于五脏，也最能说明问题。怒是由于心情不条达，怒的本身，就有要求疏泄之意，就属于木，归类于肝；悲则气消，消就是肃杀、沉降之意，就属于金，归类于肺；心主喜，喜是心里亮堂，兴奋向上，故属火；脾主思，思是上、下、四旁无所不想，类似土生万物，故属土；肾主恐，恐有伏蛰藏之意，犹水之就下，故属水。这样分类，除了容易掌握之外，还为纠正这些特点，治疗五志过极的疾病，提供了五脏辨证和制方用药的根据。譬如刘河间云："五行之中，惟火有笑，昔人治笑不休，口流涎，用黄连解毒汤加半夏、姜汁、竹沥而笑止。"这显然说明笑不休是火有余又夹痰涎。又如治恐，除极少数有用壮气或镇神者外，也大都以补肾为主，如六味丸加枸杞、远志或肾阴虚用八味地黄汤等就是。《素问·举痛论》云"恐则精却"，精就属水而归于肾。而且恐有伏蛰藏之意，所以治恐就绝对不可用治怒那样的镇静药。治怒需要平肝、镇肝、疏肝，如生铁落饮、柴胡疏肝汤等。丹溪治怒，用香附末六两、甘草末一两，每白汤下二钱，也是治肝。《金匮要略》治悲伤欲哭用甘麦大枣汤。张璐玉常用生脉散或二冬膏加生姜、大枣，治肺燥欲哭。凡此都是凉润药，主要是润肺燥，也稍有甘凉泻火的作用。依五行来说，肺属燥金，最怕火刑。依此类推，凡治善悲症，除极个别的是由于情志不舒形成痰郁有须吐者外，一般禁用金石燥烈药。

在《灵枢·本神》篇和《九针》篇还有心藏神、肺藏魄、肝藏魂、肾藏精的说法，也是五行分类法的反应。《本神》篇说："生之来，谓之精，两精相搏谓之神。"这是说，伴随"生之来"的形体，叫作"精"。生之来的形体之精，得到后天物质之精的营养。就会"两精相搏"，产生聪明智慧。聪明智慧就叫"神"。精和神都是要活动的。神的活动有外向和内向两种，想到远处，想到未来，创造发挥，演绎推理，属于外向，这叫作"往"。考虑现在，思维眼前，归纳问题，总结经验，属于内向，这叫作"来"。或往或来，都是神在活动，就叫作"魂"。形体的活动也是这样，有内向，有外向。动作是外向的，叫作"出"。感觉是内向的，叫作"入"。或出或入，都通过形体，这就叫作"魄"。因此，《本神》篇又说：

"随神往来者，谓之魂，并精而出入者，谓之魄。"可见精、神、魂、魄，是人体脑力活动和体力活动的综合，是不可分割的一个整体。从本体来说，叫作神和精，若从其作用来说，又叫作魂和魄。而神又是生于精的，精衰神也衰，精足神也足，二者不能孤立存在。魂和魄又是互相协调的，有思维才有动作。如果不相协调，如做梦，是魂动而魄静，梦游是魄动而魂静，这就是精神魂魄互相脱离，就是不正常，甚至是病态。

由于神虚（非物质）而精实（物质），所以神属火（火于卦为离而中虚）而归于心，精属水（水于卦为坎而中满）而归于肾。魂升（无形，容易消散）而魄降（有形，常在），就魂属木而归类于肝，魄属金而归类于肺。同样是大脑皮层的作用，静而不动就叫作神而属于心，动起来就叫作魂而属于肝。可见依五行而归类的五脏，不一定是指的各个不同的实际脏器，有时只是生理或病理的说明，或分类法罢了。正因为是这样，所以李东垣学派有所谓"肺之脾胃虚""心之脾胃虚""肝之脾胃虚"等等。哪一脏缺乏营养，就叫哪一脏的脾胃虚。在《难经·四十九难》，有"肾主湿，入肝为泣，入心为汗，入脾为液，入肺为涕，自入为唾"的说法。"湿"即水的同义语，这说明哪一脏都有水有津液，就是肾入到哪里。反之，哪里缺乏津液，就是哪里肾虚。所以筋膜失于濡养，痉厥瘛疭，叫作水不涵木；心中烦热，躁动不安，叫作心肾不交。可见中医学中的五脏，虽然有时是指实体脏器说的，而也有的只是生理或病理的提示。同样，药物的归经，实际也是五行分类。基于这样一些体会，就会发现中医学中的五脏辨证，就是五行辨证，从而对于五脏的实际意义，能有新认识。今以腹泻为例，作一说明。

先说肾泻。肾泻是五更泻中最常见的一种，主治以四神丸。古人对于四神丸的作用，曾做过这样的解释：补骨脂之辛燥，入肾以制水；肉豆蔻之辛温，入脾以暖土；五味子之酸收，收坎宫耗散之火，使少火生气以培土；吴茱萸之辛温，以顺肝木欲散之势，为水开滋生之路。一个下焦阳衰阴盛的腹泻，却分成水、火、土、木，这只能是病理分析，而不是不同脏器之间的相互作用。

又如傅青主治完谷不化，饮食入喉即出，日夜数十次，甚至百余次，用清凉泻火药不效时，用熟地、白芍各三两，山茱萸、茯苓、甘草、车前子各一两，肉桂三分，叫作补水以降火。所谓"补水"，包含着现代输液的意思，所谓"降火"，就是兼能缓解肠蠕动过速（古人认为火性急速）。

从以上可以大体看出，在中医学中，不管是生理、病理，或者药理，都可以用五脏来代表，也就是都可以用五行来归类。

（二）五行说理的应用和评价

五行的第二个作用，是用于临床说理。下面仍以腹泻为例，说明五行说理的具体应用及其优缺点。

张景岳治脾肾虚寒作泻，或甚至久泻，腹痛不止，冷痢等症，用白扁豆、白术、炙甘草、干姜、吴茱萸、熟地黄、山药，名胃关煎。为什么叫"胃关"？是因为"肾者，胃之关也"，所以除了用扁豆、白术、甘草、干姜补脾温中之外，还要用熟地、山药补肾以巩固胃之关。熟地、山药怎样能起到"关"的作用，这和有人吃肥肉大油就能不泻一样，是肠道的肾阴虚罢了。

易简胃风汤治风冷乘虚入胃，出现水谷不化、泄泻注下、腹胁虚满、肠鸣腹痛，或肠胃湿毒，下如豆汁，或下瘀血，日夜无度，及妇人妊娠久痢、胎漏黄汁等。方名"胃风"，说明病灶在肠胃而病理是风邪。风邪属于肝木，克土就水谷不化，肠鸣腹痛。风性数变，就肠动过速，日夜无度。肝气不宁，就腹胁虚满。肝不藏血，就下如豆汁，或下瘀血。因此，方用当归、川芎、白芍养肝，肉桂平肝，人参、白术、茯苓健脾，粟米留恋肠胃。总之，方名胃风，"风"就是肝木之邪，全部病因、病理、症状、治则，全包括在这个"风"字之中。

痛泻要方是刘草窗的方剂，治肠痉挛腹泻，痛一阵，泻一阵，虽泻而痛仍不减。肝的变动为握，"握"即痉挛，大腹的部位属脾，因此把痉挛性的腹痛叫作"木克土"。"木克土"既是病理的说明，也是处方用药的指导，以防风、白芍泄木，白术补土，陈皮调气。如果体会到平肝就能制痉挛，那么痉挛性呕吐，同样可以用本方加半夏、生姜。

以上几例腹泻，病灶都在肠胃道，但是作用于肠胃道的，可能是肠胃自身不同的病理的不同反应，也可能是肠胃之外的某些因素作用于肠胃。不管怎样，只要依据脉证，归类于五行，并用"火衰""火盛""水亏""木旺""土弱"等五行或五脏来说理，就可以得出相应有效的方剂。而且"关"呀、"风"呀、"肝"呀、"脾"呀、"火"与"土"呀，方名就是说理。这可见五行说理本身，就包括在五行归类法之中。

明末罗国纲治一病人，木旺克土，脾虚发泻，每春发夏止，肝脉弦，脾脉弱，一早泻十余次，病程二十年，凡补脾止泻之药，遍尝不效。为制平肝补脾汤，即从胃风汤中去粟米，加炙甘草，去川芎加木瓜，去人参加沙参，再加白豆蔻，一服立止，永未再发。这一医案，若以西医学来分析，还不容易把病理作出完整而明确的说明，自然也就没有特效的治法。但以五行作说明，春季木旺，夏季属火，子盗母气，肝气渐平，所以春发夏止。早晨寅卯升发之时属木，肝脉弦是木旺，脾脉弱，是土弱。总之，是木旺克土。因此，用归、芍柔以养肝，肉桂辛以平肝，沙参、木瓜养肝和胃，白蔻、白术、茯苓、甘草，健脾止泻，这样，使肝不妄动，脾气不虚，就能达到"一服立止，永未再发"这样的效果。这说明，有一些在西医学还不能解决的问题，用五行说理却能够圆满地解决，足见在今天，五行说理仍然有极为重要的临床价值。

五行说理，在某些情况下虽然能很恰当地解决问题，但是如果运用不当，就会形成机械教条，或者穿凿附会，似是而非。譬如五行学说中的子为母复仇说就是这样。如说金能克木，木又能生火以克金；木能克土，土也能生金以克木……这叫子为母复仇。实际这远不如《素问·至真要大论》中所说的"亢则害，承乃制"更为科学。"亢则害"是说任何事物走入极端，就会导致有害的结果。但是另一方面，正是事物过亢的时候，该事物的本身内部承之而起的新生力量，就是该事物的制约者，这就是"承乃制"。人体在疾病过程中，往往会自然痊愈，这叫自然疗能。自然疗能就是"承乃制"的效果。又如西医学中的血清、疫苗吧，它就是亢则害的产物，而起着承乃制的作用。若以"子复母仇"和"承乃制"相对比，显然五行复仇说是落后的。

又如：古人的处方有名左金丸的，就是用五行生克学说来说明药物的性能。"左"，代表肝，"金"，代表肺，方义是肝火犯胃，胃痛泛酸，须要平肝。能平肝的只有肺金，肺又怕火，所以用黄连泻心火，把肺金从火里解放出来以制约肝木，肝木受肺金克制，不敢凌土，胃病也就好了。这叫

"治在左而制从金"，所以名左金丸。这是多么迂回曲折、繁琐教条的解释呀！如果这样陷进去，那么五行之中，子又有子，母复有母，生克交叉，往复循环，就必然像陆逊进入诸葛亮的八阵图一样，处处是路，却始终走不出来。如果撇开五行，更简单地说，这是湿热胃痛，用黄连燥湿清热，少加吴茱萸以为反佐，苦温降利，使守而不走的黄连更容易发挥作用，不是更容易为人们所理解，更容易为人们所接受吗？

以上说明，以五行生克指导临床，如果运用不当，就可能流入迂曲繁琐的泥坑。而更需要注意的是：要防止走上机械五行论，陷入形而上学的邪路。这个问题，后面再讲。

四、如何正确理解中医学中的五行

由于中医学中的五脏，以及与五脏有关的各个方面，都是以比类、取象的方法和五行联系在一起的，所以对待中医学中有关五脏和五行的论述，就不许可死扣字面，而是要求理解它的真实涵义。譬如前面所提五志分属于五脏，就有人反对，认为五脏不会有智慧、性情，只有大脑皮层才是智慧、性情的根源。这就是不能正确理解五行的缘故。五志和五脏，是以比类而联系在一起的，并不是说每一脏都有它自己的智慧和性情。试看造字，喜、怒、忧、思、悲、惊、恐，除了"喜"从"壴"从"口"，属于会意字外，其余属形声字的，只有"惊"属外因，从"马""敬"声。其余属内因的都从"心"。可知古人把五志分属于五脏，是另有依据，并没有把这些智慧、性情和心——即大脑皮层脱离开。

《素问·刺禁论》有这样一段话："肝生于左，肺藏于右，心部于表，肾治于里，脾为之使，胃为之市。"这里的左、右，是代表升、降，表、里是代表浮、沉，而升降浮沉，又离不开脾的营养和运化，所以又说"脾为之使"。这正好是五行各种性能的综合，对于生理和临床病理，都有很深刻的启发作用。可是竟有人机械地把左、右看成是解剖的部位那样，竟创出左胁痛属肝当治血，右胁痛属肺当治气的谬论，就是由于不能正确理解五行和五脏的关系的缘故。

也有人喜欢把五行生克，说成是五脏之间互相依存和互相制约的关系，这样的提法仍然接近于教条。因为中医学中的五脏并不一定是指的实体脏器。而且像前面所说的那样，每一脏器本身的生理、病理的特点，都可以分属于五行。因此，把五行生克说成是五脏之间的相互关系，不如更确切的称为"人体内各种功能之间的矛盾与协调作用"更有说服力。这些功能，包括气血的升降，循环，饮食的吸收与排泄，热能的产生与消耗，以及新陈代谢、精神调节等。

《慎柔五书·师训篇》有这样一段话："夫地黄丸为肾家之剂。盖肾水枯则肝木不荣，木不荣则枯木生心火。"周学海注云："五行字面，乃医家循例之辞，读者当随其文而求其义。此所谓肾水，即津液也；肝木，即血汁也；心火，即亢燥之热气也。津不濡血，则血滞且干矣；血不涵气，而气亢愈悍矣，故曰枯木生心火。"周氏此注，可能还有不甚妥善之处，但是值得学习的是，他说，"五行字面，乃医家循例之辞，读者当随其文而求其义"。所谓"循例之辞"，意即习惯上的用语。"随其文而求其义"，是说，要根据"其文"的实际内容，来体会其所说的五行究竟代表的什么。这就是正确对待中医学中五行的方法。反之，如果把五行看成僵死的、教条的，就会走向机械五行论，成为中医学中的糟粕，变成阻碍医学发展的一块绊脚石。

下面就谈谈五行机械化以后的各种表现形式。

五、机械五行论的不同表现形式及其结果

（一）为理论而理论

五行用在临床上，其重要性并不是互相处于同等的地位。如以病因为例，在内伤方面，由于饮食不节或情志刺激的最多。而精神刺激的发病率也不相同，譬如喜就很少发病，怒就最容易致病。因此，在临床上以肝病为最多。肝又是将军之官，发作起来不但能凌脾，而且能影响到所有脏腑的功能。譬如《伤寒论》中就有"乘脾""乘肺"的描述。又如肺为娇脏，如果说金能乘火，也是没有的事。因此，五脏之间的生、克、乘、侮关系，不应当列成刻板的公式，有就是有，没有就是没有，不应当把本来没有的关系也强凑上去。有的人用五行讲五脏，把每一脏都列成生我、克我、我生、我克、相乘、相侮等条条。讲到某一条又找不出临床证据的时

候，就只能说"这一形式，临床少见"。什么"少见"，是教条脱离实际罢了。

（二）把五行面无原则的扩大化

由于五行有象征性说明问题的优点，所以中医学中从生理到病理等各个方面的表现，采用五行归类法是有一定的意义的。但必需明确的一点是：五行是为学术服务的，决不会是学术为五行服务。如果不论于医学有无关系，肆意把五行的归类扩大化，就会流入形而上学。《素问·宣明五气》篇用五行归类的有五人、五病、五并、五恶、五液、五禁、五发、五乱、五主等，这些虽然繁琐、但还都与医学有关。而有的还把五行扩大到自然科学、社会科学和哲学等各个方面。例如《素问·五常政大论》就是这样。现列表如下。

五行归类表

	木	火	土	金	水
五脏	肝	心	脾	肺	肾
主	目	舌	口	鼻	二阴
令	风	热	湿	燥	寒
应	春	夏	长夏	秋	冬
方	东	南	中	西	北
用	曲直	燔灼	高下	散落	沃衍
化	生荣	蕃茂	丰满	坚敛	凝坚
候	温和	炎暑	溽蒸	清澈	凝肃
政	发散	明曜	安静	劲肃	流演
五谷	麻	麦	稷	稻	豆
五果	李	杏	枣	桃	栗
实	核	络	肉	壳	濡
五虫	毛	羽	倮	介	鳞
五畜	犬	马	牛	鸡	彘
五色	苍	赤	黄	白	黑
五音	角	徵	宫	商	羽
性	随	速	顺	高	下
数	八	七	五	九	六

这样一扩大，不但对于医学毫无意义，而且给民族虚无主义者造成了口实。

（三）五行自身的僵化

以五行代表五脏，本来就不是完美无缺的。因为五行代表五脏，有时只是采取了五行涵义的某一个方面，而不是所有方面。譬如以金代表肺，只代表其凉降之性，并不代表其坚实。金，质重而下降，坚而且硬。肺气虽然也贵在下降，但肺体却剔透空虚。如果不明白五行只是代表一两个方面，而强把水、火、木、金、土等同于心、肝、脾、肺、肾，就成了机械五行论。例如《难经·三十三难》就有这样一段问答："肝青象木，肺白象金，肝得水而沈，木得水而浮，肺得水而浮，金得水而沈，其意何也……"这里直把肝看成是木材，把肺看成是铁块。在中医学中，这样的例子是不少的。

（四）五行数字的僵化

五行是五个单元，而世上的事物，并不是都可以用五来划分的，有的可能多些，有的可能少些。譬如季节，一年中只有春、夏、秋、冬四个，而不是五个；六气，就是风、寒、暑、湿、燥、火六个，也不是五个。若勉强纳入五行之中；就有分配上的困难。人们把四季之中最后的一个季月，归类于土，属之于脾；把六气中的"暑"，合并于火。在讲到心和心包络时，又把火说成"君火""相火"，以求符合"五"这个数字，这都很勉强，也不妥当。这也是机械五行论的另一种表现形式。

除此以外，还有五行本身所代表的不同数字。如《素问·金匮真言论》就提到：木数八、火数七、土数五、金数九、水数六。这些数字是怎样产生的呢？前面提到《尚书·洪范》总结五行是："一曰水、二曰火、三曰木、四曰金、五曰土。"由于土无正位，无成性，而能成百物，为万物之母，其顺序又列在第五，因此，人们就用"五"这个数字来代表已成而可用的物，把不包括五的一、二、三、四等，代表水、火、木、金的不同性能。代表不同抽象性能的数，叫作"生数"，代表可用的具体之物的数，叫作"成数"。譬如"一"虽属水，却只代表寒，"二"虽属火，却只代表热，都不能代表具体可用的水和火。只有一加五等于六，才表示真正可以饮用的水，二加五等于七，才算真正可以燃烧煮饭的火。《伤寒论》有"发于阳者七日愈，发于阴者六日愈，以阳数七，阴数六故也"的论述，柯韵伯谓"七日合伙之成数，六日合水之成数"，其理论根据就在这里。依此类推，三是木的生数，八是木的成数，四是金的生数，九是金的成数。至于土，从性能来说，虽然"无成性、无正位"不能与水、火、木、金并列，但若从物质来看待，究竟也是五种物质之一，所以也把"五"作为土的生数，"十"作为土的成数。

《尚书·洪范》的一、二、三、四、五等，本来是顺序的先后，并不表示数量的多少，也仅仅是一种简单的示意，并没有深入钻研的必要，但却有人偏偏从数字上作文章，蔓衍支离，牵强附会。譬如有人以雪花六出来证明六是水的成数，以蝎子腹部有八个点，来解释蝎子能入肝止痉挛，就是典型例子。

把五行套上数字，这是机械五行论的又一种表现形式。

（五）机械五行论的结果

毛主席教导我们说："古代的辩证法，带着自发朴素的性质，根据当时的社会历史条件，还不可能有完整的理论，因而不能完全解释宇宙，后来就被形而上学所代替。"（《毛泽东选集》）机械五行论者就是这样，他们不明白五行是最简单、最朴素的工具，只能用来说明极简单的问题，如果想用以解释所有的问题和问题的所有方面，这就必然解释不通，因而也必然走入另一个极端，把五行加以否定。譬如新安程芝田《医学心传》中的《颠倒五行解》就这样说："金能生水，水亦能生金，金燥肺痿，须滋肾以救肺是也。水能生木，木亦能生水，肾水枯槁，须清肝以滋肾是也。木能生火，火亦能生木，肝寒木腐，宜益火以暖肝是也。火能生土，土亦能生火，心虚火衰，宜补土以养心是也。土能生金，金亦能生土，脾气衰败，须益气以抚土是也。"

又说："如金可克木，木亦可克金，肝木过旺则刑肺金也。木可克土，土亦可克木，脾土健旺则肝木自安也。土可克水，水亦可克土，肾水泛溢则脾土肿满也。水可克火，火亦可克水，相火煎熬则肾水消烁也。火可克金，金亦可克火，肺气充溢则心火下降也。"

这就是对于五行生克的否定，也是机械五行论者的必然结果。

六、五行的存废问题

五行的存废问题是当前中医界正在争论的一个问题。有人认为，以五行阐发中医学的理论，指导中医的临床，由来已久，如果废了，便无所适从，所以主张保留。也有人认为，五行已是落后的东西，囿于五行，便阻碍中医学的发展，因此主张废除。两种争论，相持不下，迄无结论。作者认为，任何事物，其进入历史舞台和退出历史舞台，都是其当时的历史条件和其本身的作用所决定的，五行也必然如此。当中医学发展到五行还能说明问题的时候，和只有用五行才能说明问题的时候，五行就自然地应运而生，想废也废不了。但是任何事物，其历史使命都有其局限性。中医学继续在发展，当发展到五行已经不能说明问题的时候，或者发展到另有更好的说理工具，远胜于五行的时候，以及五行自身已经僵化的时候，五行就必然地要退处于无用之地。这就是五行存废的关键所在。如果撇开这些条件去空谈存废，就必然是行不通的。

但是以上所说的这些条件，有的可能由于历史的不断发展而逐渐形成，也有的——譬如更好的说理工具吧，可能通过人们的主观努力而创造出来。尤其是生当现代，有中国共产党的正确领导，有马克思主义科学的认识论和方法论，把日新月异的现代的科学医疗技术，同丰富多彩的中医学遗产结合起来，通过实践，上升为更深刻、更正确、更完全的理论，取代五行学说，丰富医学的内容，为创造中新医学作出贡献，不但是必要的，而且也是可能的。

要创造新理论，就要团结中西医。一方面要防止由于五行学说尚有部分指导临床的优点而抱残守缺的保守主义，另方面也要批判崇洋媚外，把中医的疗效说成是"心理作用""偶尔巧合"，以及主张废医存药的民族虚无主义。因为这两者是中西医之间的最大洪沟，是创造祖国新医学的最大阻力，不铲掉阻力，要想前进是不可能的。

谈清阳下陷与阴火上冲

什么是清阳？什么是阴火？清阳为什么下陷？阴火为什么上冲？清阳下陷与阴火上冲又都表现出哪些症状？李东垣说得最明白。他说："内伤饮食不节，或劳役所伤……脾胃不足，荣气下流而乘肾肝，此痿厥气逆之渐也……既下流，其心肺无所秉受，皮肤间无阳，失其荣卫之外护，故阳分皮毛之间虚弱，但见风见寒，或居阴寒处，一五日阳处，便恶之也。"他所说的"荣气下流"，正如他在《内外伤辨·辨阴证阳证》中所说："元气、谷气、荣气、清气、卫气、生发诸阳上升之气……其实一也。"是清阳下陷的同义语。清阳本应发腠理，若不发腠理，而反下流肝肾之分野，就会皮肤无阳。因而恶风恶寒。他又说："但避风寒，及温暖处，或添衣盖，温养其皮肤，所恶风寒便不见矣。"这是他把内伤清阳下陷的恶寒，和外感表证"重衣下幕"尚不能彻底消除的恶寒，作了明确的鉴别。

他解释阴火上冲说："是热也，非表伤寒邪皮毛间发热也，乃肾间受脾胃下流之湿气，闭塞其下，致阴火上冲，作蒸蒸而燥热。"其症状是"上彻头顶，旁彻皮毛，浑身燥热作，须待袒衣露居，近寒凉处即已，或热极而汗出亦解。"这就说明：促成阴火的物质基础是下流肝肾的脾胃之湿，而其所以化为阴火，并使之上冲，关键在于"闭塞其下"。因为脾湿下流，在一般情况下，只不过是清阳下陷，只有在脾湿下流的同时，又闭塞其下——如下窍或下部某些脏器湿热肿胀，脾湿不能外泄，才能滞留不去，化为阴火。因为"火之为物，本无形质，不能孤立，必与一物相附丽，而始得存（费晋卿语）"。也就是说，脱离开病理组织或病理产物，火是不存在的。而下流之湿，闭塞其下，正好郁遏下焦阳气的升发运行，使其附丽而化成阴火。

阴火既不是生理上的需要，就必受正气的排斥，不能下泄，就必然上冲，所以才上彻头顶，旁彻皮毛，浑身燥热。这段文字对于阴火的成因与症状，解释得很具体。

清阳下陷与阴火上冲，具体说明见于东垣《内外伤辨惑论》，但其理论根据，实创始于《内经》。按《素问·阴阳应象大论》云："清阳出上窍，浊阴出下窍；清阳发腠理，浊阴走五脏；清阳实四肢，浊阴归六腑。"这里出上窍、发腠理、实四肢的清阳，是指饮食物消化后营养物质之轻清者。走五脏的浊阴，是指营养物质之稠浊者。出下窍的浊阴，则指饮食物被消化吸收以后残留的糟粕。归六腑的浊阴，则当是稠浊营养物质与糟粕之间尚未分解的混合体。这就是健康人对于饮食物消化后的吸收与排泄过程。如果营养物质之清者，不出上窍，不发腠理，不实四肢；而营养物质之浊者，以及糟粕之类，不走五脏，不归六腑，不出下窍，这就叫作清阳不升，浊阴不降。《素问·阴阳应象大论》又说："清气在下，则生飧泄，浊气在上，则生䐜胀，此阴阳反作，病之逆从也。"这就形成了病态。

"飧泄"和"䐜胀"，这只不过是"阴阳反作"之后所出现的症状重点举例而已。临床所见，清阳下陷与浊阴上逆，都各有其一系列的证候群。清气在下，除了出现常见的飧泄以外，还能出现带下、淋浊或崩漏下血等症状。同时由于肤表无阳，就时时恶寒，喜暖就温，以及惨惨不乐、声乏气怯、饮食乏味等。飧泄、淋浊、崩带等症，近代医学都归属于下部某些器官、组织的慢性炎症，这些炎症的渗出物和排泄物，也是浊阴，也出下窍。因此，飧泄、带、浊等病人，不一定都出现阴火上冲。只有这些浊阴不出下窍，或者下窍不利而受到壅遏，即所谓"脾胃下流之湿闭塞其下"，才郁而化火，逆而上冲，这就叫作阴火上冲。阴火上冲常致胸中满闷，满闷也是䐜胀之类。同时火寻出窍，这就会或从三焦找皮毛为出路，能出现不定时的燥热，倏又自汗，使郁火得泄而燥热暂解。或出肝窍而两眼昏花、头昏脑胀。或出肾窍而耳鸣、耳聋等等。《素问·四气调神大论》所谓"阳气者闭塞，地气者冒明"，对于这一证候群也是最恰当的写照。

从以上所述可以看出，荣气上升，则为清阳，清阳是属于生理性的；而荣气下流，则为脾湿，脾湿是属于病理性的。其所以由生理变成病理，关键是劳伤脾胃，使脾不升清的结果。脾胃之气越下陷，下焦湿越重，越容易闭塞其下，出现阴火上冲的机会就越多。反之，如果脾健气升，则湿化阳升，阴火就不容易产生。这就形成了这样一个公式：

脾健 —→ 阴火衰，脾弱 —→ 阴火盛。

这种关系，东垣称之为"火与元气不两立"。

生理性的清阳，既然可以由于劳伤脾胃而转变为病理性的脾湿，那么要从病理状态的脾湿恢复到正常的清阳，就理所当然地也要求之于脾胃了。因此，治疗清阳下陷，必须补中益气，参、术、芪、草是必用的药物。在出现阴火的情况下，酌加苓、泽以利下窍，少加连、柏以泻阴火，也是必要的。中医学中，有所谓"甘温除大热"一法，就是指用参术芪草补中益气以治疗清阳下陷的发热而说的。

东垣补中益气汤，是治清阳下陷的一张示范方剂。其余如调中益气汤、清暑益气汤、升阳除湿汤、益气聪明汤、除湿补气汤，都是在补脾升阳的基础上随症加减而成。而补脾胃泻阴火升阳汤，则是兼治阴火上冲。东垣《脾胃论》深得《内经》之旨。古人云："不读东垣书，则内伤不明"，这是深有体会的评语。

冲脉粗谈

一、中脉的特点、作用及循行路线

冲脉属于奇经。凡属奇经，就和十二正经不同，它没有表里阴阳的配合，也没有与之相络属的脏和腑。但是它"受纳诸经之灌注，精血于此而蓄藏"（景岳），又"主渗灌溪谷"（《疟论》），"渗诸阳，灌诸精"，"渗诸络，温肌肉"（《逆顺肥瘦》篇），而且"上自头，下自足，后自背，前自腹，内自溪谷，外自肌肉，阴阳表里，无所不涉"（景岳），因而"为五脏六腑之海，五脏六腑皆秉焉"（《逆顺肥瘦》篇）。

冲脉不但作用与十二正经不同，就是它的起止和经行的路线，也较为特殊。它不与其他经脉相衔接，而是自成一支。根据《内经》《难经》的记载，有：

"冲脉、任脉，皆起于胞①中，上循背里，为经络之海，其浮而外者②，循腹右③上行，会于咽喉，别而络唇口。"（《灵枢·五音五味》篇）

"冲脉者，起于气街，并④少阴之经，夹脐上行，至胸中而散。"（《素问·骨空论》）

"冲脉者，起于气冲⑤，并足阳明之经，夹脐上行，至胸中而散。"（《难

---

① 高士宗《医学真传》云："血海居膀胱之外，名曰胞中。"胞既可包括膀胱，亦即指整个盆腔。如指胞为子宫，则对于男子的冲任起源，就无法解释了。

② "其浮而外者"，《太素》称之为任脉。

③ "右"字疑衍。《太素·任脉》《类经图翼卷九·奇病总论》，俱无"右"字。

④ "并"，比也，即平行的意思。是说冲脉夹脐上行，既与脐旁五分之少阴脉平行，也与夹脐二寸之阳明脉平行。

⑤ 气冲即气街。

经·二十八难》)

这说明：冲脉从胞中起而上行，共分两支，前支循腹夹脐上行，后支循背里上行①。

冲脉除了上行的前后两支外，还有下行的一支。《灵枢·逆顺肥瘦》篇说："其下者，注少阴之大络，出于气街，循阴股内廉，入腘中，伏行骭（一作骬）骨内，下至内踝之后属②而别。"（《灵枢·动输》篇与此略同）至此又分二道，一道后而下："其下者，并于少阴之经，渗三阴。"在阴交穴与太阴、少阴合。一道前而下："其前者，伏行出跗属下，循跗入大指间，渗诸络而温肌肉。"

冲脉不但有上行下行的主支，而且上行至胸中而散之后，还有一些末梢、别络，与其他经络有关系。它有一支别而络唇口（《灵枢·五音五味》篇），一支在咽喉与阴跷脉交会（《难经·二十八难》），还有一支出于颃颡，渗诸阳，灌诸精。（《灵枢·逆顺肥瘦》篇）

此外，《灵枢·海论》还说："其输上在于大杼，下出于巨虚之上下廉。"《素问·痿论》又说"与阳明合于宗筋"。大杼是足太阳经穴，上下巨虚是足阳明经穴，这样看来，冲脉与其他经络也有不少的关系。

二、冲脉为病的症状、病机与脉象

冲脉虽然可以分为上行、下行的主段和一些支络，但其中的主要部分却是上行循腹、循背的两支，所以本节所提冲脉之为病；也主要是在这一段上。

《素问·骨空论》云："冲脉为病，逆气里急。"这就是冲脉病的特点。但是逆气里急，是怎样表现出来呢？其病机、病理和治则又是怎样呢？下面就谈谈这些问题。

根据古代医籍的论述，逆气里急有以下各种表现形式。

（1）"青龙汤下已，多唾，口燥，寸脉沉，尺脉微，手足厥逆，气从少

---

① 循背的一支，《灵枢·百病始生》篇、《灵枢·岁露论》俱称为伏冲之脉，《素问·疟论》称为伏膂之脉。《甲乙经》作太冲之脉。《诸病源候论》亦作伏冲。启玄子云："伏膂之脉，谓膂筋之间，肾脉之伏行者也。"

② 胫骨与跗骨之相连处曰属。

腹上冲胸咽，手足痹，其面翕热如醉状，因复下流阴股，小便难，时复冒者。"（《金匮要略·痰饮咳嗽篇》）

（2）"心胸中大寒痛呕，不能饮食，腹中寒，上冲皮起，出见有头足，上下痛而不可触近者。"（《金匮要略·腹满寒疝宿食篇》）

（3）"烧针令其汗，针处被寒，核起而赤者，必发奔豚，气从少腹上冲心者"。（《伤寒论·太阳篇》）

（4）"奔豚，气上冲胸，腹痛，往来寒热。"（《金匮要略·奔豚气病篇》）

（5）"奔豚病，从少腹起，上冲咽喉，发作欲死，复还止。"（同上）

（6）"阳衰之后，荣卫相干，阳损阴盛，结寒微动，肾气上冲，咽喉塞噎，胁下急痛。"（《金匮要略·水气篇》）

（7）"太阳病，无汗而小便反少，气上冲胸，口噤不得语，欲作刚痉。"（《金匮要略·痉湿暍病篇》）

（8）"伤寒阴阳易之为病，其人身体重，少气，少腹里急，或引阴中拘挛，热上冲胸，头重不欲举，眼中生花，膝胫拘急者。"（《伤寒论·阴阳易篇》）

（9）"胃脉四道为冲脉所逆，胁下少阳脉二道而反上行，名曰厥逆。其症气上冲咽，不得息，而喘息有音，不得卧。"（李东垣）

（10）"假令得肾脉，其外症面黑善恐欠，其内症脐下有动气，按之牢若痛，其病逆气，少腹急痛。"（《难经·十六难》）

除此以外，还可以列举一些。但仅从以上几条也可以看出，其中有一个共同点，就是逆气而里急。也就是李东垣所说的："凡逆气上冲，或兼里急，或作燥热，皆冲脉逆也。"

逆气里急虽然是冲脉之为病，但是根据上列各条，都只能说是通过其他脏腑迫使冲脉气逆，而不是冲脉自身受病。如《难经·十六难》的一段，虞注就说："肾气不足，伤及冲脉，故逆。""伤"，就是影响的意思。因此，这里主要研究一下，都有哪些脏腑，什么病因能影响到冲脉。

叶天士云："凡冲气攻痛，从背而上者，系督脉为病，治在少阴。从腹而上者，系冲任主病，治在厥阴，或填补阳明。"（引自徐玉台《医学举要》）这是把冲脉为病联系到其他内脏的具体提法。

叶氏把冲脉病逆气里急的病机，推原到肝和肾，其理论根据来源于

《素问·阴阳离合论》。论中说："圣人南面而立，前曰广明，后曰太冲，太冲之地，名曰少阴。"这可以推想循背的一支，融会于肾脉。又说："少阴之前，名曰厥阴。"这又提示循腹上行必与肝发生关系。所以叶氏才根据从背、从腹，分别治疗少阴或厥阴。至于填补阳明，则是因为阳明脉行身之前，胃脉四道为冲脉所逆的缘故。

叶氏把冲脉的前后二支分别联系到肝和肾，除在理论上有《阴阳离合论》作根据外，也有临床实践的体会。譬如前面所列举的几条中，（1）、（3）、（6）都应治少阴，（4）、（5）都应治厥阴，而（2）就要填补阳明。但是从背而上、从腹而上，诊断上并不容易分析清楚，于是也有不分前后，把肝肾的作用统一起来作为冲脉为病的病机的。如张寿甫说："冲脉为肾脏之辅弼，气化相通，是以肾虚之人冲气多不能收敛而有上冲之弊。况冲脉上系，原隶阳明胃腑，因冲气上冲，胃腑之气亦失其息息下行之常，或亦转而上逆，阻塞饮食，不能下行，多化痰涎，因腹中膨闷，嗳气、呃逆，连连不止，甚则两胁胀痛，头目眩晕。其脉则弦硬而长，乃肝脉之现象也。盖冲气上冲之症，固由于肾脏之虚，亦多由肝气之横恣。素性多怒之人，其肝气之暴发，更助冲、胃之气上逆，故脉象如此。"这样，他把冲脉病说成是肾虚，只有其中之甚者，是素性多怒之人，兼肝气横恣之故，其脉亦弦硬而长。

张寿甫把冲脉病说成是肝、肾、冲、胃统一体的因果关系，与叶氏有所不同，但都把病机归之于肝肾，则是一致的。

临床治逆气里急，既可以温肾纳气，有时又要平肝镇肝，更有的应当温摄与潜镇并用。不管怎样治疗，都需要脉证合参，仅凭不易掌握的从背从腹，或以为冲病本肾虚，病甚由肝旺等教条般地分析，是不妥当的。

逆气里急，不但可以由肝肾通过冲脉而出现，实质是不论哪个脏器，只要受邪后引起脏气不安，就都可能出现。如《灵枢·四时气》云："腹中常鸣，气上冲胸，喘不能久立，邪在大肠……小肠控睾引腰脊，上冲心，邪在小肠者，联睾系……善呕，呕有苦……邪在胆，逆在胃……饮食不下，膈塞不通，邪在胃脘……小腹肿痛，不得小便，邪在三焦约。"以上出现的喘、气上冲胸、呕、饮食不下、小腹肿痛、不得小便等逆气里急的症状，病灶都不在肝肾，这说明导致逆气里急的原因是很广泛的。

下面再谈谈冲病的脉象。

张寿甫论冲病肝旺的脉象是弦硬而长，这与《脉经》同。《脉经》云："两手脉浮之俱有阳，沉之俱有阴，阴阳皆盛（轻按重按俱有力），此冲督之脉也。"又说："脉来中央坚实，径至关者，冲脉也，少腹痛，上抢心，有疝瘕遗尿，胁支烦满，女子绝孕（此本于《素问·骨空论》督脉病）。"又说："尺寸俱牢，直上直下，此乃冲脉，胸中有寒也。"

张锡纯和《脉经》，都以弦牢为冲病的脉象，也只是提示逆气里急时的一般脉象，并不是说所有的逆气里急都一定脉象弦牢。李东垣说："盖此病随四时寒热温凉治之。"冲病既然有寒热温凉的不同，脉象自然也不能一致，譬如《金匮要略·痰饮咳嗽篇》服小青龙汤之后出现的气上冲，就是寸脉沉，尺脉微，而不是弦牢或弦长。因此，对于冲病的脉象，应该说主要是弦长或弦牢，但也不排除其他脉象，如脉沉、脉微或浮大无力等。

这里还要说明一下：肝气横逆，肾气不摄，并不都叫冲脉病。譬如肾不纳气，而只是短气，肾水凌心，只是心下悸，肝气犯胃，只是呕吐，却不出现逆气里急的症状，就只叫肾虚或肝气，而不叫冲脉病。只有出现逆气里急，如气上撞心、上冲咽喉等，才算冲脉之为病。

三、逆气里急的治法

冲脉为病既然有从腹从背之别，受有少阴、厥阴之逆的结果，因此，凡能潜纳肾气、平肝、镇肝的药物，就是降冲的药物。也可以说，除了安肾镇肝的药物以外，就很少有所谓降冲的药物，如果有，也只是一些降胃的药，如半夏、代赭石之类。由于安肾、镇肝可以降冲，所以这一类的治法，有时也叫降冲、镇冲、安冲等。

治冲既然是或治肝或治肾，李东垣也说"随四时寒热温凉治之"，这就说明治冲需要辨证，没有成方可守。譬如前面所提的古医籍所载十段，就有火、有寒、有寒邪夹水之异，没有可以通用的方剂。这就要重新认识"诸逆上冲皆属于火"的问题。

"诸逆上冲，皆属于火"，见于《素问·至真要大论》中的病机十九条。张景岳解释说："火性炎上，故诸逆上冲皆属于火。然诸脏诸经皆有逆气，则其阴阳虚实有不同矣……虽诸逆上冲皆属于火，但阳盛者火之实，阳衰者火之虚，治分补泻，当于此察之矣。"从这段解释来看，张景岳已经很明白，诸逆上冲并非皆属于火，只是要为病机十九条圆其说，才提出火分虚实，治分补泻。但试问：火衰也能算火吗？

诸逆上冲，未必皆属于火，这已很清楚。然而如果是冷气上冲的话，则又毫无疑问是确属于火，这又是一条定理定则。如朱丹溪说："上升之气，自肝而肺，中挟相火，自下而出，其热为甚，自觉其冷，非真冷也，火极似水，积热之甚。"余师愚也说："病人自言胃出冷气，非真冷也，乃上升之气，自肝而出，中挟相火，自下而上……阳亢逼阴，故有冷气。"至于治法，丹溪主张，投以辛凉，行以辛温，制伏肝邪。治以咸寒，佐以甘温，收以苦甘，和以甘淡，补养阴血，阳自相附。

逆气上冲，有从丹田起，急速撞击而上，发为呃逆，对比之下，其他冲逆反觉势缓力弱，这是冲脉逆气的典型症状，也必属于火。《临证指南医案》中，邹时乘曾说："丹溪谓呃逆属于肝肾之阴虚者，其气必从脐下直冲上出于口，断续作声，必由相火炎上，挟其冲气，乃能逆上为呃，用大补阴丸峻补真阴，承制相火。东垣尝谓阴火上冲而吸气不得入，胃脉反逆，阴中伏阳即为呃，用滋肾丸以泻阴中伏热。"

由此可见，只有上冲之觉有冷气者，或自下急速上冲，呃逆连声者，才必属于火。其余逆气上冲诸症，属火的固然不少，而属虚寒者，亦常有之。则"诸逆上冲皆属于火"，自不能教条式地看待。

四、其他冲脉病

"逆气里急"，这只是冲脉为病的主要表现，并非除此以外再无所谓冲脉病。根据《内经》，冲脉还能有如下的一些病理表现。

（一）月事衰少及时时前后血

《素问·上古天真论》："女子……二七而天癸至，任脉通，太冲脉盛，月事以时下，故有子。""七七任脉虚，太冲脉衰少，天癸竭，地道不通，故形坏而无子也。"这说明冲脉与月经有关系。冲任旺盛，月经就会按时而下，反之，冲任脉虚，就会经闭不来。张景岳说："胞络者，子宫之络脉也。"又说："胞中之络，冲脉之络也。"冲为血海，所以子宫之络脉出血，或月事不来，都是冲脉病。张寿甫有理冲汤、理冲丸、安冲汤、固冲汤、温冲汤等方，其方之所以名冲，就是因为都是治的冲脉病。尤其是固冲汤和安冲汤，都治月经多而且久，过期不止，或不时漏下，更证明是治的子宫络脉损伤，也就是冲任之络损伤。

张氏固冲汤、安冲汤的立方本旨，来源于《素问·腹中论》的四乌贼骨一藘茹丸。该方治"少年时有所大脱血，若醉入房中，气竭肝伤，故月事衰少不来"，及"时时前后血"之病。《腹中论》把冲脉损伤称为肝伤之病，可见冲脉、子宫、肝经三者，在中医学的术语中，有时所指相同，不能强分。

（二）子瘖

《素问·奇病论》云："人有重身，九月而瘖，此为何也？岐伯曰：胞之络脉绝也。"张景岳认为，胞之络脉，就是冲任之络。就是说，子宫中冲任之络脉，受已发育到九个月的胎儿的压迫，致使与肾脉阻绝不能相通（冲脉起于肾下），肾气不能上达喉咙与舌本，所以声音不出而形成子瘖。这样看来，子瘖虽然是由于肾脉阻绝，但其所以阻绝，则是胞中冲脉受压迫，不能与肾相通的缘故。

（三）无须

《灵枢·五音五味》篇提到：冲脉能充肤热肉，淡渗皮毛，其浮而外者，循腹上行，会于咽喉，别而络唇口，所以唇口生髭须。在妇女则由于月事以时下，屡屡脱血，在宦者则由于去其宗筋，使冲脉受伤，血泻不复，都不生髭须。此外，还有天阉，虽然未脱血，也未去宗筋，但是先天就冲脉不足，所以也不生髭须。

（四）跗上脉不动

《灵枢·动输》篇云："冲脉并少阴之经，下入内踝之后，入足下。其别者，邪入踝，出属跗上，入大指之间，注诸络，以温足胫，此脉之常动者也。"《灵枢·逆顺肥瘦》篇认为，"别络结则跗上不动，不动则厥，厥则寒矣。"

这里所说的冲脉别络结，很像下肢脉管炎。

（五）两股如沃汤之状

《灵枢·百病始生》篇云："其着于伏冲之脉者，揣之应手而动，发手则热气下于两股，如沃汤之状。"这是由于冲脉"其下者，注少阴之大络，出于气街，循股内廉"，所以病在伏冲之脉，能出现这样的症状。

两股如沃汤之状，亦见于胞痹。《素问·痹论》云："胞痹者，少腹膀胱，按之内痛，若沃以汤，涩于小便，上为清涕。"全元起本"内痛"作"两髀"。"髀"，即股，与上文"热气下于两股"相同。

冲脉病能致热气下于两股的最好说明，是《金匮要略·痰饮咳嗽篇》的一段："青龙汤下已，多唾口燥，寸脉沉，尺脉微，手足厥逆，气从少腹上冲胸咽手足痹，其面翕热如醉状，因复下流阴股，小便难。"这是说咳逆倚息不得卧的病人，本来就肺气不降，逐渐加重，就更令肾不纳气。冲脉起于肾下，"为肾脏之辅弼，气化相通"，肾气本来就不能固摄，又与以发越的小青龙汤，就更容易助长肾气上冲之势，所以致成"气从少腹上冲胸咽"，面部也"翕热如醉状。"当药力已过之后，候又热气下于两股，如沃汤之状。这样的上冲下溜，证明了冲脉有上行、下行的两条路线，也证明了肾气不摄则冲脉易动，这也就是叶天士所说"冲脉之伏脊而行者治在少阴"的举例。

热气下于两股，很像西医学所说的"李文斯顿（Livingston）三角"。这个三角，在缝匠肌内缘，大腿内侧缘，以及腹股沟韧带下一半所构成之三角区。在急性肾盂炎或输尿管炎急性梗阻时，此三角区内之皮肤，对粗糙刺激感觉过敏，并且此区内体温稍高，皮肤发红。皮肤划痕、温热感觉过敏，亦可能存在。此等证候，只限于三角内，并以中心部最显著。尿自梗阻之肾流出后，72小时之内，此等证候则消失。

出现这种情况，西医学称之为"腹内疾病之皮肤证候"，还没有令人信服的病理解释，但这与冲脉起于肾下，热气下于两股，非常符合。

（六）便难

便难是伴随逆气里急所出现的症状，不出现逆气里急，也就不会出现便难。由于逆气里急，则不但胃失其息息下行之常，所有的气、血、津、液，也都随着受到影响，所以"便难"，也是胃脉四道为冲脉所逆的结果。

便难随着逆气里急而出现的有：《素问·骨空论》云："此（伏冲）生病，从少腹上冲心而痛，不得前后（大、小便）为冲疝。"《金匮要略·痉湿暍篇》云："太阳病，无汗而小便反少，气上冲胸，口噤不得语，欲作刚痉，葛根汤主之。"《金匮要略·腹满寒疝宿食篇》云："趺阳脉微弦，法当腹满，不满者必便难，两胠疼痛，此虚寒从下上也。"这几条之所以出现便难，都是由于气上冲，或"虚寒从下上"，致使气机不能下降所促成的。不过欲作刚痉的气上冲胸，是外邪郁闭所引起，其病机与《伤寒论》中"太阳阳明合病不下利但呕"相同，而"虚寒从下上""两胠疼痛"，则是下焦虚寒所致成，所以重点都不治冲。但是主症愈后，冲气自平，冲气既平，大、小溲也就不难了。

（七）喘动应手

这是指的按压腹部深处，腹主动脉喘动应手，未必是病态。《素问·举痛论》云："寒气客于冲脉，冲脉起于关元，随腹直上。寒气客则脉不通，脉不通则气因之，故喘动应手矣。"

"喘动"，是跳动快的意思。如《素问·平人气象论》云："盛喘数绝者，则病在中。""病心脉来，喘喘连属。"《素问·三部九候论》云："盛、躁、喘、数者为阳。"《灵枢·热病》云："热病七八日，脉口动喘而短者，急刺之。""热病已得汗出，而脉尚躁喘……喘甚者死。"张景岳注：动疾如喘。

五、关于冲脉的名称问题

目前《中医基础学》对于奇经的论述，冲、任、督三经，名称固定，路线分明。循腹中央直上的为任脉，夹脐上行的为冲脉，循背上行的为督脉，循行路线不同，名称、主病也各不相同。但在《内经》的不同篇章中，名称就不统一，有时还混淆不清。如《素问·骨空论》论督脉云："其少腹直上者，贯脐中央，上贯心。入喉，上颐，环唇，上系两目之下中央。"这实质就是现在所说的任脉，但《骨空论》仍称之为督脉。又如："此生病，从少腹上冲心而痛，不得前后，为冲疝。"这实质是伏冲之脉，而《骨空论》也属之于督脉。启玄子云："任脉循背，谓之督脉，自少腹直上者，谓之任脉，亦谓之督脉。由此言之，则是以背腹分阴阳而言任督，若云脉者，则名虽异而体则一耳，故曰：任脉、冲脉、督脉，一源而三岐也。"他又说："三脉本同一体，督脉即冲任之纲领，任冲即督脉之别名耳。"这说明：古人言督脉，可以赅括冲、任，而言冲、任，则只是指出督脉的某一分支。

然而也有的认为：并非循背就叫督脉，循腹就叫任脉。循背者有督脉，也有任脉，循腹者有督脉，也有冲脉。甚至冲脉与少阴脉合而盛大之后，仍然不能以少阴脉代替冲脉，仍然少阴是少阴，冲脉是冲脉。如《太素·骨空论》曰："其少腹直上者，贯脐中央……"杨上善注曰："有人见此少腹直上者，不细思审，谓此督脉以为任脉，殊为未当也。"

又，《灵枢·百病始生》篇张景岳注伏冲之脉云："其上行者，循背里，络于督脉。"既云络于督脉，即督是督，冲是冲，虽相络，但不是一脉。

又，《灵枢·动输》篇云："足少阴因何而动？岐伯曰：冲脉者，起于肾下……并少阴之经，下入内踝之后，此脉之常动者也。"杨上善《太素·卷十冲脉》注："其下行者，注少阴之大络下行，然不是少阴脉。"这说明冲脉与少阴脉已合为一脉，仍然少阴是少阴，冲脉是冲脉。可是《素问·疟论》启玄子注："伏膂之脉，谓膂筋之间，肾脉之伏行者也。"又把冲脉和少阴看成一脉。

又，《难经·二十八难》曰："冲脉者，起于气冲，并少阴之经，夹脐上行，至胸中而散。""并"，平行的意思，平行，仍不等于冲脉即少阴脉。但《针灸大成》认为，横骨、大赫、气穴、四满、中注、肓俞、商曲、石关、阴都、通谷、幽门左右 22 个少阴经穴位，是少阴冲脉之会。这些穴位，主治腹痛、哕、噫、呕逆、大便不通、逆气肠鸣、气抢胁下等逆气里急的症状，也是冲脉的主病。这又证明冲脉和少阴不能分家。

六、关于冲脉的一些不成熟的看法

（一）冲脉与第二特征

根据《素问·上古天真论》，女子二七任脉通，太冲脉盛，就月事以时下，七七任脉虚，太冲脉衰少，就天癸竭，地道不通。《灵枢·五音五味》

篇又提到冲脉络口唇，男子就生髭须。女子有月经，宦者去宗筋，伤及冲脉就不生髭须，可见冲脉与副性征有关系。尤其是男子的脐中行，上至胸，下至曲骨，多毫毛密布，而女子则无此现象，这既与副性征有关系，也与冲脉夹脐上行至胸中而散相符合。因此，可以假设，冲脉的作用，是指性激素而言。

（二）冲脉功能

人身的气血津液活动，是有升有降的。升而不冲，降而不陷，才能达到矛盾的统一。如果在某些情况下，但降不升，或降多升少，就是气下陷。反之，若但升不降，或升多降少，就是气上冲。前者可以说是冲脉之不及，后者可以说是冲脉之太过。不论陷或冲，都是腹内脏器在某种病因作用下所呈现的不同反应。那么存不存在冲脉之为病，决定于有没有逆气里急这一症状。也就是说，出现了逆气里急这一症状，就算冲脉病。譬如说，由于肠梗阻而出现腹痛呕吐，也影响到冲脉。那么，冲脉之为病，实质是所有内脏冲逆不安的概念。后世医书，对于逆气上冲之症，多归属于肝肾，而且冲脉没有自己独立的穴位，其并少阴之脉下行，离开少阴也找不到冲脉，都可以对冲脉的有无，打个问号。

（三）冲脉可能是束，而不是线

如果确实存在冲脉，但根据腹部毫毛及唇口髭须的分布，以及渗诸阳、温诸经、充肤热肉、温足胫等冲脉作用，都不是线。"至胸中而散"，可能是束的松散。另据冲脉夹脐，既可并阳明之经，又可并少阴之经，也足以作为束的证明。

易与医

一、从《易》与医的起源谈起

《易》是讲卜筮的书，医是"治病工"（见《说文》）。卜筮①和治病是两种不同的职业，但在中国古时，却都是"巫"的事。巫，是跳大神的人。《说文》云："祝也，女能事无形以舞降神者也，象人两袖舞形"（按：巫亦包括男巫。《楚语》云："在男曰觋，在女曰巫。"《周礼春官神仕琉》则说："男，阳，有两称，曰巫，曰觋；女，阴，不变直名巫，无觋称。"）"筮"字从巫。"医"，繁体字作"醫"，《集韵》作"毉"，亦从巫，可证。

卜筮和治病虽然都是巫的事，但在分工上也有所侧重。如《吕氏春秋》就说："巫彭作医，巫咸作筮。"②当时虽然有的人信巫，有的人信医（《史记》"病有六不治"，"信巫不信医"，就是六不治之一），但大多数是巫、医并重，就在贵族中也是这样，如《左传·成十年》中晋侯病，就请了桑田巫，同时也请来当时名医医缓③。

学术是不断发展的，卜筮由技术上升为理论，医学由简单到复杂，这就不是巫的事了。这样，不但思想体系二者各有不同的发展，就是作为职业来说，也都脱离开巫，而各自成为专业。在《周礼》，医师隶于冢宰，筮人隶于宗伯，就是已分了家。

---

① 卜与筮都是占卜方法，问龟曰卜，即灼龟取兆，以火烧龟壳，看龟壳的裂纹以断吉凶。揲蓍草以占休咎曰筮。《左传》曰："筮短龟长，不如从长。"注："龟著象，筮衍数，物先有象而后有数，故曰筮短龟长"。

② 桑田巫，桑田是地名。彭、咸、缓是人名，巫彭、巫咸、医缓，犹言彭巫、咸巫、缓医生。

③ 同上。

二、《易》学的发展及其思想内容

易与医虽然分了家，但是易学在哲理方面的发展，至今还明显地与医学有着千丝万缕的关系。为了讲明《易》与医的这种关系，首先要简要地介绍一下《易》的发展及其思想内容。

《易》的最初，只有占卜的形式，以后才逐渐形成哲理。谈哲理有文字可查的是从孔子的"系辞"上下传开始的。尤其到了宋代一些著名的理学家，对《易》的哲理的形成，影响更大。总起来说，"易"有变易之义。《系辞上传》云："生生之谓易"。注："阳生阴，阴生阳，其变无穷"。也就是说，自然或人事，都不断地变化，有正常的变化，也有不测的变化，《易》就是对这些变化的预测和解释，所以说"讲易见天心"[1]"天心"[2]，亦即自然界的奥秘之意，"见天心"就是发现和解决这些奥秘。

《系辞上传·十二章》云："形而上者谓之道，形而下者谓之器。"这里所谓的"道"和"器"，也就是理论和技术的意思。八卦、重之为六十四卦、三百八十四爻分阴爻阳爻、揲蓍、灼龟等，都是技术上的问题，是可以看到的，所以是"形而下"者。而从这些卦爻之中，推衍到一切事物发展变化的哲理，这就是"道"。"道"是难用图像作说明的，所以称之为'形而上"者。但哲理是从事物现象推衍而来，所以形上之道，不能离开形下之器。也就是说，如果没有形下之器作依据，是不能升华为形上之道的。

《易》既然从占卜的技术发展成一种哲理，于是学《易》者也就形成了两派：一派仍停留在占卜上，以揲蓍问卦为职业；一派则推衍道理，研究宇宙的变化。因为易的卦爻有数也有理，前者重数不重理，必走入唯心论的泥坑；后者则是借数说理，其重在理，就形成了一种朴素的哲学思想。在祖国的学术思想和文化遗产上，几乎每一领域都受《易》的影响，中医学自然也不能例外，所以医学虽然与卜筮早已分了家，但在哲理方面，甚至其他方面，仍然与《易》有着千丝万缕的关系。这种关系，张景岳在《类经附翼》中就有"医易"一篇作了专门的论述。他说："天人

---

[1] 复卦的象辞："复，其见天地之心乎？"

[2] 邵康节诗云："冬至子之半，天心无改移，一阳初运处，万物未生时，玄酒味方淡，太音声正希，此言如不信，更请问庖羲。"

一理者，一此阴阳也；医易同源者，一此变化也。岂非医易相通，理无二致？可以医而不知易乎？"

此外，日本西泽道允，在其"自然科学与阴阳五行的生理和中医治则"（《东洋学会志》）一文中就提到：想真正领会和运用针灸《伤寒论》《内经》等的精神实质，就要先读《易经》。这也说明了医易关系的密切。

《易》的流派，最初有三家，即《连山》《归藏》和《周易》。《连山》相传为神农所作，一说夏易《连山》。它是以艮为首，象山之出云，连连不绝。《归藏》相传为黄帝所作，也有的说殷易《归藏》的。是以坤为首，象万物归藏于地。《周易》相传为文王、周公、孔所作。因伏羲所画八卦、重之为六十四卦、三百八十四爻。秦焚书，《周易》独以卜筮得存，故于诸经中最为完善。其所以名为"周易"，有人说是因为易的道理周普，无所不备。也有的说，周指岐阳，是地名，即"周原朊朊"（《诗·大雅·文王之什·绵九章》）之周，所以别于殷易。《连山》《归藏》均已佚，现只存有《周易》。凡我国文化学术受有易学影响的，都是由于《周易》一书。

（一）《周易》简介

现存之《周易》，共分"上经""下经""系辞上传""系辞下传""说卦传""序卦传"及"杂卦传"等七篇。上经三十卦，下经三十四卦，每卦之六爻，相传为伏羲所画。卦下所系之辞，称为爻辞，是文王所作，以断一卦之吉凶。每爻下所系之辞，称为爻辞，是周公所作，以断一爻之吉凶。文王所系之辞，孔子又加以解释与发挥者，称为"彖曰"，亦即彖之含义的意思。其解释每卦卦象之辞，称为"象曰"，亦称"象辞"，亦系周公所作。但卦内各爻之"象曰"，有人认为是孔子所作。

"系辞上传"十二章，"系辞下传"亦十二章。"系辞"的本意系指卦下所系之彖辞与爻下所系之爻辞。上下两篇系辞相传都是孔子所作，系综合性地论述彖辞与爻辞的体例，并加以阐发者。因为无经可附，故独立成篇，称为"系辞"这纯属于哲理方面。

"说卦传"，是比类推广八卦之象，属于《易》之形而下者。

"序卦传"，共上下两篇，解释卦名的涵义与卦之次序。

"杂卦传"，一篇，简释卦名之意义。

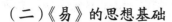
（二）《易》的思想基础

全部《周易》讲的是阴阳。因为"阴阳者，天地之道也，万物之纲纪，变化之父母，生杀之本始"。阴阳的来源，基于太极。太极是阴阳之未分，以图示意如图3。然而这种示意，实质是阴阳已分，阴阳未分之太极是无法画的，若硬要画的话，只可画如图4。因为只有这样。才可以体现出太极中有阴阳，而这种阴阳，又几乎是不可分的。

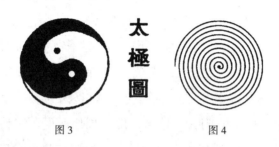

图3   图4

所谓"太极"，也只是一种抽象概念，它不是指的任何事物，但任何事物，都可以用太极作解释。譬如天地之未分，就是太极。分了，则轻清者上升而为天，属阳；重浊者下凝而为地，属阴。依此类推，任何事物的阴阳未分之时，都有一太极。宋代理学大师周敦颐就说："无极而太极，如吾心寂然无思，万善未发，是无极也。然此心未发，自有昭然不昧之本体，是太极也。"也就是说，当我们头脑未做活动的时候，就是一个太极，一旦动起来，或向好处想，或向坏处想，也就是太极分阴阳。又如一个鸡蛋，也就是一个太极，孵出小鸡可分雌雄，就生阴阳了。所以太极一分为二，就是阴阳；阴阳合二为一，就是太极。

但阴阳是复杂的，以阴或阳各作为一个太极，则阴阳之中复有阴阳。这样，阴阳就数之可千，推之可万了。以图5示意如下。

说明：（1）初爻为始、为下，中爻为中，上爻为上、为终，故八卦从下爻到上爻，时间上有从始至终之义，在空间上有从下至上，从根至末之义。

（2）阳七为少，九为老；阴八为少，六为老，老变而少不变，故阳爻称九，阴爻称六。占时取变爻。因为变爻有动的概念，而无论吉凶悔吝，都是生乎动的。

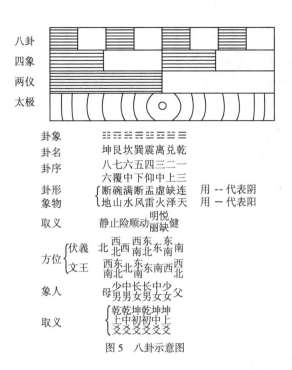

图 5　八卦示意图

（3）伏羲方位，属先天之学，不常用；文王方位，属后天之学，常用。

（4）全部《周易》，八卦是基础。

（5）伏羲八卦方位，《说卦传》称为："天地定位，山泽通气，雷风相搏，水火不相射。"文王八卦方位，《说卦传》称："帝出乎震，齐乎巽，相见乎离，致役乎坤，说言乎兑；战乎乾，劳乎坎，成言乎艮。"男、艮为少男、离为中女、兑为少女，也都是根据阴或阳的主爻，在坤卦或乾卦中所处的位置而言的。主爻之外与主爻阴阳相对立的。两个爻，则是画家"烘云托月"之意，都是为主爻定位的。

（6）六十四卦阴阳示意图，因为图形复杂，故不详列，学者可从《周易》中，依图 5 类推。

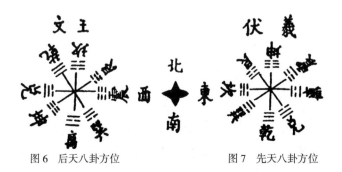

图 6　后天八卦方位　　　　图 7　先天八卦方位

八卦之上，复各加以八卦，即成六十四种卦。六十四种卦，不是简单相加而成的，而是在八卦的基础上，依照一分为二的增一倍法，由下至上，阴阳交错而自然形成的。《周易·系辞上》所谓："刚柔相摩，八卦相荡。"邵康节称为"八分为十六，十六分为三十二，三十二分为六十四。"也就是"数之可千，推之可万，万之大不可胜数"的意思。

外卦加内卦形成六十四个独立的新卦，也有这样一种涵义，即任何事物的发展与变化，都是可以分阶段的。由第一阶段进入第二阶段，是属突变，突变可能会有波折。也就是说，分阶段看一切事物的发展与变化，每一阶段都是渐进的、量变的；而从前一阶段进入后一阶段，则往往是突变的、质变的。

内卦加外卦而定新名，"三多凶，四多惧"（《周易系辞》），提示凡事物由第一阶段进入第二阶段的困难性与不稳定性。二与五多吉，是得内卦与外卦之中，且已稳定的缘故。

八卦中的三个爻，在某种意义上还有个主爻（六十四卦每卦也同样有个主爻），主爻都是从乾坤二卦而来。乾卦自始至终，自下到上，都是阳爻，得阳之全，故比之为父。坤卦自始至终，自下到上，都是阴爻，得阴之全，故比之为母。震卦是一阳在下，即乾卦的初爻，初是第一的意思，降生的第一个男子，自然是长男了。巽卦是一阴在下，即坤卦的初爻，降生的第一个女子，也自然是长女了，其余坎为中男、艮为少男、离为中女、兑为少女，也都是根据阴或阳的主爻，在坤卦或乾卦中所处的位置而言的。主爻之外与主爻阴阳相对立的两个爻，则是画家"烘云托月"之意，都是为主爻定位的。

三、《易》对中医学的影响

祖国所有的文化遗产，都受到易学的影响，其流入占卜、星相、堪舆之类的不必论，就是对于医学，影响也是很大的。如《左传·昭公元年》说："晋侯求医于秦，秦伯使医和视之，曰：疾不可为也。是谓：'近女室，疾如蛊，……于文，皿虫为蛊，谷之飞亦为蛊，在《周易》，女惑男，风落山，谓之蛊；䷑皆同物也。"这是以《易》谈医的最早记载。下面再分别从生理、病理、药名、方名等加以陈述。

（一）生理方面

《说卦传·第九章》说："乾为首，坤为腹，震为足，巽为股，坎为耳，离为目，艮为手，兑为口。"这是"近取诸身"，意义不大。

☶艮有止义，为山，鼻不动，故鼻梁（颏）称山根。

☱兑有缺义，为口，故唇上端称兑端。

☲山雷颐：艮上震下，艮为山，有止义；震为雷，有动义，故颐卦有上止下动之义。颐，又名辅车、牙车、颔车、类车等，即上下颌骨交合处。张口闭口时，上颌骨不动，只下颌骨活动，也是上止下动，故名颐。

☴风地观：巽为风，在上，有动义；坤为地，在下，有静义。观，需用目，目的启闭，就是上睑动而下睑不动。

☵水火既济：坎为水为上卦，离为火为下卦，水升而火降，为水火既济。在中医学中，水火既济指心肾相交。

（二）病理方面

☲火水未济：离上坎下，与既济相反，为火水未济，即心肾不交。

《说卦传·第十一章》说："巽……其于人也为寡发，坎……为忧，为心病，为目痛"。

鼓胀：亦称蛊胀，取义于山风蛊☶卦。易曰"蛊，坏极而有事也"，"下卑巽而上苟止"。下卦为巽，巽有顺从之义；上卦为艮，艮有静止不前之义。在下者只会顺从，在上者静止不动，就什么事也办不了，所以说"坏极而有事也"。

☷上卦坤，为地；下卦离，为火，称地火明夷。地火明夷，有人解释阳明病三急下证之"伤寒六七日，目中不了了，睛不和，大便难，身微热"，为火入地中，为明夷。

（三）用作药名

如益母草又名坤草，取"坤为母"之意。脐带名坎气，坎气指肾中之阳。震为雷，故雷击木名震烧木，雷公藤名震龙根。

（四）用作方名

1. 交泰丸

取义于地天泰卦䷊。

清宁丸，又名乾坤得一丸。取《老子》"天得一以清，地得一以宁"之义。以乾坤代表天地，"一"，即纯一不杂之义。

2. 清震汤

震为雷，主治雷头风。方中有荷叶，荷叶有仰盂之象，故名。

3. 巽顺丸

取义于《说卦传》中"巽为鸡"之义。治妇人倒经，药用乌骨白毛鸡、乌贼骨、芦茹等，以鲍鱼作丸。李时珍曰"乌鸡，益产妇"，故以乌鸡为主药作丸，名巽顺丸。

4. 丽泽通气汤

《张氏医通》方，治久风鼻塞。药用羌、防、苍、升、葛、麻、芷、芪、草、葱、椒、姜、枣。取义兑卦象辞："丽泽兑，君子以朋友讲习。"注："两泽相丽，互相滋益，朋友讲习，其象如此。"丽泽通气，即使两鼻孔互相通气之意。

5. 资生丸

张锡纯方，取义坤卦象辞："至哉坤元，万物资生，乃承顺天。"

6. 贞元饮

张景岳方，乾卦象辞有"元亨利贞"之文，"贞元"，有贞下起元之义。即到贞完了，又重新从元开始。

此外尚有：坎离丸、坎宫锭子、坎离既济丸、坎离汤、震泽汤、震蛰丹、震灵丹、兑金丹等，皆是以卦名作方名。

（五）用作书名

1.《履霜集》

清·臧达德著。是提倡有病早治之书，取义于坤之初六："履霜，坚冰至"。

2.《坤元是保》

宋·谢宗昂撰。取义于坤为母。坤卦象辞:"至哉坤元,万物资始,乃顺承天。"

3.《历代医医蒙求》

宋·周守忠撰集,取义于蒙卦象辞:"蒙,亨。匪我求童蒙,童蒙求我。"

（六）解释六气

章虚谷云:"六气并非六种不同元素,实不出乎阴阳。"他认识阴或阳之或多或少、或进或退,是形成六气的根本原因。并按《周易》的六十四卦对风、寒、暑、湿、燥、火六气进行了系统的解释。

又,《伤寒例》云:"是故冬至之后,一阳爻升,一阴爻降也(指地雷复卦☷);夏至之后,一阳气下,一阴气上也(指天风垢卦☰)。斯则冬夏二至,阴阳合也;春秋二分,阴阳离也。"也是以卦来解释一年的二十四节气。

以上所列,仅仅是为了帮助初学者领会医易同源的一些浅显的例证,若讲到其深奥处,推论其广泛性,则医学上的一切正常生理和异常的病理变化,无一不与《易》理相关。举例说:《伤寒论》中戴阳证之"郁冒汗出而解,病人必微厥",不也是坤卦上六之"六龙战于野,其血玄黄"的道理吗?明白了坤卦初六之"履霜,坚冰至",就会知道"少阴病,脉沉者",为什么要"急温之"了。明白了剥板而复,就会理解厥阴病的阴尽阳生。从此可知,易者,正如本文前面所说"有变易之义"。自然界的任何事物,无不变易,就无不与易理密切相关。

与李今庸同志商榷
——读"《金匮要略》析疑三则"

在《山东中医学院学报》1978年第1期上，李今庸同志发表了题为"《金匮要略》析疑三则"一文，见解独特，引证渊博，奉读之下，深感这种钻研学术的精神，是值得钦佩的。但对于这三则问题的看法，个人还有一些不同的、也不成熟的意见，现在提出来同今庸同志协商、探讨一下。

一、关于"弦则为减"的问题

本文见于《金匮要略》血痹虚劳、惊悸吐衄、妇人杂病等篇。原文是："脉弦而大，弦则为减，大则为芤，减则为寒，芤则为虚，虚寒相搏，此名为革。妇人则半产漏下，男子则亡血、失精。"

作者认为"弦则为减"，应当是"弦则为紧"之误。因为"弦则为减"以下四句，是对偶性文句，"弦则为减"与"大则为芤"对，"减则为寒"与"芤则为虚"对。但"芤"是脉名，"减"却是量动词，二者对不起来，"文理不顺"，所以认为"减"应作"紧"，才是脉名对脉名，文理就顺了。作者除了说"减"与"紧"声同易转之外，还引证了《伤寒论》和《金匮要略》中大批"紧则为寒"的句子，用以说明"减则为寒"应当是"紧则为寒"。既然是"紧则为寒"，上文就当然是"弦则为紧"了。

我认为，根据《伤寒论》和《金匮要略》中有不少"紧则为寒"的句子，便否认"减则为寒"，就改"减"为"紧"，这是逻辑上的错误，无须辩驳就可以看出来的。所以倒是应该从语法上讨论一下，看一看改"减"为"紧"有没有这样的必要。

张仲景无论在《伤寒论》或《金匮要略》中，用对偶句、联用句来说明脉象、脉理、病理，是屡见不鲜的。举例说吧："脉浮而大，浮则为热，大则为虚。"（《伤寒论·太阳篇》）"少阴脉紧而沉，紧则为痛，沉则为水。""脉浮而洪，浮则为风，洪则为气。"（《金匮要略·水气病脉证并治》）"寸门脉迟而缓，迟则为寒，缓则为虚。""寸口脉沉而弱，沉即主骨，弱即主筋，沉即为肾，弱即为肝。"（《金匮要略·中风历节病脉证并治》）等等都是。这些，除了首句是脉名以外，下面都是依脉名来说明脉理或病理的对偶句。依彼例比，那么"脉弦而大"之下的"弦则为减，大则为芤"两句，就是解释"弦""大"脉理、病理的对偶句。即"弦"的病理是减——阳气衰减。"大"的病理是"芤"——外强中干之象。这样，"减"和"芤"就自然相对了。

人们会怀疑"芤"本来是脉名，现在不作脉名看待，却作为病理用词看待，这是否牵强？我认为，古人对于脉象的命名，本来就取义于物象或病理的，脉名本身，就能反映病理，所以二者不能强分。例如《金匮要略·水气病脉证并治》说："寸口脉浮而迟，浮脉则热，迟脉则潜，热潜相搏名曰沉。趺阳脉浮而数，浮脉即热，数脉即止，热止相搏名曰伏。沉伏相搏名曰水。沉则络脉虚，伏则小便难，虚难相搏，水走皮肤，即为水矣。"这段文字，内容可分数节，每节都是先提脉名，然后以相对偶的句法来解释这些脉象的病理，最后找出病机。"热"和"潜"是浮迟脉的病理；"热"和"止"是浮数脉的病理。"热"和"潜"造成的病机是"沉"，"热"和"止;'造成的病机是"伏"。"沉"而又"伏"，就致成了水气病的出现。对于这段文字，特别要注意的是："沉"和"伏"都是脉名，但这里不作脉名用，却作病机用，以"沉"代表络脉虚，以"伏"代表小便难，水不下趋而走于皮肤的络脉，于是就形成了水气病。

"沉"和"伏"可以不作为脉名用而作为病机，这就说明以"芤"表示病理，并无不可。"芤"既然作为病理，也就无须改"减"为"紧"，文理也顺了。

作者又因这段文字在《妇人大全良方·崩中漏血生死脉方论》中直接写作"弦则为紧"，因此认为本文的"减"本来就是"紧"字。这样的想法，也太简单了。因为《妇人大全良方》是宋代陈自明撰，其书晚于《金匮要略》约一千年，因此，说它敢于改"减"为"紧"，是可以的，若据以证明"减"本应作"紧",则不足为凭。

二、"两胠疼痛，此虚寒从下上也"

本文见于"腹满寒疝宿食病脉证治第十"，全文是："趺阳脉微弦，法当腹满。不满者，必便难，两胠疼痛，此虚寒从下上也。当以温药和之。"

作者认为，"两胠疼痛"应当是"两脚疼痛。""此虚寒从下上也"应当是"此虚寒从上向下也"。作者引证了《外台》、马王堆出土帛书，以及《灵枢·经脉》《素问·大奇论》《诸病源候论》《太素·五脏脉诊》《素问·脏气法时论》《汉书·高五王传》颜师古注、《韩非子·难言》《玉篇》《广雅》《急就篇》等等大量文献，反复考证，认为"胠"与"脚"古字常混用，因而结论是："胠"当作"脚"。既然"胠"当作"脚"，那么"从下上也"就自然应当是"从上向下"了。

我认为，这样的推理，仍然是不可靠的。因为"胠"虽然可以与"脚"通用，但不能据此就确定本文的"胠"，也应当是"脚"。究竟应当是"胠"？是"脚"？还需要和本节的病理内容结合起来，才能得出正确的结论。

我们看看本节"腹满"和"不满者必便难"二者的病理、病机是怎样的，再确定应当是"胠"痛，是"脚痛"吧。本节首先提出"趺阳脉微弦，法当腹满"。趺阳诊脾胃，弦脉主寒主急，弦脉见于趺阳，则脏寒生满病，所以法当腹满。但是"法当"并不意味着"必当"，有的人却"不满者必便难"。"便难"是怎样一种病机呢？《素问·骨空论》讲督脉为病中有"此生病，从少腹上冲心而痛，不得前后，为冲疝。"《史记·仓公传》说："齐郎中令循病，众医皆以蹶入中而刺之，臣意诊之曰，涌疝也，令人不得前后溲。""不得前后"或"不得前后溲"就是"便难"。可见"便难"是冲疝、涌疝的见症。丹波元简认为：厥疝、涌疝，和后世的奔豚、疝气相同。又，《素问·脏气法时论》中有这样一段话："青脉之至也，长而左右弹，有积在心下支，名曰肝痹，得之寒湿，与疝同法。""青脉"就是弦脉，这样的脉象，反映出"有积在心下支胠"，既然"支胠"，就会"两胠疼痛"，治疗时当"与疝同法"。

《素问·脏气法时论》又云："腹满膜胀，支鬲胠胁，下厥上冒，过在足太阴、阳明。"足太阴阳明就是脾与胃。细想这段的意思是：脾虚受寒，法当腹满䐜胀，若出现"支鬲胠胁"，这是下厥上冒。"下厥上冒"，实际就是虚寒从下上。其总的病因是"过在足太阴阳明"有寒积。足太阴阳明有寒积，趺阳脉岂能不微弦？

以上《素问·脏气法时论》这两段，与"趺阳脉微弦，法当腹满，不满者，必便难，两胠疼痛，此虚寒从下上也，"除了文字不同外，其内容真是若合符节，基本没有不同之处。可见本节是以"趺阳脉微弦"来说明寒邪内干，可能出现腹满或寒疝两种不同的症候，腹满和寒疝实际也是一种病的两种不同反应，这也就是张仲景为什么要把腹满、寒疝、宿食合成一篇的原因。如果不了解这一点，抽掉了腹满和寒疝的内在联系，又改胠为脚，改下上为上下，是不恰当的。

作者还引用了《诸病源候论·大便难诸候·大便难候》："不满者，必大便难而胠痛，此虚寒从上向下也。"来证明"下上"当是"上下"。这样的引证也有问题。因为《诸病源候论》的这段资料是来自《金匮要略》的，我们可以用《诸病源候论》去否定《金匮要略》，同样也就可以用《金匮要略》去否定《诸病源候论》。

作者最后引用了《素问·脏气法时论》一段"脾病者，身重、善（《甲乙经》此下有'饥'字）、肌肉痿、足不收、行善瘈、脚下痛"来证明"胠痛"当是"脚痛"。这里之所谓"脚"，诚如作者考据的那样，是指整个下肢。但这里的下肢痛，不是虚寒从上向下，而是脾不输精，致使肌肉萎缩，它和虚寒的从上下，是不相关的。

三、阴气衰者为癫，阳气衰者为狂

作者因为本文与《难经》"重阳者狂，重阴者癫"相矛盾，而且临床治疗癫狂，多用催吐、化痰、泻火、开郁、通窍、重镇、安神等法，这样的治法，只适用于"重阳""重阴"，而不适用于"阳气衰""阴气衰"。虽然"用补法治癫狂也不乏其例，但这毕竟不是治疗癫狂的一般规律，"所以旁征博引，硬把"衰"字说成"蓑"字，解为雨衣，取蓑草重叠之义，以求与《难经》的"重"字相符合。

这里应首先指出，作者为了将"衰"改"蓑"，虽然下了那样大的功夫，但以"衰"训"重"，仍是杜撰。其次，说补法不是治癫狂的一般规律，这并不能否定治癫狂可用补法。现举一医案如下。

"妇科郑青山，因治病不顺，沉思辄夜，兼受他医讽言，心甚怀愤。天明，病者霍然，愤喜交集，病家设酌酬之，而讽者已遁，愤无从伸，忽大叫发狂。同道诸名家，治之罔效。一日，目科王道来往候，索已服未服等方视之，一并毁弃，曰：此神不守舍之虚证，岂豁痰、理气、清火之药所能克效哉？遂觅上好人参二两，一味煎汤，服之顿安，三啜而病如失，更与归脾汤调理而定。"（《张氏医通》）

此外，如傅青主之化狂丹，治终年狂而不愈者，方中参、术各用至一两。《辨证录》治发癫久而不效的天半神丹，方用巴戟天三两。这样的医案不算少数，这都是重阳、重阴呢？还是阴气衰、阳气衰呢？

我们再看看"阴气衰""阳气衰"，张仲景是在什么情况下提出来的，再确定是否需要改"衰"成"襄"吧。

《金匮要略》原文云："邪哭，使魂魄不安者，血气少也。血气少者属于心。心气虚者，其人则畏，合目欲眠，梦远行而精神离散，魂魄妄行。阴气衰者为癫，阳气衰者为狂。"

这一段的描写，实即现代的神经衰弱症。如果出现魂魄妄行，也就可能是精神分裂症。衰弱也罢，分裂也罢，其病理都是"血气少""心气虚"。由于血气少、心气虚，所以症状表现是"畏""欲眠""精神离散""魂魄妄行"。这就肯定不是"重阳""重阴"的实证。这种病情如果再进一步发展，就可能是癫，是狂。所以最后作出"阴气衰者为癫，阳气衰者为狂"来总结全文。这就可以清楚地看出，本节是着重阐明"阴气衰""阳气衰"在精神方面的病理反应。如果硬把"衰"字训为"重"字，这岂不是与全文脱节了吗？

作者还推理说：张仲景撰写《伤寒杂病论》，自称是撰用《素问》《九卷》《八十一难》的，因此，他只能对《难经》加以发展，而不会同它对立。也就是说，不会用阴气衰、阳气衰与《难经》的"重阳""重阴"相对立。但张仲景并没有说重阳不能致狂，重阴不能致癫，这怎能算对立？而且提出阳气衰也能为狂，阴气衰也能为癫，这不正是对《难经》加以发展吗？

我们再进一步把问题说到实处，"重阳""重阴"也不是指的病理，而是指的脉象。《难经·二十难》是在论脉的阴阳更相乘、更相伏，才提出"重阳者狂，重阴者癫"的，所以虞注解释这两句说："寸口曰阳，又今见阳脉三倍以上，故曰重阳……尺中曰阴，而尺脉重见阴，故曰重阴。"杨注曰："重阳者，阳气并于上也，谓关以前既浮滑而长，兼实强，复喘数，是谓重阳也。重阴者，谓尺中既沉短而又盛实，是谓重阴。"这可见"重阳""重阴"，实际是指的脉象。阳部见阳脉，阴部见阴脉，故谓之"重"。脉象是病理的反应，所以用来解释癫狂的病理，是许可的。但若依此为标准来否定其他原因所出现的癫狂，就是大错而特错。尤其在文字上作考据工作，哪怕一词一字，仅仅能在病理上讲得过去，这是不够的，还必须涵义明确，不许有丝毫含糊。无论是主词，还是旁证材料，都应这样。试问在"血气少""心气虚"的情况下解"衰"为"重"，这究竟是"重"的什么呢？

读《金匮要略》札记

一、读"五脏风寒积聚篇"后

《金匮要略》中的"五脏风寒积聚"篇，历代注家，或缺疑不释，或随文敷衍抓不住要害。近人陆渊雷对本篇有一段话，可以说是代表了大多数注家和读者的意见。他说："《金匮要略》所论杂病，此篇最为难晓，风也，寒也，积也，聚也，为四种病因，然篇中所论，究不知其为何种病。"余于讲课医疗之余，曾将本篇反复研究过，最初也觉得不易理解，后来发现，所谓五脏中风或中寒，并不是论的何种病，而是最原始的五脏辨证法，它和"水气病篇"中的五脏水，"痰饮咳嗽病篇"中的水在五脏一样，都不是具体的病名，不过是提供一些症状，为临床时作为五脏归类的依据罢了。

全篇以五脏为纲，以中风中寒代表寒、热为纬，来分别论述各脏的临床见症。其中也提到了六腑辨证，如三焦、大肠、小肠等。如用现代语加以意译，就很明显地看出是这样一些内容：肺热是以口燥而喘为主症，或兼身体（原文作"运"）动而沉重，甚则头目不清（冒），全身肿胀等。肺寒是以吐浊涕样的痰涎为特点。肝热见症是头目动，两胁疼痛，痛甚则行走时常呈伛偻状态，如果肝盛侮土，土虚求救，还可能令人嗜甘。肝寒的见症是，肝寒筋急，则两臂不举，肝脉贯膈、布胁肋、循喉咙之后，又能有舌本燥、胸中痛、难以转侧等症。肝失条达，就喜太息，不能疏土，就食则吐而汗出。心热的见症是，或翕翕发热，或嘈杂易饥，食则呕吐。心寒的见症是胃中觉痛，如啖蒜状，甚则反射到背部，有如虫蛀，有时自己将痰食吐出，亦可暂时缓解。

至于六腑的辨证是：嗳（噫）气是上焦病的见症；不能消谷是中焦病的见症；遗尿、失便是下焦病的见症；肺痿是上焦热；大便。坚是中焦热；尿血、淋泌不通是下焦热；大便溏是大肠寒；便肠垢是大肠热；下重便血是小肠寒；痔是小肠热等。

由于有这样一些辨证基础，所以篇中又提出了五脏的具体病"肝着""肾着""脾约"等为例说明。这些病，除了肾着之病，由于篇中已脱去"肾中风"和"肾中寒"，难以指出哪些症状可以作为证明外，其余如肝着病的"其人常欲蹈其胸上"，脾约的"大便则坚"，都提示了上述辨证基础的应用。

可以看出，这样的辨证法，若与目前中医基础学中的脏腑辨证法比较起来，显然是非常粗疏的。所列举的一些症状，既缺乏概括性，也不够典型。尤其是"心中风"和"心中寒"两节，中医学早已改称"胃热""胃寒"，而在仲景时代却仍归属五脏中之心，就更显得落后了。

把胃脘叫作心，并包括不了神明之心，因此篇中又提出"邪哭使魂魄不安者，血气少也，血气少者属于心。"又说："心气虚者，其人则畏，合目欲眠，梦远行而精神离散，魂魄妄行。"这些，实质是精神失常，用寒热辨证已经包括不了，所以又提出"血气少""心气虚"，此以虚实辨证，已超出"中风""中寒"的寒热辨证范围。

篇中所提到的心，惟一可以看作与主血之心相近似的，是第十节："心伤者，其人劳倦即头面赤而下重，心中痛而自烦，当脐跳，其脉弦，此为心脏伤所致也。"

这可以看出，那时之所谓心，有神明之心，主血之心，连胃脘也称作心。

篇中还提到积聚的辨证法和五脏死脉。积聚实质是风寒之久留而不去者。其辨证法是：部位固定者为积，属于脏病；部位不定，辗转痛移，发作有时者为聚，属于腑病。所列五脏死脉，"肺死脏，浮之虚，按之弱，如葱叶，下无根者"是无胃气之浮脉，也就是后来所说的"散"脉，或十怪脉之"釜沸"。"肝死脏，浮之弱，按之如索不来，或曲如蛇行者"，这是无胃气的弦脉，即十怪脉之"偃刀"。"心死脏，浮之实，如麻豆，按之益躁疾者"，这是无胃气的洪脉，即十怪脉之"麻促"。"脾死脏，浮之大坚，按之如复杯，洁洁状如摇者"，这已与柔和之缓脉相反，似是十怪脉之"弹石"。"肾死脏，浮之坚，按之乱如转丸，益下人尺中者"，这是无胃气的沉脉，相当于十怪脉之"转豆"。总之，五脏死脉，都是脉无胃气，其中如"偃刀""弹石""转豆"等，实质也无法强为区分，这和《素问·平人气象论》《素问·大奇论》以及《难经·十五难》等所论的死脉，基本是一回事，只不过是所用的形容词，各有不同罢了。

篇中只肺、肝、心三脏有中风，也有中寒，脾脏只有中风而无中寒，肾脏则中风中寒皆无，残缺不全，注家多引以为憾。残缺不全是客观现实，但就这些尚存的部分和目前通行的《中医诊断学》比较起来，已显得非常落后。落后的东西受到淘汰，这只是对于研究医学发展史来说，是缺乏了重要的研究资料，无从窥及全貌，但对于学术本身来说，价值也就不大了。

二、从"阴脉小弱，其人渴"想到的

《金匮要略·妇人妊娠篇》第一节云："师曰，妇人得平脉，阴脉小弱，其人渴，不能食，无寒热，名妊娠，桂枝汤主之。于法六十日当有此症，设有医治逆者，却一月加吐下者，则绝之。"

注家有认为"渴"当作"呕"的，这是只知恶阻有呕症，不知亦有渴症。按张杲《医说》载："一妇人暴渴，唯饮五味汁，名医耿隅诊其脉，曰，此血欲凝，非疾也，而果孕。"

"则绝之"三字，注家有不同的解释，有认为是禁绝医药，听其自愈的；有认为是随症治疗，断绝其病根的，俱不能令人满意。按喻嘉言《寓意草》曾载一医案，大意是：一妇人严重呕吐，二十余日，从来大便，尺脉已绝，病家屡令其通利大便，但喻氏认为，尺脉不见，莫可验其受孕与否，不应鲁莽攻下，只用六君子汤加旋覆花，调赤石脂末与服。服后呕稍定，三日后渐不呕，又三日，饮粥渐加，最后终于孕形渐显。据此，"则绝之"若指为尺脉绝，就更觉辞理通顺。盖因正常孕脉，应当是"阴搏阳别"，即尺脉搏指有力，与寸脉迥别。上文"阴脉小弱"，已经容易误诊，如果又加吐下——不管是病人自吐（如上案那样）自下，或由误药致成吐下，都可能使小弱的阴脉渐至绝而不见，这样就更容易误诊。因此，"则绝之"三字，应与上文"阴脉小弱"联系起来看，是孕脉的特殊情况，也是提示临床者加以注意。是否应作如此解，书此供读者参考。

三、对手"寒气厥逆"与赤丸的分析

"寒气厥逆，赤丸主之。"见于"腹满寒疝宿食病病脉证治第十"。病理是"寒气"，症状是"厥逆"，过于简单，赤丸方临床又不常用，所以注家对本条多抱怀疑态度，《医宗金鉴》也认为必有脱简。忆余36年前初临床时，曾遇一病人，男性，年四旬余，自述胸中及鸠尾部结塞满闷，坐卧不安，两手冰冷，直至肘部，脉搏弦迟，搏指有力，自称是饮冷烧酒后得病。余当时经验缺乏，未与处方，经他医诊治亦无效，终于死去。后阅《金匮要略》至本条，恍悟上述病人，就是"寒气厥逆"，赤丸应当有效。因为"寒气"在古代医籍中，是指寒痰水饮，凉酒结于胸中，也属寒饮之类。弦主饮，迟主寒，搏指有力，即为寒实结胸。胸阳被遏，所以肢冷。赤丸方中，茯苓半夏治心下结痛，膈中痰水；乌头味辛大热，《本经》称其"破积聚寒热"，《别录》称其"消胸中痰冷"；细辛辛温散结，《别录》称其"破痰利水道，开胸中结滞"。四味合用，消痰开结之力更大。加真朱（即朱砂）为丸，散结之中，寓有安神之意。用酒送服，是加强药物运化之力。所以应当是本症最理想的对症之方。可惜当时未予试用，致使此方至今缺乏实践证明。

寒气厥逆之证，在《伤寒论·厥阴篇》中也有一条，其文是"病人手足厥冷，脉乍紧者，邪结在胸中，心下满而烦，饥不能食者，病在胸中，须当吐之，宜瓜蒂散"。和本条相比，病理症状极为相似，不过"脉乍紧者"，必有时还能乍不紧，说明邪气结而未固，可用吐法一涌而愈，而本条则痼结已甚，非大辛大温之品，不能取斩关夺门之效罢了。

读《内经》札记

一、"阳生阴长，阳杀阴藏"

此语见于《素问·阴阳应象大论》。在《素问·天元纪大论》中也有此文，只是话句稍有不同，作"天以阳生阴长，地以阳杀阴藏"。

"阳生""阴藏"，这是阴阳的基本属性，无可争议，而"阴长""阳杀"，则引起了注家们的不同解释。高保衡等"新校正"认为：按后天八卦方位，坤卦属阴，位于西南方，西南方是地支未与申的分野，未申于时令属于阴历之六、七月份，这是万物生旺之时，所以阴也主长。乾卦属阳，位于西北方，西北方是地支戌与亥的分野，戌亥于时令属于阴历的九十月份，正是万物凋零的季节，所以阳也主杀。张景岳则说："阳之和者为生发，阴之和者为成实，故曰阳生阴长。阳之亢者为焦枯，阴之凝者为固闭，故曰阳杀阴藏"。这两种解法，前者穿凿附会，不值一驳。后者则将阴阳加上"和者""亢者""凝者"等条件，显然，不加条件就无法解释，所以同前说一样，也是难以令人理解的。

张景岳又云："此即四象之义。阳生阴长，言阳中之阴阳也，阳杀阴藏，言阴中之阴阳也。盖阳不独立，必得阴而后成，如生发赖于阳和，而长养由于雨露，是阳生阴长也。阴不自专，必因阳而后行，如闭藏因于寒冽，而肃杀出乎风霜，是阳杀阴藏也。"这是说，"阳和"是阳中之阳，"雨露"是阳中之阴，"寒冽"是阴中之阴，"风霜"是阴中之阳。既然阴阳中都又各分阴阳，那么阴阳这个词运用起来就活了，就不至于碰钉子了。譬如长养是由于雨露，但雨露是阳中之阴，就可以叫作"阴长"。肃杀出乎风霜，而风霜是阴中之阳，也就可以称为"阳杀"。这一解法和前者比较起来，前者是在阴阳上加条件，后者是在阴阳上划圈圈。不管是加条件，或者划圈圈，都模糊了真正的是非涵义，而且理解起来更加困难了。

那么应如何理解"阳杀阴藏"呢？我认为，"杀"不是杀戮之杀，应读作"洒"，是衰退、减少的意思。如《礼记·礼器》云："礼不同，不丰，不杀。"本文的阴阳，也不是对等关系，而是主、从关系，即阳为主，阴为从。就是说，如果阳气生发了，则阴亦随阳之生而长，如果阳气衰减了，则阴亦必随阳之衰减而伏藏。阴随阳之生而长，在自然界都是上半年，阴随阳之杀而藏，在自然界都是下半年。上半年天气主之，下半年地气主之，所以《素问·天元纪大论》作"天以阳生阴长，地以阳杀阴藏。"王冰认为此语在"阴阳应象大论"中与"天元纪大论"者自异，异在哪里呢？是注者自己炫奇立异罢了。

正由于阳为主，阴为从，所以中医理论有"气为血帅""无阳则阴独"（见《伤寒论》）等术语。

二、"七损八益"

《素问·阴阳应象大论》说："能知七损八益，则二者可调，不知用此，则早衰之节也。"对于"七损八益"，主要有以下几种不同的解释：王冰认为，女子二七天癸至，七七为天癸之终，男子二八天癸至，八八为天癸之极，故七代表女子，八代表男子。女子血海满而月经自下，是损所当损，男子是因交媾而泄精，损后却当使之益，故为七损八益。张景岳认为，七为少阳之数，为少阴之数。"七损八益"即阳消阴长之义，是示人扶阳抑阴，早作预防。日人丹波元简认为，女子五七阳明脉衰，六七三阳脉衰于上，七七任脉衰，是女子有三损。男子五八肾气衰，六八阴气衰于上，七八肝气衰，八八肾气衰齿落，有四损，男女共七损。女子七岁肾气盛，二七天癸至，三七肾气平均，四七筋骨坚，有四益。男子八岁肾气实，二八肾气盛，三八肾气平均，四八筋骨隆盛，亦有四益，男女共有八益，合之为七损八益。此外《太素》杨上善注，则根据《内经》原文，将"阳胜"和"阴胜"的症状，分为七损八益。他认为：阳胜则"身热"，一益也，"腠理闭"，二益也，而"粗"，三益也，为之"俯仰"，四益也，"汗不出而热"，五益也，"干齿"，六益也，以"烦"，七益也，"腹满"死，八益也。七损是：阴胜则"身寒"，一损也；"汗出"，二损也；"身常清"，三损也；"数栗"，四损也；而"寒"，五损也；寒则"厥"，六损也；"厥"则"腹满"死，七损也。

以上这些说法，都是在"七""八"上做文章。但是这些七八分得越细致，越具体，就越觉得牵强附会，似是而非。那么应当怎样解释"七损八益"，才算比较合理呢？我初步想，只解"损益"，不在"七八"上钻牛角，这个问题就容易解决了。"损益"是什么意思呢？杨上善在《太素》注文中说："损者，损于身，益者，益于病。若人能修道察同，去损益之病，则阴阳气和，无诸衰老，寿命无穷，与天地同极也。"他说的"去损益"之病，就是不做损于身之事，不做益于病之举。这样解释损益，可以说言简意赅，辞通理达。至于"七八"，则常是语言中用以说明事物庞杂的形容词，可以置而不论。譬如除了脉学中的七表八里，和积聚病的七癥八瘕，这些七八尚可作为实数看待外，其余如七言八语、七嘴八舌、七上八下、七高八低、七长八短、七零八落、七颠八倒、七折八扣、七凑八凑、七大姑八大姨等，如果不是糊涂人，有谁会为落实这些数字而去搜索枯肠呢？七损八益，同样如此，它是根据前文阴阳者，可以气血分男女，以左右为道路，以水火为征兆，是万物之能始，复杂多端，难以数计，才提出七损八益的。"七损八益"，通俗、具体一点讲，就是包括了养生方面，哪些是对人有损的，哪些是对人有益的，也包括治疗方面应当损什么、应当益什么等等。如果真能详知这些损益之理，"则二者（阴阳）可调"若"不知用此，则早衰之节也。"

评《灵枢·阴阳二十五人》篇的年忌

　　读《内经》的人，在承认这部古典医著是中医的精华之同时，也大都承认其中有糟粕。认为全部《内经》都是天经地义，白璧无瑕，这样的人是很少的。但究竟哪些是精华，哪些是糟粕，则往往见仁见智，各不相同。这其中固然有一些依目前条件、还不能过早下结论的问题，在这种情况下存疑待考，是应当的。但也有一些，明明是唯心的，反科学的，也不许定为糟粕，这就不对了。《灵枢·阴阳二十五人》篇的"年忌"之说，就属于后者，是典型的糟粕。

　　《内经》中的糟粕，虽然很少，也决不止"年忌"这一点，为什么却单单把"年忌"提出来作为糟粕来对待？是有原因、有目的的。我在《山东中医学院学报》1980年第四期发表的，以后又收入《名老中医之路》第一辑的"学医行医话当年"一文中，曾把该篇年忌之说，作为典型的糟粕来举例，说："《灵枢·阴阳二十五人》篇认为，人从七岁起，每加九岁，如十六岁、二十五岁、三十四岁、四十三岁、五十二岁、六十一岁，皆形色不相得者的大忌之年，这更是形而上学。"后来有读者来信，不同意这种看法，认为这段年忌说"是我国古代医学家，对人体生理、生化和各种功能活动周期节律变化的最早探索，是生物节律学的萌芽阶段"。又说："生物节律学，是一门新兴的学科，越来越多地引起生物学家、生理学家、临床医学和心理学家的注意。宇宙节律和生物节律，二者有密切的关系。"并举例证明："木星、金星、地球和水星，这四颗星的起潮力，占到行星对太阳起潮力的97%，它们彼此"聚会"（指这四颗星在运行中在太阳的一侧排成一线）的机会较多，大约三年二次。这一天文现象，对地球气候，虽不引起太严重的反应，但还是有一定影响的，如使许多旧病复发……就显示出他的周期节律，而且是一种自然的规律，因而便有生物钟之说。"又说："很多疾病的发生，是由节律造成的。如一日、一月、一年、一生之中，人体内的内分泌变化，是很明显的，而且这种变化，造成机体在一定时间内抵抗力的薄弱而容易生病。如妇女在月经期间，就要注意调养，不要受寒过于疲劳和精神刺激，还要禁忌房事，月经就是女性一个节律性周期反应。一个人，从婴儿到少年、青年、中年、老年，在不停的发生着规律的变化，他们的交接、继续，在生命钟上，有没有准确的规律和反应？还应做深入的研究"。该读者根据上述看法，认为："《内经》关于年忌方面的论述，恐怕与这方面的研究有关，至于是不是像《灵枢·二十五人》篇说的那样，也还值得再做科学方面的分析。不过这种变化若存在，即就不是九年、而是五年、七年、十年，也不失《内经》在这方面的意义，因为它反映了生命节律的存在，已被古人所注意，而且在两千年前就涉及到了目前医学研究的尖端问题。"

　　归纳一下上述文章，主要有两个内容：一、不同意将"年忌"看成糟粕，至少是定为糟粕为时太早。二、这是现代尖端科学生物钟学说在我国古代的萌芽，不但不是糟粕，而且是可贵的，它增添了我们民族的自豪感。

　　是这样的吗？下面提出我的看法。

　　"年忌是糟粕"，不是定论太早而是早该定论的问题，之所以说"年忌"是糟粕，不是根据别的，而是因为他缺乏物质基础和事实根据。把没有物质基础和事实根据的"年忌"，作为生物钟来认识，这是非常糊涂的。因为任何"钟"的概念之形成，至少得先有"钟"的事实，然后才能追究"钟"的道理。例如该读者所提女子的月经，按月行经，这是事实；所提四行星的"聚会"，也有"三年一次"的事实。除此以外，如一年之中的生、长、化、收、藏；女子的"七七"，男子的"八八"都有事实可查，所以才能说成"钟"。可是《内经》这段年忌的事实在哪里呢？在我来说，是从未听说过、更没有见过人有每九年必倒一次霉者，不知读者们曾见过这样的人否？如有，只介绍一二，也算"钟"事实上的存在。至于说"即就不是九年，而是五年、七年、十年……"都行，那又是什么"钟"呢？"天有不测风云，人有旦夕祸福"，仅就世界之一角的中国来说，人口已过十亿，其中一岁、二岁、三岁、四岁……乃至百岁，任何人，哪一岁都有出现病痛、不适以及其他不幸的事件的可能，而且何止千计万计。这其中的规律性在哪里呢？"五年也行，七年、十年也行"总而言之，不论何年，倒一次霉就行，没有规律性，只有偶然性，也能算"钟"吗？

"五百年必有王者兴"，这是孟轲得出的规律，但孟子以后就不灵了。宋朝柴望认为中国的多乱之年，常是丙午、丁未之年，他统计了从秦庄襄王五十二年丙午，至五代后汉的天福十二年丁未，这一千二百六十年中，属丙午、丁未之年共二十有一，都是中国有乱事之年。因丙丁属火色红，午于十二生肖中属马，未于十二生肖中属羊，遂有"红羊赤马悲沧海"之说，后世亦简称"红羊劫"。这像是国家之多乱是有规律的出现了。但实质他是把不是红羊赤马之年的变乱不计算在内而得出的结论，这本身就没有说服力。证之近代史，庚子赔款、辛亥革命，都不是红羊赤马之年。《内经》年忌之说，是否也把不是九年倒一次霉的人排除在统计之外？这值不值得深思？总而言之，"规律"不是巧合，也是不可强凑的。

《内经》之成书，人所共知，不少是汉代作品，而西汉末年，以迄东汉，正是谶纬学说盛行之时，《内经》"年忌"这段文字，与谶纬学说几乎没有差别。谶纬学说虽然在东汉以后的某一时期，在中国的某一角落，有时还有残余迹象，但总的来说，早已被广大群众所唾弃。"年忌"之所以能千余年来未被淘汰，是因为它依附于中医宝库的《内经》之中，瑕依瑜存故也。如果仅仅因为它是《内经》中的资料，就可以不问是否有物质基础，不问是否有事实根据，就认为可能是精华，这显然是错误的。

中华民族之伟大，并不在于她有些预言正好与后世的尖端科学相吻合，不吻合也并不影响她的伟大。更不应当把本不是科学的东西硬说成是古人的科学预见。我们认识事物，首先要有事物现象的存在，譬如气功，在目前还是难以解释的，但事实俱在，便否认不得。如果什么事实也没有，却硬讲是什么规律，则"君子可欺以其方，难罔以非其道也"。

本文虽然只对"年忌"这一学说作某些议论，但中心目的是借"年忌"的论证来探讨如何正确认识我国古典医籍中的精华与糟粕的问题。这些问题，有暂时尚不容易解决的，也有本已早应解决，但受唯心论的干扰，以致仍在争论不休的（本文就属于这一类）。易曰"君子以朋友讲习"。我向提出"年忌"问题探讨的读者表示感谢，也乐意和读者一起探讨"年忌"这类问题。

读医选注三则

一、哕

近代医书或解为呃逆，或解为干呕。而汉代以前则皆指呃逆。如《内经》说："病深者，其声哕。"《伤寒论》说："哕而腹满，视其前后。"《金匮要略》说："哕逆者，橘皮竹茹汤主之。"等。呃逆，即俗称打嗝。之所以将哕混同于干呕，有两个原因。一是《金匮要略》有"干呕、哕，若手足厥者，橘皮汤主之"之文。干呕与哕之间，本应有逗号，由于古时还没有规范的标点符号，所以读者连读，误作干呕即哕解。二是某些字书如《正字通》曾云"有声无物曰哕"，遂认为干呕是有呕声，而无呕出物，即哕。其实，干呕有只吐涎沫者，如《金匮要略》说："干呕，吐涎沫，头痛者，茱萸汤主之。"若连涎沫也没有，只有哕才是这样。所以我们读古人书，当注意，若系汉代或汉代以前的，哕字应作呃逆来理解；若系汉代以后的，则：应详细分析，或作干呃逆，或作干呕。

二、下流阴股

《金匮要略·痰饮咳嗽病脉证并治第十二》云："青龙汤下已，多唾口燥，寸脉沉，尺脉微，手足厥逆，气从少腹上冲胸咽，手足痹，其面翕热如醉状，因复下流阴股，小便难。时复冒者，与茯苓桂枝五味甘草汤。"其"下流阴股"是什么样的症状？病理如何解释？过去多语焉不详。

征之临床，热气下流阴股，当在西医学所说的两侧"李文斯顿三角"。这是由缝匠肌内缘、大腿内侧缘，及腹股沟韧带下半为界所构成之三角区。在急性肾盂肾炎或输尿管炎急性梗阻时，此三角区内皮肤对粗糙刺激过敏，并且温度稍高，皮肤发红，皮肤划痕、温热感觉过敏亦可能存在。此等证候，只限于三角内，并以中心部最显著。尿自梗阻之肾流出后，72小时之内，证候则消失。此三角现象，西医学目前只能称之为"腹内疾病之皮肤证候"，还没有令人满意的病理解释。而从中医来讲，这正好与冲脉有关。因为冲脉起于胞中，既有夹脐上行至胸中而散的上行一支，也有"其下者注少阴之大络，出于气街，循股内廉入腘中"的下行一支。在咳逆倚息不得卧，肾虚已不能纳气的情况下，气从少腹上冲胸咽，倏又下流阴股，都是肾气太虚，冲脉易动而上冲下流的缘故。《灵枢·百病始生》篇有"其著于伏冲之脉者，揣之应手而动，发手则热气下于两股，如沃汤之状"，与此相同，也是冲脉为病的反应。

三、肾开窍于二阴

一般都认为二阴指前阴与后阴。其实前阴就有二窍，一为尿窍，一为精窍。肾藏精而主水，水出尿窍，精出精窍，则二阴指尿窍与精窍更恰当。至于后阴，又名魄门，肺藏魄而主降，与大肠相表里，关系到肺而与肾无关。如果说肾阳不足，亦能泄泻，则温肾阳以止泻，实际是补火以生土，通过脾来治愈，仍不能算作肾窍。再说，所有五脏的外窍，包括肾窍二阴，都是指正常生理说的，而肾阳虚的泄泻，则是病态，不是正常生理。

《灵枢·师传》篇句读正误

　　《灵枢·师传》篇云："夫热中消瘅则便寒，寒中之属则便热。胃中热则消谷，令人悬心善饥，脐以上皮热；肠中热则出黄如糜，脐以下皮寒。胃中寒则腹胀，肠中寒则肠鸣飧泄。胃中寒，肠中热，则胀而且泄；胃中热，肠中寒，则疾饥，小腹痛胀。"

　　这段文字讲的是胃肠寒热辨证。起首两句，以"热中"与"寒中"对举，指出以病人喜欢寒或喜欢热——即"便寒""便热"的病情，作为里热、里寒的辨证总纲。下面又分别以"胃中热""肠中热""胃中寒""肠中寒""胃中寒，肠中热""胃中热，肠中寒"等，各列举其临床见证的特点。全段的句法是两两平行的，意义非常明白。可是张景岳怀疑"肠中热则脐以下皮寒"表里寒热不一，遂将原文割裂，以"脐以上皮热"连下文"肠中热则出黄如糜"为句，并解释说，"脐以上者，胃与小肠之分也，故脐以上皮热者，肠中亦热也，出黄如糜者，以胃中湿热传于肠中亦热也。"又以"脐以下皮寒"连下"胃中寒则腹胀，肠中寒则肠鸣飧泄"为句，解释说："脐以下皮寒者，以肠胃中寒也，胃中寒则不能运化而腹胀，肠中寒则阴气留滞。不能泌别清浊而为肠鸣飧泄也。"吴懋先也说："脐以上皮热者肠中热，脐以下皮寒者胃中寒，寒热内外之相应也"。这两家的意思，都认为在里之寒热与皮之寒热，是互相一致的。这样，且不说在行文方面，把句子搞得支离破碎，即以脐以上皮热为胃热肠亦热，脐以下皮寒为胃寒肠亦寒来看，认为凡胃肠有热，都反应在脐上，胃肠有寒，都反应在脐下，证诸临床，颇为不然。

　　皮热、皮寒，从两皮字，可知其寒热是扪诊而得。但内部的寒热，反映到皮肤，只是一种现象，现象有真也有假，因此，皮寒皮热只能作参考，不能作为胃肠寒热的依据。举病例说明之。

张某，月经频来而量多，色泽鲜红，小腹疼痛发凉，必须用热水袋熨烫，疼痛始能缓解，脉象洪数。予用白芍、甘草、香附、延胡索、黄芩、栀子等药，一剂疼痛消失，经血亦止。连服数剂，病未再发。

又，余某，青年时患有慢性肠炎，每不注意，脐部受凉，即脐部发凉，溏泻频作，每服附子理中丸一丸，即好转。后来未加注意，时发时愈。中年以后，渐化为热，每发作，大便黏溏不爽，出黄如糜；必须按湿热治，以芩连为主药，始能缓解，而脐部喜热怕凉，依然如故。可知里热者不一定皮热，里寒者不一定皮寒。至于吴说，肠热者热在脐上，胃寒者寒在胃下，也是脱离临床，强作解人而已。

不但皮热皮寒不能作为里热里寒的诊断依据，就是"便寒""便热"也要作具体分析。譬如里热胃痛，本应苦寒清热，但病人却喜饮热汤，怕吃凉物。服用大剂辛热药物，也能暂时缓解，这是什么道理呢？以刘河间的话来说，这叫"热极反见胜己之化。"朱丹溪《局方发挥》说："湿痰被劫，亦为暂开，所以清快。"此等假象，临床常见，古医案中，也不为少。

由此可知，临床诊断有一个重要的问题，即必须将临床所搜集的脉证，详加分析，哪些是属于现象的，哪些是属于本质的。属于本质的，如"出黄如糜""下利鸭溏""水饮清澈"等，这些或属寒，或属热，有真无假，凿凿可据。至于喜寒、喜热、皮热、皮寒等，则属于现象。现象只能作参考。把现象当成本质，必致贻误。

祖国医籍名称选释

祖国医籍的名称，取材于一些古老、隐僻的文学典故，寓意较深，往往不易理解。本文试选一些此类书名，加以简释如下。

一、《难经》

旧提秦越人（扁鹊）著。本书以问答方式，解释《内经》和其他方面的一些疑难问题，共81个，所以亦名《黄帝八十一难经》。"难"（nàn），是"问难"，有问疑辩驳之义。《难经》若释以现代语，应该叫作《内经难题解答》。

二、《金匮要略》

东汉时张机（仲景）著。《周书·金滕》云："乃纳册于金滕之匮中。"篇中叙述周武王病重，他的弟弟周公，祷告祖先，愿意替周武王死，史官把祷告的文辞，保存在金滕之匮申，金滕（téng）之匮，是匮用金封缄起来，即极宝贵、极保密的意思。故多用"金匮"来表示宝贵的资料。

三、《眼科龙木论》

撰人不详（宋元间人编辑）。《酉阳杂俎》曰："龙头上有一物，如博山形，名曰：尺木"。《三国志·注》曰："龙欲飞腾，先阶尺木。"可见尺木是龙借以飞腾的器官。《眼科龙木论》，意即眼科深造的必读之书，亦即"眼科基础"的意思。

四、《霍乱燃犀说》

清·许起撰。释义见下。

五、《杂病源流犀烛》

清·沈金鳌（芊绿）撰。《晋书·温峤传》："而后旋于武昌。至牛渚矶，水深不可测，世云其下多怪物，峤遂毁犀角而照之。须臾，见水族复火，奇形异状"。所以"燃犀""犀照""犀烛"，是看得真、看得透的意思。

六、《赤水玄珠》

明·孙一奎（文垣）撰。据《四部总录医药编》记载，此书"书成未有名，会有方士挟仙术游里中，一奎请名，有仙称纯阳子者，名之曰赤水玄珠，遂定名焉"。按《庄子·天地》云："黄帝游乎赤水之北，登乎昆仑之丘，而南望还归，遗其玄珠"，"乃使象罔，象罔得之。"玄珠是宝贵的珠子，象罔是不聪明的意思。是说黄帝丢失了一颗宝贵的珠子，被一个最不聪明的象罔找到了。所以，《赤水玄珠》含有愚者得道的意思。

七、《医林指月》

清·王琦辑刻。本书为医学丛书。包括《医学真传》《质疑录》《医家心法》《易氏医案》《芷园臆草存案》《伤寒金镜录》《痎疟论疏》《达生编》《扁鹊心书》《本草崇原》《侣山堂类辨》《学古诊则》，共十二种。一年有十二个月，所以《医林指月》若释以现代语，应当是"医学丛书十二种"。

八、《金匮翼》

清·尤怡（在泾）撰。"翼"是辅佐的意思。《书·益稷》云："予欲左右有民，汝翼。"意思是：我想有众多的老百姓，你帮助我管理。《金匮翼》意即《金匮要略》的辅导、补充读物。

九、《肘后方》

晋·葛洪（稚川）辑。葛洪先著成《玉函方》一百卷。后为携带方便，又将其简要适用部分，摘要写成《肘后卒救方》。再后又经梁·陶弘景补其缺漏，得一百零一方，故又名《肘后百一方》，简称《肘后方》。金·杨用道又增补一次，名为《附广肘后备急方》。"肘后"，即可以经常挂在胳膊上，便于携带，随时选用。亦即有"袖珍"、"手册"之意。

十、《历代名医蒙求》

宋·周守忠撰集。"蒙"，谓童蒙，即幼稚无知的儿童。《易·蒙卦》云："匪我求童蒙，童蒙求我。"本书根据大量文献，搜集、介绍了自上古至宋以来一些名医的轶事，及其对于医学的贡献和特长。对于后学颇多启发，足资取法，故名"蒙求"。

十一、《医学津梁》

明·王肯堂（宇泰）撰。"津"，是渡口，"梁"，是桥。是说本书像过河必须有桥一样，是学医的必读之书。

十二、《医经溯洄集》

元·王履（安道）撰。《诗·秦风·蒹葭》云："所谓伊人，在水一方，溯洄从之，道阻且长。溯游从之，宛在水中央。"是说：隔着河水有一个美人，水流弯弯曲曲，把美人隔绝开来。如果逆着河水上行去追求她，路途既险阻又漫长；如果顺着河水下行去追求她，那她就清清楚楚地站在那里，但却四周是水，可望而不可即。

本书对于医学有探本溯源、贯彻源流之义，故名《医经溯洄集》。

十三、《保赤存真》

清·余含蔡撰。《书·康诰》云："若保赤子。""赤"泛指婴幼、儿童，为"赤子"的简称。"保赤"，就是保育婴幼、儿童健康的意思。凡书名"保赤"者，多系儿科专著。

十四、《慎疾刍言》

清·徐大椿（灵胎）撰。《诗·大雅》云："询于刍荛。""刍"，饲牲畜的草。"刍言"，即放牧人所讲的话，在旧社会意味着不甚高明的意见。这是作者的自谦。"慎疾"，即预防疾病。"慎疾刍言"是作者总结了对防治疾病的见解。

十五、《医学薪传》

清·凌奂（晓五）撰。《庄子》云："指穷于为薪火传也。""薪"，即烧材。古时求火种困难，常将烧材燃着，材尽火将灭时，再加入另一些薪，以保持火种经常不断，这叫作"薪火传"，即有继续不断传下去的意思，所以后来师傅传授学术或技术给徒弟，叫作"薪传"。

十六、《金匮钩玄》

元·朱震亨（丹溪）撰。韩愈《进学解》云："记事者，必提其要；篡言者，必钩其玄。""钩玄"，即阐幽发微的意思。

十七、《伤寒来苏集》

清·柯琴（韵伯）撰。《商书·仲虺（huǐ，音悔）之诰》云："徯我后，后来其苏。""徯"，等待；"后"，国王；"苏"，同，即复活。是说：夏朝的老百姓，生活在水深火热之中，都盼望商汤去解救他们，说道：等待我所爱戴的商王来吧！王来了，我就从黑暗转到光明，像死而复一样。

《伤寒来苏集》，即学了这部书，可使患伤寒的人生命得救的意思。

十八、《折肱漫录》

明·黄承昊（履素）撰。《左传·定公十三年》云："三折肱知为良医。""三"，意味着多数、多次。是说多次折断胳膊的人，一定有丰富的治疗经验。《折肱漫录》，即"治疗经验随笔"的意思。

十九、《病机沙篆》

明·李中梓（士材）撰。"沙篆"，是思路丰富、绚丽多彩的意思。《五代史·王仁裕传》云："仁裕善为诗，尝梦剖肠胃以西江之水涤之，顾见江中沙石，皆为篆籀之文，由是文思益进。"

二十、《银海精微》

唐·孙思邈撰。道家称"眼睛"为"银海"。苏轼诗有"光摇银海眩生花"之句。"银海精微"，有眼科精华的意思。

二十一、《寿世保元》

明·龚廷贤（云林）撰。"元元"，即老百姓。《战国策》云："制海内，子元元。"《史记·文帝本记》云："以全天下元元之民。""保元"，即保护群众健康的意思。

二十二、《兰室秘藏》

金·李（东垣）撰。《素问·灵兰秘典论》云："黄帝乃择吉日良兆，而藏灵兰之室，以宝传焉。""兰室秘藏"即宝贵的医书，值得藏于兰室的意思。

二十三、《格致余论》

元·朱震亨（丹溪）撰。《大学》云："致知在格物。"是说，想求得真正的知识，在于穷研各种物理。"格致余论"，意即医学科研方面的补充论述。

二十四、《女科经纶》

清·肖埙（赓六）撰。《易》曰："君子以经纶。"制丝的加工法，一根根分开叫经，一缕缕合起来叫纶。"经纶"，即条理、系统的意思。

二十五、《达生编》

清·亟斋居士撰。《诗·大雅》云："诞弥厥月，先生如达。""先生"，即头胎。"达"，是生小羊。"先生如达"，是说头胎分娩，就很顺利，像羊生小羔一样。本书是论胎产的专书，故名《达生编》。

二十六、《痘麻绀珠》

清·熊立品编。书名本自宋·米胜的《绀珠集》。米胜杂抄说部，以备随时检阅。绀珠，是青紫色的珠子。相传张燕公有绀珠，见之则能记事不忘，故名《绀珠集》。"痘麻绀珠"，若释以现代语，可以叫作"天花麻疹证治备忘录"。

二十七、《麻痘蠡言》

近人陈伯坛撰。蠡，即瓢。《汉书》云："以蠡测海"。"蠡言"，是说所知太少，像大海里一瓢水一样。是作者谦虚之辞。

二十八、《医碥》

清·何梦瑶（报之）撰。碥，是上马上车的踏脚石。医碥，意即学医的阶梯。

二十九、《医贯》

明·赵献可（养葵）撰。《论语·卫灵公》云："予一以贯之"。"一以贯之"，就是千头万绪之中，有一条共同的道理，像一条绳串起来一样。赵氏以六味丸、八味丸为补阴补阳的要药，借以通治百病，故名《医贯》。

三十、《医经允中》

清·李熙和撰。本书论及《脉经》《内经》《伤寒论》《本草》等书。《书·大禹谟》云："惟精惟一，允执厥中。"《医经允中》，即对于经典医著作不偏不倚的持平之论，和"论衡"的意义相同。

三十一、《医垒元戎》

元·王好古（海藏）撰。本书以十二经为纲，论述伤寒与杂病证治。垒，是防守的营垒；戎，即战士；元戎，是带兵的将领。医垒元戎，是比喻良医之用药，犹如临阵之用兵。"攻守不常，出没无定，不啻胸中自有十万精锐，其敌可却，其胜可决，而其安可图。故曰《医垒元戎》。"（曹炳章《中国医学大成总目提要》）。

三十二、《中风斠诠》

清·张伯龙撰。本书以《内经》"血之与气，并走于上，则为大厥"

之文，来阐明中医的中风（相当于西医学的脑血管意外），并详述其治法。测量升、斗等量器是否合乎标准叫斛（jiào，音叫）。诠，是解释、发挥的意思。本书评比了各家对于中风病因、病理的论述，并对《内经》的"大厥"加以阐发，故名"斛诠"。

三十三、《医醇賸义》

清·费伯雄（晋卿）撰。此乃论内科之书，初名《医醇》。费氏谓"天下无神奇之法，只有平淡之方，平淡之极，乃为神奇。否则炫异标新，用违其度，欲求近效，反速危亡。"故费氏此书所载方药，"求其纯粹以精，不失和缓之意"。有似没有杂入水分的浓酒。故名"医醇"。

《医醇》刻板印行后，不到半年，即遇兵燹，刻板与底稿全遭焚毁。刻印本发行量又太少，因此搜求二年，仍未求到。乃通过回忆，重写刊行，估计还不及原书十之二三，因改名为《医醇賸义》。

三十四、《诊宗三昧》

清·张登（诞先）撰。三昧，是梵语，其义为正定。正定，就是屏绝一切诸缘，专于虚无寂灭的意思。所以三昧一词，有奥妙的涵义。"诊宗三昧"，有诊断秘诀之意。

三十五、《春脚集》

清·孟文瑞（荇洲）辑（已收入《珍本医书集成》）。张景岳《求正录·真阴论》有云："邵子曰，'三月春光留不住，春归春意难分付。凡言归者必有家，为问春家在何处？'夫阳春有脚，能来能去，识其所归，则可藏可留而长春在我矣。"这段话的大意是：随着时令的变迁，春能到来，又能归去。能来能去，必是阳春有脚；春归到哪里去了？必是春也有个家。如果能随着春的脚迹，走到春的家里去住下，那就"长春在我"了。

本书搜集了一些名方，取名《春脚集》，实即"妙手回春""回春有术"的意思。

三十六、《鬼傁术》

清·陆锦燧（晋笙）撰。鬼，即鬼叟区，黄帝臣；傁（jiù，音就），即傁贷季，神农时人，二人都是上古的名医。所以《鬼傁术》是关于医学理论方面的著作。

对"八卦与六经"一文中有关商榷的答复

内蒙古医学院张斌先生的近作"八卦与六经",对拙文"易与医"提出"其一"和"其二"两点商榷意见。"其一"的商榷焦点,颇不集中,经过详细研读之后,仿佛对拙文提出了这样一些问题:①未指出太极图的最早作家亦是周敦颐,而非《周易》所原有。②拙文中之图一,与周之太极图不同。图二,周称之为无极图,而不应称之为太极图。③"天尊地卑,乾坤定矣……不能离开万物而存在"一段,似乎指责拙文未指出先天八卦与后天八卦,一属自然现象,一属社会关系。也未指出阴阳八卦乃抽象名词,不能脱离物质而存在,也就是说,未能摆脱宋明理学家"理在气先"的影响。至于商榷的"其二",则甚为明白,是对拙文所引章虚谷解释六气之文提出异议,认为章文是对八卦的片面性理解。

如果对上述商榷我领会得不错的话,在答复之前先要说明一下拙文"易与医"写作的动机和目的。有鉴于中医学术中的生理、病理、药理或其他有关论著中,往往出现《易》学中的一些名词术语,而这些名词术语又常给一些初学中医的人造成困难,为了解决这些困难,才写了这篇"易与医"。

要讲《易》,就得先作一段"简介","简介"内容从简,所以只重点介绍了《周易》成书的大体经过及其主要内容。这些内容的选择,也不管是来自理学家的,或非理学家的,或者作者自己所体会的,只要有助于解决中医学中的这些困难,就扼要地加以介绍。这样的简介,既有针对性,又要从简,就不可能也不需要写成长篇大论,面面俱到,形成一部《周易》发展史、源流论,或其他什么"发挥""钩玄"之类的专著。因此,文中没有提到太极图是谁首作,也没有对先天后天、各家流派作详尽的探究,就不足为奇了。明乎此,则有些商榷就不需要重作答复。现只就下列几个问题，作出精浅的说明。

一、太极与太极图

《系辞传》曰："易有太极，是生两仪"，因此，讲《易》必须先从太极讲起。太极图是后人帮助理解太极创作的示意图，能据图理解太极，就已达到目的，指出图是谁的首作，似无此必要，何况不指出图是后人所作，也不至于将图作经，把太极图当成太极。

图既然是后人解经之作，就允许有不同的体会，也会因不同的技巧，作出不同的画法。评价这些不同的画法，也只能以示意的恰当程度为标准，而不能因为图同于谁或不同于谁来定是非、分优劣。张斌先生认为"周之所作太极图……均与李先生所画之图一不同，而阴阳未分之太极，周则称之为无极，与李先生所画之图二亦不同"。只问同不同，不提两图之优在哪里，劣在哪里，这似乎逐末忘本。

如何评价太极图？或注重图式，或注重意境，识见不同，标准各异。但最应注意的是，有些图是貌合神离，牵强附会，却广为流传，为害不浅。现举方士为了解释《周易参同契》所作的八卦太极图为例。此图尽管已得到不少人的赞赏，但我却另有看法，现在发表出来，希望把评价标准引向正确，同时也希望就正于方家。如图8。

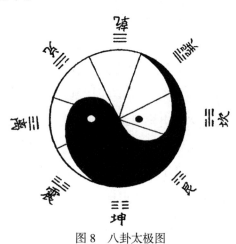

图8 八卦太极图

此图的画法是在圆周内画一"S"线（此线通过圆心），将圆面分为两部分，一部分代表阳，一部分代表阴。然后画四条直线相交于圆心，将圆面划为八等份，每份都是三角形，只是底边略呈弧线。然后根据每块所占有的阴或阳，其位置之偏上偏下，面积之或大或小，分别附上八卦的卦名。

此图得到不少人的赞许，认为揭开了太极的奥秘。但我却认为此图貌合神离，是典型的牵强附会。因为既然是示意，则"S"线的中点只要恰在圆心，表示出有阴有阳就可以了，中心点之外的曲线，其弯曲度只要两相对称就行，不能把弯曲度作硬性规定。因为太极本无形象可画，要画也只能是意境，而不能是实境。如果强求其实，不但不能达到实境，反而会离意境更远。此图的"S"线就定得非常严格，其"S"线的曲度若差之毫厘，八分块就成不了八卦。尤其能暴露其欺骗性的，是在坎离二卦上各画一只眼。因为坎的那块三角，是上阳下阴，离的那块三角，是上阴下阳，都构不成阴中有阳或阳中有阴，于是便在坎的阳面中画一只阴眼，在离的阴面中画一只阳眼，使之形成离中虚和坎中满。但究竟未能清晰地达到虚在离中、满在坎中的形象，反令人越看越糊涂。像这样的矫揉造作，不是牵强附会又能是什么？

乍看去，此图与拙文中之图一似乎相同，但拙文图一，其线的曲度，不作硬性规定，也未附有八卦。而此图之曲线，稍有变动就无法形成八卦。这就是说，太极本无形象，无法去画，如果画起来，就越细越有问题。

二、先天与后天，太极与无极

什么是先天？什么是后天？就每一个人来说，降生之前，在母腹中，就是先天；降生之后，来到社会，就是后天。按整个宇宙来说，未有人类之前，混沌世界，就是先天；有了人类，形成社会，就是后天。先后天的定义、界限，就是这样清楚。但提到太极和无极，区分就不那样容易了。讲无极要先讲"无"字。道家称"无"与释家说"空"不同。释家之"空"，是六根清净，六尘不染，四大皆空。是对一切色、声、香、味、触、法，不看、不闻、不嗅、不尝、不接触、不想像，达到"无眼界，乃至无意识界"，就算悟了空。这实质是将有作无，自我欺骗，纯属唯心的。而道家谈"无"，除论证个别事物，如"三十辐共一毂，当其无有车之用"这样的"无"非指物质外，其余论道之"无"，完全指的是物质。如老子说："视之不见名曰夷，听之不闻名曰希，搏之不得名曰微，此三者不可以致诘，故混而为一"（亡篇上第十三章）。这就是说，凡看不见、听不到、摸不着的微小物质，不能以言语形容、区别，只可混而为一。这种不可致诘的物质，"其上不曒，其下不昧，绳绳兮不可名，复归于无物"，"是为无状之状，无象之象，是为恍惚"（上篇上第十三章）。这是继续说，这些微小的物质，微小到什么程度呢？其上限不能达"皦"那样的清晰度，其下限也不至于模糊到"昧"而不可知的地步。但这种"无状之状，无象之象"，毕竟是"绳绳兮不可名"的，只可称之为"无物"。可见"无物"之"无"，老子指的是看不见闻不到摸不着的微小物质。

这些视之不见、听之不闻、搏之不得的微小物质，归之于"无物"，究竟不算妥当，所以又将这些无状之状、无象之象的物质，改作"是为恍惚"。

有了"恍惚"这个词，就可以形容广大的自然界的发展变化了。《老子》下篇下第十八章云："道之为物，惟恍惟惚，恍兮惚兮，其中有物；惚兮恍兮，其中有象；窈兮冥兮，其中有精，其精甚真，其中有信"。这重复说明：这些物质虽然恍惚，但其中有精，而且其精甚真。

从上述中可以看出，老子之所谓"无物"是指不可见之物。而这些不可见之物不断的运动变化，就构成天地万物，所以他说："天地万物生于有，有生于无"。又说："无，名天地之始；有，名万物之母。"

天地万物的发展，从看不见的物质——"无"，逐渐形成看得见的"有"，是经过一段漫长过程的。这样的过程，《乾坤凿度》曾划分为"太初者，气之始也；太始者，形之始也；太素者，质之始也"。亦即物质从气态的太初阶段，逐渐发展到有形的太始阶段，最后有形有质，就是太素阶段。从太初到太素，也就是从无极到太极的过程。

或问：把无极的"无"字讲成微小物质，这与太极还有什么不同？这岂不是就不存在"无极"了吗？答曰：你如果能将太初、太始、太素，分别指出哪一阶段是无极，哪一阶段属太极，这当然很好。如果不能，就不要强分了。《周易》中本来就没有"无极"这一名词。何况"无中生有"这一提法，也是不科学的。

三、理在气先

宋明理学家有"理在气先"之说，张斌先生提出反对意见。他说："殊不知，所谓理只是指天地万物发展变化的运动规律而言，因此没有天地万物，其运动从何而来，可见宋明理学家的认识是唯心的，是形而上学的"。这是说，规律是通过物质运动实践而得来，所以不是理在气先，而是气在理先。这不禁要问：通过物质的运动变化，是创造了规律呢？还是证明、发现了规律？突破这一点，何者在先，何者在后，就无可争辩了。

四、阴阳与六气

拙文"易与医"中《易》对中医学的影响"一段中，曾列举章虚谷用六十四卦解释六气之文，张斌先生认为"章虚谷之语，实不能成立"，"这是对卦象的片面理解"。是的，章说确乎不能成立。其说不仅仅是片面的理解，实质是典型的牵强附会。为什么这样的文章也收入"易与医"中呢？这是因为，章的看法也受有《易》的影响，证明《易》与中医学是有关系的。况其文又独树一帜，前所未见，所以收入本文。至于其或是或非，当让读者自己去评价，作者不负暗示之责。

五、八卦与六经

张斌先生的"八卦与六经"一文，将八卦与周身三阴三阳的经络联系在一起，其文也是独树一帜，前所未见。此文较章文更为离奇，我如果早见，也必然和章文一起，收入拙文，让广大读者去评价。

结束语

以上所说，有属于"商榷"之内的，也有"商榷"之外的，都仅仅是个人的体会，未必恰当。但不管怎样，互相商榷，肯定是互相受益的治学之道。《易》兑卦象曰："丽泽，兑，君子以朋友讲习。"我能有机会和张斌先生商榷，确乎如"两泽相丽，互相滋益"，幸甚幸甚。

医话

学医、行医话当年

我在弱冠之年，本来是做小学教员的。由于在旧社会教育工作者的职业极不稳定，又因我叔父患热性病被庸医误药加剧致死，才有志于改业行医。但为什么不学西医而选择了中医呢？说来也颇为滑稽，是受到反对中医者的启示，才决心学习中医的。事情是这样的：由于无人指导，我盲目购买的第一本医书，是浙江汤尔和译、日本人下平用彩著的《诊断学》，这在当时是比较先进的西医书。汤氏是最反对中医的，他在这本书的序言里有这么几句话："吾固知中医之已疾，有时且胜于西医，但此系结果，而非其所以然。徒以结果与人争，无已时"意思是说，"我当然知道中医治病，有时且比西医为好，但这只是治疗效果，而所以取得这些效果的道理，中医则讲不出来，既然讲不出道理，只用治疗效果同别人争辩，那是不能说服人的。"看了这一段话，我才发现，连西医也承认中医治病并不比西医差，只不过由于中医讲不出道理，才瞧不起中医。我当时想："结果"和"所以然"，究竟何者重要呢？我不可能知道汤氏本人如果得了垂危之病以后，他是愿意明明白白地知其病之所以然而死去呢？还是要想活着而宁肯暂时不知其所以然。不过作为一个治病救人的医务工作者来说，甚至除了汤氏以外的任何病人来说，都会以救人为第一，毫不犹豫地选择后者，而不会由于讲不出治愈的道理，便把行之有效的治疗方法弃而不顾，听任病人死去而还说"可告无愧"（汤氏语）。

我又进一步想：世上真有无因之果吗？中医能愈病，必有所以能愈病的道理，只是这种道理，可能暂时尚未得到解释，或者已经有中医的解释，而是目前人们暂时尚不理解罢了。

即使作不出令人信服的解释，也不应算作是中医不科学的一个证据。

科学领域的未知数太多了，"知其然而不知其所以然"，这其实不仅仅是中医常遇到的问题。"行易知难"，"不知亦能行"，这是近代革命家、政治家孙中山先生的哲学思想。他在《建国方略》的"心理建设"中，以饮食为例证明不知亦能行。他指出，很少有人彻底了解饮食入腹之后的详细消化过程，也很少有人了解人体正常生理需要哪些营养，以及哪些食物各具有哪些营养，但是人们还是每天都在进食的。这证明，"不知"并不妨碍"行"。但汤氏却一定要抛弃中医的治疗效果于不顾，偏偏在"知"字上将中医一军，这是错误的。

承认中医有优于西医的治疗效果，相信有效果必有其所以然的道理，使我学习中医的信心和决心更足了。

学习中医的决心有了，信心也有了，但是怎样学习，还得自己去摸索。在几十年的摸索过程中，我确实走了不少弯路，浪费了不少精力，但也有不少收获。这正好是一些有益的经验教训，把这些经验教训总结出来，供学习中医的青年同志们参考，是有益的。

一、要博览群书，更要由博返约

过去有一句成语，"六经根柢史波澜"。是说学者要想写出一篇有价值的文章，首先要把"六经"（《诗》《书》《易》《礼》《乐》《春秋》）吃透、记熟，这是基础。这还不够，还必须有历代的史料，来加以充实和润色，才能把文章写得有声有色，有证有据，波澜起伏。中医学的根柢是什么呢？就是《内经》《难经》《神农本草经》《伤寒论》《金匮要略》等。这些经典著作，对于生理、病理、药理、诊断、治则等，都有重要的指导意义，不掌握这些，就会像无源之水，无根之木，要把中医学得根深蒂固，是不可能的。但是单靠这些经典著作还不行，因为这些经典著作，究竟是原则性的理论较多，而且这些理论，不加以阐发论证，不结合临床体验，仍然不容易学深学透，这就要求学者，除了经典著作之外，还要广泛地阅读其他医家的著述，尤其是历代名家的著述。"读书破万卷"。每个人虽然由于各种不同条件的限制，千卷、百卷也可能读不破，但是这种雄心壮志是应该有的。

中医学从汉代以来，到现在已经将近两千年了。在这近两千年中，堪称中医名家的，至少也有几百家，至于他们的著作，更是汗牛充栋，更仆难数。在这浩繁的卷帙中，学派不同，立说各异，互相补充者固然不少，互相矛盾者亦往往而有，若不加以分析归纳，那么阅读的越多，就越杂乱无章，所以仅仅是读得博还不行，还要由博返约，才算真正学到手。

所谓由博返约，就是从全面资料之中，归纳出几个重点，从不同的现象之中，找出其共同的规律。这并不是一件容易事，不下大工夫，不学深学透是做不到的。陈修园在其所著的《医学三字经》中，有这么几段话："追东垣，重脾胃，温燥行，升清气。""若子和，主攻破，中病良，勿太过。""若河间，专主火，遵之经，断自我。""丹溪出，罕与俦，阴宜补，阳勿浮，杂病法，四字求。"他把李东垣的用药规律，归纳为"重脾胃，升清气"；把张子和的用药规律，归纳为"主攻破"；把河间诸说，归纳为"专主火"；把朱丹溪的《格致余论》等归纳为"阴宜补，阳勿浮"。这就是由博返约。这样的归纳，言简而意赅，不但容易掌握，而且也便于记忆。

对于金元四大家，除了上述归纳之外，我还从其治疗技巧上作了归纳。我认为东垣诸方之所以补而不壅，全在于补中有行。试看升麻、柴胡、陈皮、木香等气分药，都是他常用的配伍之药。河间诸方之所以寒不伤中，全在于寒而不滞。其常用药如走而不守的大黄、芒硝自不必说，就是守而不走的芩、连、栀、柏等，也大都与枳实、厚朴、木香等气分药合用，使苦寒之药，只能清火，不至于留中败胃。他虽然有时也纯用守而不走的苦寒剂，如黄连解毒汤等，但这究竟是少数。子和之主攻破，毕竟是施于经络湮淤，或肠胃淤滞之实证，如果不实而虚，即非所宜。丹溪养阴，也是在误服金石燥烈药，元阴被劫，相火妄动的情况下才相宜，如果阴盛阳衰，亦为大忌。

我在初学时，觉得四大家各不相同，究竟是哪一家为好呢？后来又把四大家作以归纳：张子和的攻破，是祛邪以安正，李东垣的"重脾胃"，是扶正以胜邪。当正虚为主时，采用东垣法，邪实为主时，采用子和法，二者并不矛盾。刘河间之寒凉，是泻阳盛之火，朱丹溪之补阴，宜于治阴虚之火，两家都能治火，只是虚实有别。这样，我们临床就可以根据邪正虚实，取各家之所长，对症选方，并行不悖。这就叫作由博返约。

二、尊重古人，又不迷信古人

所以要博览群书，目的是要把前人的经验智慧继承下来。但是前人的说教，并非都是金科玉律，任何名家权威，都会有千虑之一失。这就要求我们，既要尊重古人，又不要迷信古人，要选精去粗，而不能瑕瑜不分，兼收并蓄。譬如《内经》《难经》等名著，毫无疑问，这是中医理论的宝库，但正是这些宝贵的经典著作中，就存在着不少脱离实践的糟粕。例如《素问·经水》篇，以中国的河流，江、淮、湖、海等比拟十二经脉，意义就不大。《灵枢·阴阳二十五人》篇认为，人从七岁起，每加九岁，如十六岁、二十五岁、三十四岁、四十三岁、五十二岁、六十一岁，皆形色不相得者的大忌之年，这更是形而上学。《难经·四十一难》解释肝脏为什么有两叶，认为是"去太阴尚近，离太阳不远，犹有两心，故有两叶。""三十三难"用五行解释肝肺，不但把五行讲成机械教条，而且他所说的肝在水中生沉而熟浮，肺在水中生浮而熟沉的说法，也与客观事实不符。还有，如"十九难"的"男子生于寅""女子生于申"等，星相、子平者流引用这样的术语，还有可说，若在有关生命的医学著作中，加以引用，岂不荒谬！

不但阅读这些经典要一分为二，就是为这些经典医学所作的注疏，阅读时也要有分析、有批判，有的竟不是错作经典，而是错在为这些经典所作的注疏上，如果不加分析的照搬不误，就会自误误人，流毒无穷。就拿《伤寒论·辨脉法》中的"风则伤卫，寒则伤荣"来说，这不管是王叔和所加入的，或者是《伤寒论》原来就有的，都是似是而非的不可捉摸之辞，尽管这种学说在中医界已经泛滥了约有千年之久，我们也不要不懂装懂，自欺欺人。再如伤寒传经之说，也同样如此，本来是很平易近人的一部外感病学，却用什么循经传、越经传、首尾传、表里传、传足不传手等虚构之词，把《伤寒论》越讲越离奇，越讲越糊涂。如此等等，读了以后如果只知推崇，不加批判，就不如不读。孟子曾说过，"尽信书则不如无书"。尊重前人，是必要的，但是"信而好古"，只是在经过一番分析之后，才有意义。

以上这些，仅仅是举了几个明显的例子，在中医的著作中，无论是经典著作，或者非经典著作，这类的例子还有很多，我在初学时，由于不敢批判，也不善于批判，曾经浪费了很大一部分精力，今天，为了避免后来者步我的后尘，特此介绍出来，希望学者作为借鉴。

三、提倡拜师访友，但关键在于自学

韩愈《师说》云："古之学者必有师。"《礼记》云："独学而无友，则孤陋而寡闻。"《易·兑卦》云："君子以朋友讲习。"这些都说明，拜师访友，是学者求进步的有效之路。但是良师益友虽然重要，却不是关键性的问题，俗语说得好："师傅领进门，修行在各人。""大匠能与人规矩，不能与人巧。"学习任何事物，最关键的问题，总是在于主观努力。

我的学习过程，基本上是自学，既无名师，也无益友。这并非我预见到自学比拜师访友重要，只是由于我所处的农村环境，不必说名医，就连一般的普通医生，也是凤毛麟角。拜谁为师？哪里访友？只好蒙头苦学了。在自学之中，难题常常是一个接着一个，以致废寝忘食，苦思冥索，往往还是得不到解释。但是一旦有悟，却又非常牢固，这比只听人讲，不下工夫，深透多了。所以我对于医学中的某一些问题，常常有不同于其他人的一些看法。这并非为了标新立异，可能是由于没有深受旧框框的影响，破旧就比较容易些的缘故吧！所以我有时这样想：凡事都要一分为二，缺乏良师益友，迫使我主观努力，坏事也带来好事。

话再说回来，即使有良师益友，仍然应当通过自己的主观努力，把师友的见解，化为自己的知识。如果不这样，就不算学到手。也有的人，确实下了一定工夫，但还是融化不了，总觉得有龃龉，这就应当作两方面的考虑：可能是自己领会的还不够，也可能是师傅的说教本身就存在问题。对师傅一定要谦虚，但师傅究竟也是一个普通人，不是神仙，不一定白璧无瑕，处处都对。我们跟师傅学习，应当采取这样的态度，我们转教学生，也应当提倡学生采取这样的态度。

提倡拜师访友，不一定必须是名家前辈。名家前辈当然更好，但即使不是名家，不是前辈，也都可以受到启发与教益。因为人总是各有所长，各有所短，就是愚者也会有千虑之一得么。譬如我在《伤寒论》的教学中，就有一两个问题，是在同学提问的启发下才得到解决的。孔子说过，

"三人行必有我师"，就是这个道理。

四、要钻得进去，更要跳得出来

学习中医学，根据内容的不同，大概可以分为两种情况：一种是以物质为基础的，如生理、病理、药性等，这些必须仔细钻研，步步深入，学深学透，不能粗枝大叶，满足于模棱两可，似懂非懂。另一种是属于象征性和概念性的，如五行生克、"心为君主之官"等，这些只要明了它的指归、大意就可以了，不能在字句上吹毛求疵，挑三剔四。因为这样往往会钻牛角，走进死胡同。这两种情况我都有亲身的体会。举例说，我学习《伤寒论》时，遇到的第一个难题，就是"风伤卫""寒伤荣"的问题。在什么程度上算是风？在什么程度上算是寒？风为什么选择了卫？寒又为什么选择了荣？这不是钻牛角，这是正确的学习态度。为了解决这个问题，我几乎查遍了我所能找到的一切注解，尤其是一切名家的注解，其中能讲出道理，并比较为大多数人所公认的是：风属阳，卫亦属阳；寒属阴，荣亦属阴。风之所以伤卫，寒之所以伤荣，是以阳从阳，以阴从阴的缘故。这真太玄妙了。就这样人云亦云吧？但这都关系到医学中最基本的生理、病理，关系到具体的临床实践，不能不懂装懂。于是我结合《内经》，证诸临床，详细阅读，仔细推敲，终于发现，这并不存在什么"阳从阳""阴从阴"那样的奥秘，太阳中风和伤寒之所以有汗或无汗，只不过是卫气受邪后的开合失司而已。这样，从病理得到了正确的解答，就是钻进去了。除此以外，在中医的生理、病理方面，还有一些术语，如"清阳下陷""阴火上冲""阳不归阴""阴不潜阳""血中之气""气中之血"等等，这都有物质基础，必须讲个究竟，必须钻得进去，只会照抄硬搬，知其然而不知其所以然，是不应当的。

能钻善钻，固然是好事，但是不应深钻的也去钻，或者钻的不得其法，也会走入绝路，拔不出脚来。现举一个简单例子加以说明。《素问·阴阳应象大论》中有这么一句话，"能知七损八益，则二者可调。"什么是七损八益？注家们争论不休，目前所知，已有四种解法，这四种解法，都是在"七""八"上找论据，争论不休，迄无结论。我认为，没有必要去钻"七、八"的牛角，这很可能如"七上八下""七高八低""七大姑八大姨"

之类，是数量形容词，是表示复杂多数的意思。我觉得跳出这个圈子，比跳不出来好。

在中医学中钻入牛角中跳不出来的例子还有不少。譬如把五行讲得太死，就会出现这种情况。陶渊明自己说，他好读书不求甚解。这个"不求甚解"，不能理解为自我欺骗，应当是不钻牛角的意思。不钻牛角就不至于变成书呆子。

钻得进去，跳得出来，这是辩证的统一。因为只有钻得进去，才能跳得出来。譬如吴鞠通说他跳出伤寒圈子，并不是他不钻研伤寒，相反，是已经在伤寒方面下了很大工夫，但在临床上单走伤寒这条路又走不通，才不得不跳出伤寒圈子而另走新路：撇开六经辨证，改为卫气荣血与三焦辨证；不用辛温发汗，改用辛凉解表；不必先解表后攻里，也可以表里双解，或先泻下，使下后里气通而表邪亦解。这足以证明，只有钻得进去，才能跳得出来。

总而言之，要钻进去不容易，要跳出来也不容易。

怎样学习中医，我相信在不同的情况下，每个人都会有不同的经验和体会，我所值得介绍的，主要就是以上所讲的这些。

我行医的经验体会

我曾写过"学医行医话当年"一文（见上文）。由于当时有些事务缠身，只写了"学医"部分，未写"行医"部分。近来有些青年教师和同学，希望我再谈谈行医方面的一些体会，才又写成了本文。前后两文合看，对于青年中医的学习和临床，可能有所启发和借鉴，故发表于此。

我初学中医时，有一个想法，就是不掌握中医的全面，决不临床看病。这个想法，真是太天真，太幼稚了。内外妇儿，伤寒杂病，头绪纷繁，千变万化，要掌握全面，谈何容易！而且要学，就得结合临床，如果脱离临床，又想学得全面，岂非纸上谈兵？可是我是没有教师作指导、自学中医的。无师指导搞临床，比无师指导啃书本，难度就更大了。因为啃书本，我还有较为有利的旧文学基础，而搞临床就什么基础也没有，无异盲人夜行。因此，对于行医来说，我走的弯路更多。弯路多，失败的教训自然也就多了。但是这些失败的经验教训，正好可以作为青年中医的借鉴。

一、"医之所病，病方少"

我之学医，是以背书起家的。1935 年旧烟台专署警察局考试中医，我就凭着背书熟，竟被录取为第二名。那时，我连一个病人也没有接触过（可见单凭笔试是多么不可靠）。所以，我最初临床，也是只靠背书。我记得我接触的第一个病人，是在教学课余时间，为所在村中一个年约四旬的男性看病。他自诉气短，别无他症，经过别人治疗多次无效。他对我说："你既然在看医书，请给我开个方试试。"我觉得窘了。因为我既没有切脉的锻炼，也没有辨证的经验。怎么办呢？想起来了，"夫短气有微饮，当从小便去之，苓桂术甘汤主之，肾气丸亦主之。"此两方药既和平，何不一试？于是采取第一方：茯苓 12g，桂枝 9g，白术 9g，甘草 6g。原方与服（剂量已兑换成今制，下同。）谁知只服下一剂，症状竟完全消失。这一意想不到的效果，病人喜出望外，我也是受宠若惊。

此后，接着求诊的人就逐渐多起来了。我原先设想的全面掌握之后再行医，实际也不可能了。在这期间，有一少妇，时而小腹攻冲作痛，我就想到"妇人少腹气攻冲，肋腹刺痛当归芎……"；有突然一时失去知觉者，我想到"乌药顺气芎芷姜，橘红枳桔及麻黄……"总之，每遇一病，都有一成方，而且不加不减，照抄应用。说也奇怪，也真正取得了一些效果。

然而，总是无效者多。也有一些病是我在书本上所没有见到过的。于是，我开始感觉到我所记得的方太少了。"医之所病，病方少"，这正是我那时的心理写照。

我记得的方子少，这是不错的。但也全部背诵了汪昂的《汤头歌诀》，《医宗金鉴》方，陈修园的《长沙方歌括》《时方歌括》，陈元犀的《金匮方歌括》，还有选择地记诵了一些《温病条辨》方，《医林改错》方等等。如果这些还不够，难道说非要把历代方书，如《太平圣惠方》《和剂局方》等，统统背下来不成？那是不大可能的。这时我对于能否学好中医，曾经自己打了个问号。

"医之所病，病方少"，这证明我每次临证，都必须有一个成方可用。为了避免临证时无所措手足，我在每次临证之前，胸中总得预先储存一些成方。因此，每遇病家约诊时，必先问问病人哪里不痛快？如说头痛，我就把有关治疗头痛的方子默想一遍，记不清的再查一查书，务必在赴诊之前胸有成竹。及至临证，又往往把所见的症状硬往我所记的方子上套。就连诊脉，也住往是我这方子需要什么脉，而病人的脉搏仿佛也正好是这样的脉。总之，常把病人的脉证，强纳入我想用的方剂范围之中。这样，方既不灵，对中医能不能治病自然也产生了怀疑。但是有不少我所不能治愈的病，经过别人治疗，或病家自找偏方治疗，却竟然好起来了。这个"别人"，往往又是看书不如我多的人。我这时才逐渐认识到，我过去之所谓"学"，只是皮毛，实际并没有真正学进去。不是中医不能治病，而是我没有把中医真正学到手。有了这一番认识之后，使我的学习和临床，发生了

二、胸中无半点尘者，才许临床

所谓飞跃，指的是我不再在临证之前准备成方了。而是迫使自己独出心裁地去观察、研究病人的各个方面，尤其是从此开始真正注意了脉诊。病人主诉略同，但必有不同者在，"独处藏奸"，这是我深刻的体会。就在这之后，我可以在无成方可用时，自制对证之方，而这些自制之方，也确实取得了不少优异效果，也就在这时，我才真正尝到了中医的甜头。

柯韵伯谓："胸中有万卷书，笔底无半点尘者，始可著书；胸中无半点尘，目中无半点尘者，才许作古书注疏。"这是说，无论著书，或为古书作注，都必须摆脱一切先入为主的框框。我经过死套成方失败之后，也深深感到，我之临床，"尘"太多了，只有胸中无半点尘者，才许临床行医。从此以后，我从套用成方，转变为从认证上下工夫。认清了证之后，不再是胸有成方，而是胸有定法，按法考虑有无成方可用。如果找不到成方，就随手拈几味药，也常取得满意的效果。现举几个简单的实例如下。

（1）一个经过不少西医诊断为癫痫，中西药久治不愈的十余岁患儿，我问知是在夏月烈日当空的野外割草时晕倒后致成癫痫，认为这等于暑厥，便撇开一切治癫痫的成方不用，与以生脉散加蜈蚣、僵蚕、全蝎等入络行痰镇静药，十余剂治愈，永未再发。

（2）一癫痫频繁发作的半老妇女，也是中西药久治不愈，余诊视后，认为心下有痰饮，予以桂枝去桂加茯苓白术汤略为加减，不但癫痫治好了，就连多年的胃脘痞满，也治好了。

（3）一青年患中耳炎，历时半年，服药近百剂，始终无效。余诊视，脉迟舌淡，耳流清水，不浓不臭，便排除一切治耳消炎方，予以四君子汤加炮姜、白芷，一剂效，三剂愈。

这里不是为了介绍医案，所以不多引述。仅从以上三案就可以看出，这些病都不是什么难治之病，只是由于这些医生，胸中只有成方，而且不善于用成方，"尘"太多了，才使病人经年累月，处于痛苦之中。

我从摆脱教条，注重辨证之后，不但对于临床治病比从前有了把握，而且对于阅读医书，也觉得和从前不一样。从前我只喜欢看有方有药的著作和开门见山的医案，而对于理论性的著作和像《临证指南医案》那样需要自加分析的医案，就看不进去。可是对辨证有了体会之后，感情就转过来了，不但喜欢看理论性的著作，而且看医案也有了自己的赏鉴与批评能力。从此以后，我还觉得现行的各科临床讲义，对于辨证的基本功，讲得不深不透，而强调分型，分型又分得太死，在一定程度上，接近于教条。

据上所述，我提请热爱中医的青年同志们从中汲取两点教训：一是读书不在多而在精。学，就要学深学透，不要哗众取宠，华而不实；二是只要扎扎实实地学，人人可以学好，不要自暴自弃。

三、"戒之在得"

我能不套成方，在辨证基础上自制新方，这仅仅是从外行初步接近内行，还谈不上"胸中无半点尘"。真正胸中无半点尘，那是中医的化境，要达到这一境界，确非容易。我已经是古稀之年了，孔子云："及其老也，血气既衰，戒之在得。""得"，包含着功成名就，自鸣得意，不求上进，优游而休等想法。我在迟暮之年，总想在中医学术上继续前进，为人民的保健事业作出贡献。"戒之在得"，正是我应时刻加以警惕的座右铭。

（按："戒之在得"之"得"，过去多解为"贪得无厌"。我认为血气既衰，不应再有贪得无厌之想。今以"得"为自鸣得意，自满自足，安于现状，不求进取为训，始觉与老年人血气衰时的心理相符合。此处小标题，即取此义。）

与日本学者讨论中医学术纪要

一、临床带教讨论

病案一 病人王某，男。胃痛，腰背部发凉，四肢厥冷，头晕，时有气上逆的感觉，每因情绪影响而症状加重。舌苔黏腻。

处方：川芎 9g，苍术 9g，姜香附 9g，炒栀子 6g，黄连 6g，肉桂 3g，柴胡 6g，炒白芍 9g，炙甘草 3g，生姜 3 片。水煎服。

💡讨论

齐藤：上方是否可以视为越鞠丸、交泰丸、四逆散之合方？

李老：上方是在越鞠丸方的基础上加减而成，因证属湿热，方用苍术燥湿，用栀子、黄连清热，用川芎、香附开郁行气。不可视为与四逆散、交泰丸的合方。方中无枳实（下气），故不属四逆散；至于方中用黄连、肉桂，非取交泰丸意。用少量肉桂，取其平肝之用，张锡纯对肉桂的平肝降逆作用很有发挥。

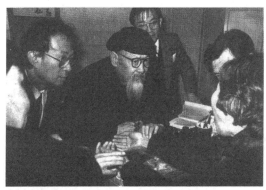

图 9　李克绍先生和他学生在给病人把脉

仙头：本证舌苔黏腻（不黄），又背部发凉，以何辨其为热？

李老：本证腰背部发凉，说明是阳气不通（阳郁）。如痰饮内结、阳气内郁，就能令人背寒冷如掌大。故胃痛的病人，可以出现背凉。苔腻而黏说明湿热在里，湿热在里，郁遏阳气，是造成本证的原因。

齐藤：黄连6克，用量较大，有否特殊意义？

李老：黄连苦寒，清热燥湿，配伍在川芎、苍术诸药之中，不会产生留中致寒之弊。

病案二　病人邱某，女，32岁。头晕旋转，头目不清，夜间睡眠时加重。辨证：上焦有热，痰热郁积。

处方：姜半夏9g，橘红6g，茯苓9g，甘草3g，黄芩9g，菊花6g，荆芥穗6g，生姜2片。水煎服。

💡讨论

齐藤：荆芥在方中有何特殊作用？

李老：头晕旋转，属于风痰，用菊花、荆芥清利头目。但祛风药甚多，何以独选荆芥穗？盖因夜间晕重，是由于阳气入阴，所以治宜疏散，不宜收敛。芥穗能祛风、入小络，善理血中之风。

仙头：本证既为有痰，能否以健脾法治之？

李老：痰证属实证的，直接祛痰；若属虚证，则可健脾。但健脾之路远，病若不愈，则可以考虑从健脾着手。

病案三　病人孙某，女，54岁。感冒反复发作。胸闷，鼻流清涕，晨起欲吐。

处方：苏叶9g，川芎6g，甘草3g，桔梗6g，枳壳6g，淡豆豉6g，生姜2片。水煎服。

💡讨论

齐藤：本方中，大部分药物都是向上向外，而枳壳作用向下，李老组方的思路是什么？用豆豉是否有栀子豉汤方意？

李老：本证鼻流清涕，用药应宜于温散，选用辛温之品。病人胸闷、欲吐，首选苏叶。苏叶既有解表之用，又具行气之功。单方苏叶一味，治疗感冒、恶心呕吐。本方用桔梗配伍枳壳，一升一降，宣展气机，助苏叶以治胸闷。豆豉亦是助药宣散，轻感冒常用葱豉汤治疗；本证用豆豉无栀子豉汤方意。

平野：本证为何早吐（晨起欲吐）？

李老：晨起欲吐，中医称之为"气动宿痰"。宿痰，指陈旧性病理痰液。睡中（夜半之时）胃气静；晨起，胃气上注于肺，肺胃相连，催动宿痰上逆作吐，故临床表现为晨起欲吐。再如五更咳，亦是"气动宿痰"，属痰食，治以降胃气，药用莱菔子、苏子、神曲治疗。

病案四 病人王某，男，70岁。高热不退3个月。本病由夏天饮食生冷又过于贪凉（吹电风扇）而引起。初起恶寒重，寒战，继而发热，体温高达39.5℃~40℃，寒热发作不定时，高热时胸以上大汗出，胸以下无汗，胃脘部有痞闷感。西医查无原因，曾住院用激素治疗无效，出院。前医作为疟疾（药用常山、大青叶、柴胡等），服药30余剂亦无效，高热一直不退。重病面容，食欲差。舌苔白厚黏腻微黄，脉濡数无力。

处方：苍术9g，白芷9g，草果仁6g，乌梅9g，甘草3g，葛根12g，生白扁豆9g，水煎服。

⚲讨论

齐藤：本案李老的处方用药思路与前医的处方用药思路显著不同，为什么？

李老：本案系内伤生冷外感寒证，初起本应以辛温解表、兼以和胃之剂治之。未能对症用药，又屡经误治，脉证均变。脉濡数无力，即说明本证已非初起感寒之象。前医用药过于柔润，缺乏刚燥；滋腻之品恋邪，以致邪气内伏，造成寒热发作如疟状；但非疟疾，故前医用常山等药不效。此乃脾胃不和，故形成寒热发作不定时。本方实以刚克柔，以燥驱湿，解救药误。方从缩脾饮化裁而来，药用苍术、白芷、草果宣通湿浊，葛根、白扁豆补脾气、升胃气，与乌梅相合，散中有收，相反相成，符合脾为湿困的治疗原则。

齐藤：乌梅酸收，于本方之宣散有无妨碍？

李老：乌梅酸能补肝体、养肝阴，肝主疏泄，调理肝气，有利于调理脾胃之气。乌梅补肝体，但不敛邪，有助于疏泄，故不影响外邪之宣透。

齐藤：请李老谈谈有关白芷的用法。

李老：白芷的作用主要是芳香化湿通窍。临床上如鼻流清涕、寒湿白带、中耳炎流清水诸疾用之，皆体现了其化湿通窍之功。再如腹膜结核，药用大黄、白芷捣丸，以黄酒送服；湿滞胃痛，单用白芷60g煎服，均取此意。

病案五　病人张某，女，64岁。口腔有异物感。半年前出现咽喉干，吞咽时有异物阻塞感觉，西医查无原因。

处方：柿霜9g（分冲），天花粉6g，苏梗3g，薄荷3g，水煎后三味，冲柿霜服。

⚲讨论

齐藤：请李老谈谈本案的辨证、选药。

李老：本方的选药关键在于柿霜一味。先谈柿霜的作用，由此理解本证的病理。柿霜一味单方治疗膈食病。柿霜有消炎、化痰的作用，化痰而不燥是其特点。古方治反胃（食管有炎症刺激），儿科外用治口疮，外科用治臁疮糜烂，治疗大便下血（肠燥），均取其收敛溃疡、止血、消炎之功效。本证口腔内有异物感，其病理亦据此考虑。本方以柿霜消炎、收敛为主药，天花粉润而化痰为辅佐药，佐以苏梗、薄荷调理肺气。曾治1例食管贲门癌病人，食不下，用柿霜30g、硼砂3g，研细分为10包，每次1包，每日2次，服后病人口起水泡，口腔有痛感，但饮食得下，临床治愈。

二、哮喘病讲座

齐藤：请李老讲讲关于哮喘病的治疗。

李老：治喘有两个好方，就是麻杏石甘汤与橘味麻黄汤。前者为经方，后者属时方。我对哮喘之治，运用两方的概率较大，属常用方。麻杏石甘汤主要是麻黄与石膏的配伍，清宣相合，既透热又平喘；橘味麻黄汤则主要是麻黄与五味子的配伍，一散一敛，调节肺气之开合。运用时应注意量的变化，如治一般性支气管哮喘，石膏量宜小（9~15g），治肺炎的喘促，则石膏量宜大（30g），而麻黄3~4.5g即可。另外，加减不宜太杂，可少佐苏叶、苏子。

以上两方虽然运用率较高，但并非能治一切喘证。出现肺心病的情况，口唇紫绀，心肺淤血，可用一味莪术加黄酒煎服。莪术气血双理，哮喘乃气病，紫绀为血病，此药行心肺之气血，作为缓急治标之药，甚好。

谈谈痰饮问题。肺为贮痰之器，无痰不作喘，所以治喘要考虑治痰。这方面《金匮要略》谈得最好。如《金匮要略》称："膈间支饮，其人喘满，心下痞坚，面色黧黑，其脉沉紧，得之数十日，医吐下之不愈，木防己汤主之；虚者即愈，实者三日复发，复与不愈者，宜木防己汤去石膏加茯苓芒硝汤主之。"为什么治痰饮喘满用石膏？"复与不愈"又为什么去石膏加芒硝？我的经验，凡满口黏痰，拽拉不断，用石膏或寒水石效佳。过去讲石膏专清热，其实此药善清化黏痰。痰乃水饮与火邪煎熬听生，故凡痰黏满口，无论有无热象，都应加石膏清化之。石膏治热痰《保命集》《串雅》均有记载。曾治1964级一学生，低热10余日，喘渴，痰黏不爽，满口黏液丝，拽拉不清，只用一味石膏（90~120g）煎水代茶，分次饮之而愈。原文说"虚者即愈"，"虚"的意思是指痰虽黏稠但尚未成块，此正应石膏之治。若石膏不能治的痰，那就是结成痰块了，所谓"实者"即指此。痰结成块，则必加芒硝软坚化痰。指迷茯苓丸（《医门法律》方）中用芒硝亦是此意。曾治一10岁女孩，喘促胸满，上肢疼痛不能抬起，一剂指迷茯苓丸，喘促平肢痛愈。病痰何以臂痛难举？痰阻经隧也。可知芒硝是一味治痰要药。

喘是气之有升无降，所以治喘还要考虑治气的问题。治气要注重调节，不要一味地宣散，也不要一味地平降，应升中有降，降中有升，这样才符合肺的生理特性。麻杏石甘汤中麻黄升、杏仁降；橘味麻黄汤麻黄升、五味子降。尤其小青龙汤，此方在治老年性支气管哮喘时，更应注意升散太过，容易引动肾气上冲。所以《金匮要略·痰饮咳嗽病脉证并治第十二》救治肾气上冲的诸方中都有五味子。因为五味子酸收敛气且善补肾，乃重要之药，不可忽视。至于肾不纳气的虚喘，则尤应注重降气收纳，这方面前人谈的已很多。

虚喘还有阴血内虚所致者，如张景岳的贞元饮所治之喘就属于此。贞元饮只熟地黄、当归、甘草三药，药量之比为7：5：3。方中熟地黄滋阴，当归养血，甘草缓急。主治阴血不足，肺失所养，气逆喘咳。临床特征是"动则喘"，喘不重。此方陈修园大加贬斥，在其所著的《医学三字经》中称"咳嗽病，痰饮先，鲁莽辈，只贞元"。其实，陈氏的看法太死，喘分虚实，不能一概责之于痰。只是贞元饮所治之咳喘，临床少见罢了。

喘还有虚实并存者，如《金匮要略》云："夫短气有微饮，当从小便去之，苓桂术甘汤主之，肾气丸亦主之。"肾为水之下源，肾虚不能制水，又失于纳气，故肾虚于下，水泛于上，"短气"自然不免。凡肾气丸所治之喘，均属慢性久病。治此种喘，胡桃仁一药不容忽视，此药既治肺又补肾，疗效很好。

三、《伤寒论》有关问题

齐藤：首先请教一下《伤寒论》六经的排列顺序问题。少阳属半表半里，按照伤寒由表传里的顺序，少阳应排在阳明之前，为什么反而在其后？

李老：六经即三阴三阳。三阴三阳在《内经》中本来都有数字可查。《内经》早已指出六经的"阴阳之气，各有多少"，多少不同，故作用亦异。具体地说，少阳是阳气初生，主温煦长养，故又称嫩阳、一阳；阳明乃两阳合明，能腐熟水谷，热能最大，故又称盛阳、二阳；太阳分布在体表，卫外为固，敷布面至大至广，故又称巨阳、三阳。至于三阴，太阴主水谷之津液，阴气最多，称三阴；少阴主藏精，精指水谷之精华，即人体必需之有营养价值者，它来自水谷而量较少，故称二阴；厥阴主血脉，血乃水谷精华中之更"精专者，行于经隧，以养生身，莫贵于此"，它少而又少，故称一阴。

上述的太阳、阳明、少阳，和太阴、少阴、厥阴，都是由三而一，但这些数字，都是阴或阳的量词，与六经的顺序无关。有人认为，外邪侵入人体后，病的发展由三而一，实际是一种附会，没有顺序上的理论价值。

不少人认为六经排列少阳应在阳明之前的问题，是受一些旧注的影响。有的旧注认为，外邪内传，始自太阳，由外之内，下一站应是半表半里之少阳，所以阳明篇排列在少阳篇之前，他们很不理解。其实，六经排列次序之先后，不是根据表里相传而排列的，它是根据三阴三阳各自受邪后继续出现其本经症状的早晚来排列的。《伤寒例》中明明说"太阳受病，当一二日发""阳明受病当二三日发""少阳受病，当三四日发"，以至"厥阴受病，当六七日发"。可见六经病，都有由本经自身受邪而发病的，并非都是先由太阳受病后依次传经而成。由于各经的自发病，出现症状有"一二日"乃至"六七日"等早晚的不同，所以六经的排列顺序，也就依此而定了下来。

若撇开六经自发病的见症先后看问题，却认为各经病都是从太阳病传来，那么太阳先传少阳，少阳再传阳明，这对于柴胡证和胃家实还可以讲得通；但对于三阴病就讲不通了。尤其是传入阳明之后，"阳明居中主土，万物所归，无所复传"，再讲传太阴少阴厥阴，岂不成了笑话。

以上所讲这些，我在《伤寒解惑论》和发表在《山东中医学院学报》1985 年第 4 期的论文《论传经》中都有详细的论述，可参考。

齐藤：第二个问题，请教开合枢与少阳枢机不利的问题。

李老：开合枢源于《素问·皮部论》。据《太素·阴阳合篇》和《太素·经脉根结》篇都作关合枢。据肖延平考证，关的古字作"阅"，传抄误作"阴"，就成了关合枢。据丹波元简《素问识》考证，关是门闩和门槛；合是门扇、门板，枢是门脚门轴和容门轴之斗拱。这些本来都是建筑学上的名词，是用以象征三阴三阳有卫外、安内、内外协调的各种生理功能，并无其他深意。后来误作开、合、枢，名词变成动词，这已失原意。又有人用以解释《伤寒论》的六经，既有牵强附会处，也有绝对讲不通处，对此我在《伤寒解惑论》中，已有简略的介绍。但由于古今字体的差异，建筑学上的名词也有改变，所以想讲深讲细，还得大费笔墨。诸君若要详加研究的话，可仔细阅读《素问·皮部论》、《太素·阴阳合篇》《太素·经脉根结》篇、丹波元简的《素问志·卷七》和拙著《伤寒解惑论》中"关于三阴三阳开合枢的问题"，就可以得到圆满解决。

齐藤：您在《伤寒解惑论》中讲，少阳病分少火被郁（提纲证）与枢机不利（柴胡证）两种病型。提纲证的"口苦、咽干、目眩"为何不称枢机不利？

李老：少阳病与柴胡证应当分清，这是我的观点，因为二者的发病原因、临床表现、治法及预后均有所区别，不能混为一谈。至于少阳提纲证病机是否亦属枢机不利的问题，应该这样看：从整个少阳病（包括自发的和由太阳转属的）而言，病机均是枢机不利。提纲证"口苦、咽干、目眩"，是胆气失疏，气郁化火，风火炎上，上走空窍，也是枢机不利，但与柴胡证对比而言，提纲证的口苦咽干目眩，远不如邪结半表半里之柴胡证的胸胁苦满、往来寒热更为典型。两者证候的重点特点不同，所以还是分别以"少火被郁"和"枢机不利"作解释，更令读者醒目。

齐藤：您说太阳病，卫气处于病理状态，不能正常的卫外，就必恶寒，脉浮、发热、恶寒，都是太阳的功能失常，也就是气化之为病。李老的"气化"概念，与刘渡舟教授之"气化学说"是不是一样的？请介绍。

李老："气化"一词，是泛指各脏腑之间，不同的生理属性与功能（如心主火主脉，肝主风主筋之类），在生理方面相互促进与制约作用。中医对此认识并无分歧。至于刘渡舟教授另有一篇"《伤寒论》的气化学说"一文，则是对于有些人把运气学说中的"标""本""中气"等又虚又玄的解说强搬到《伤寒论》中来的批判，这种批判是有道理的。但我认为，了解了"气化"的涵义就已经够了，没有必要把"标本""中气"也纳入伤寒六经之中，因为那样就把活泼的《伤寒论》讲得太呆板，使理论更繁琐空虚，临床价值也不大。

齐藤："辛甘化阳"与"辛甘发散为阳"是不是一个意思？

李老："辛甘化阳"，是说辛味药与甘味药相配伍，能化生出阳气；化生出阳气，就能鼓舞气血，驱除外邪，所以又说"辛甘发散为阳"。前者指辛甘药配伍后的药理，后者指化阳后所起到的治疗作用。

齐藤：您老说"啜以热粥，有食入于阴，气长于阳的作用"，"气长于阳"的"气"是指热粥的热气？

李老："气长于阳"是说饮食物入于腹里之后，经过消化吸收，化生气血，周流全身，使体表的阳气，也得到充实，体表阳气充实，残留的外邪得以驱除，卫外为固，就不会常自汗出了。气长于阳之气，不是热粥之气，而是饮粥之后化生热能的气血之气。

齐藤：李老说"桂枝甘草，辛甘化阳，化气行水；阳气通畅之后，气、水也能通畅。""化阳"是否也可以说"通阳"？"化阳"这个词，不好翻译成日文。

李老："化阳"一词，译为"化生阳气"即可。通阳指气血流通畅达，无所不到，与化阳的涵义不同。

齐藤：您说"伤寒兼烦躁……这是太阳表实证，阳气郁闭太重，不能宣泄，扰于胸中所致。这和暑季将雨未雨之际，天气暑热，云气已升，人们觉得烦热郁闷的道理是相同的"。这个比喻，不太明白。"云气已升"，云气是什么？云气和水气、地气的关系以及和"云气未升"有什么区别？

李老：此处指阳气内郁，欲作汗尚未能出汗，内热烦躁，就像暑天将雨，云层厚积，气压较低，人们感觉烦闷一样。人体将汗未汗之际，阳气将体内津液蒸腾作汗，仿佛云气已升也出现烦躁。云气即云彩，是天阳蒸腾地面水气上升空中而形成的，即《内经》所说"地气上为云"。云，源于地面之水气，云气又下为雨，所以天空云气与地面水气同源。"云气未升"，指病人安静，尚未出现作汗的预兆。

齐藤：您说大、小青龙汤"有导水归海的意义，故名青龙汤"；又说"解表散水为小青龙汤主治"，"导水归海"和"解表散水"有什么区别？特地用"导水归海"来表达的意思在哪儿？

李老：古说，龙是鳞虫之长，离不开水，能吸取大海之水，腾于天上，喷洒大地则为雨，所以说龙能行云布雨。方名"青龙"，即指此方有发汗散水的功能。发汗犹如龙能行雨，所以《内经》说"阳之汗以天地之雨名之"。青龙汤治水气，使水归常道，如百川归海，故称"导水归海"。青龙汤的功能是"解表散水"，"导水入海"就寓有解表散水的意义。

齐藤："小青龙"是从什么自然现象来说？"导水归海"和龙（小青龙）怎么能结合起来？在自然界，大、小青龙有什么区别？

李老：《礼记·月令》春季三个月，都是"其虫鳞"。龙就是鳞虫之长。《礼记》又有"前朱雀而后玄武，左青龙而右白虎"之文。"左"即东方，东方属木，主升而色苍。苍即青色，青龙亦称苍龙。龙离不开水，所以从前的历书，每年都有"九龙治水"之说。龙无大小之分，青龙汤之所以分大小，是代表其发汗力有强有弱。大青龙汤发汗力强，所以"发之"两字，只见于大青龙汤条下。

齐藤：（大青龙汤）"龙能腾云致雨"，这个古说是雷暴雨的比喻？古人看法是跟雷光和龙一样？

李老：龙能腾云致雨，不仅仅指暴雨，古人也没有说电光就是龙。总之，以"青龙"作汤名，只代表其发汗行水的作用，若撇开这一点，节外生枝去深究，必然离开本题，求深反凿。

齐藤："血溢下焦，则阴气从下，阳气尽在于上"，这个意思，我不能理解。

李老：血为气母，是阴阳互根，阴中涵阳。血瘀下焦，血属阴，瘀而不能上行，即"阴气从下"之意。血瘀于下，则为死阴，死阴不能涵养阳气，导致孤阳上浮。故以"阳气尽浮于上"来形容。阳气亢盛于上，心神被扰，就发为惊悸。

齐藤：《素问·调经论》说："血并于阴，气并于阳，故为惊狂。"这一解释对不对？

李老：所引高士宗的注解，太繁琐，又玄虚，不宜采用。

齐藤："血并于阴，是血逆于经也。气并于阳，是气乱于卫也。血气不平，故为惊狂。并阴则惊，并阳则狂也"。惊和狂要不要分别清楚？

李老：惊与狂常并见。但惊是惊惕，狂是神乱。惊，神志尚清醒，不过稍有外界刺激，即忐忑不安。狂则神志不清，胡言乱语，行动疯狂。所以惊轻而狂重。

齐藤："白虎汤证的脉洪大，是拍拍而来，应指迢长，洪大有力"。拍拍，不好翻译，是什么意思？

李老："拍拍"，这是形容词。如"惊涛拍岸"，即波浪滔滔之状。用来形容脉象，是脉势洪大，滔滔满指，拍拍而来。

谈谈辨证与辨病的体会

目前，"辨证施治"这个口号在中医界提得非常响，而对于辨病，则不少人不予重视，认为这是西医的事。其实，要真正学好中医，不但要善于辨证，而且还要重视辨病。如果只见辨证的优点，不知辨证不辨病还有不足之处，也是错误的。

辨证与辨病不可偏废，这并不是新提法，就连中医界公认的医圣张仲景，就是既辨证又辨病的倡导者。试就《伤寒论》六经的篇名来看，每一篇名都把"辨某某病"列在前面，接着才是"脉证并治"。这也就是说，辨脉辨证，都是在六经病名已定的范围内进行的。再就其内容来举例吧，"此非柴胡证，以呕故知极吐下也"，"若其人脉浮紧，发热汗不出者，桂枝不中与之也"，前者辨是否柴胡证，后者辨是否桂枝证，这都是辨证。而"病如桂枝证，头不痛，项不强，寸脉微浮，胸中痞硬，气上冲咽喉不得息者，此为胸有寒也"，这是辨的痰饮病。"今头汗出，故知非少阴也"，这是排除少阴病。"伤寒脉微而厥，至七八日肤冷，其人躁无暂安时者，此为脏厥，非蛔厥也"，这是辨是否蛔厥，也是辨病。再从《金匮要略》来看，也是既有辨证，也有辨病。譬如"百合狐惑阴阳毒""疟病""奔豚气""中风历节""黄胆"等篇，是以病名篇的，"呕吐哕下利""惊悸吐衄下血胸满瘀血"等，是以证名篇的。而"肺痿肺痈咳嗽上气""胸痹心痛短气""腹满寒疝宿食"等，又是病证结合名篇。这就说明，辨证与辨病，不是应不应当结合的问题，而是早已结合并互相补充的。

提起辨病，还应说明一点：时至今日，辨病还有新的内容，仅仅依靠张仲景时代那样技术水平来辨病，是远远不够的。因为古人受到时代的限制，其所谓病，只能以直觉的、宏观的体态反应为基础，所以有不少称之为病的，实质仍然是证的概念。譬如以疟病来说，并非都是疟原虫病，胸痹也并非都是心血管病。它不能像西医学那样，以微观的细胞结构变化、代谢变化为基础，因此，提到辨病，最好是与西医学相结合，而且这种结合，有时还是必要的。

为了说明这一问题，试举一个我终生难忘的病例为证。

这是二十多年前的事了。余回原籍度暑假。邻人陈某求诊。他是一个四十多岁的男性农民，身材矮小壮实。自述发低热已数月，周身骨节疼痛。多方治疗，未见痊愈。按其脉搏，洪大有力，口中略觉干渴。因给予白虎加桂枝汤，一剂，诸症完全消失。他高兴得逢人便说："我花了几十元钱没有治好的病，现在花不到几角钱就治好了"。可是过了些日子，他又来求诊，此次主诉是食欲不佳，什么饭也不想吃，诊其脉象，倒也平平，只是舌红苔少，口中发干，胃中觉热。从辨证来看，这显然是肝阴不足，不能疏土。因仿《伤寒论》厥阴病之意，处方以乌梅为君，少佐党参、石斛、麦芽之类，一剂，即食欲增进。嘱其续服二三剂，即可停药。谁知不几日他又来求诊，这回是往来寒热，一日不定时的发作，脉搏也转为弦象。只要学过《伤寒论》的人，都会知道这是厥阴出少阳。又与小柴胡汤原方一剂，即寒热消失，我也就返校了。三次都是辨证施治，三次都运用经方（乌梅方是乌梅丸的加减方），三次都效如桴鼓，我确实觉得过了一个愉快的暑假。

寒假回家时，又遇到了他。他说："你回济南后，我的病又犯了，到文城医院检查是胃瘤，切除后现已好了。"这又大出我意料之外。其后又时过半年，病人去世，这无疑是恶性瘤，而且已经转移了的缘故。

这一病案经过反复推敲，我归纳出四点教训。

（1）单纯辨证还有所不足，必须与辨病相结合。证是病的反应，所以辨证施治是有道理的。但同样的证，可以是不同的病，不同的病都有其各不相同的发展变化与预后，所以证的消失，还不能绝对肯定就是病的痊愈，因为它可能是由于药物的作用，使体态反应出现暂时性改善或改变。上述病例之食欲不振，服乌梅丸加减方后，此证消失，另证又起，终至死亡，很能证明单纯辨证，有时是不足的，只有辨病明确了，才更能心中有数。

（2）辨病还要与西医学相结合。中医之所谓病，是从证的发生、发展、体征等方面综合而来，是概念性的，有"证"的涵义。没有结合西医学作深入的检查，所以和西医学的病名可能相一致，也可能不一致。譬如肺痈、肠痈等，基本和西医学的病名肺脓肿、阑尾炎相同，而三阴病、三阳病以及奔豚、中风等，只是证的综合，作为病名，实不完善。如本病例就只能辨出白虎加桂枝证、乌梅丸证、小柴胡汤证，不通过西医学检查，要诊断出胃瘤是困难的。

（3）前述病例，三方都效如桴鼓，这是否可以说，我对于辨病虽有所不足，而对于辨证却颇有成效呢？答曰：否！追忆病人第二次因食欲不振求诊时，他曾诉说常吐黑水。吐黑水这一症状，不在上述白虎汤证、乌梅丸证、小柴胡汤证之内，本应引起注意，只因满足于辨证的明确而有效，便忽视了这一同中之异，致使辨证有效之后，未再嘱病人加以注意，早做检查，这是值得吸取的教训。

（4）吐黑水，这是西医学诊断胃瘤的特征，我不是西医，未诊断出胃瘤，还情有可原，但吐黑水古书早有记载，并有治疗方法，我竟未用，这就于心有愧了。据《永类钤方》载："治反胃吐出黑汁治不愈者，用荜澄茄为末，米糊丸，梧子大，每姜汤下三四十丸，日一服。愈后，服平胃散三百帖。"古人对于吐黑汁这一症状消失之后，还要继续服平胃散至三百帖之多，可见古人虽然没有明确说明吐黑汁就是胃瘤，但对吐黑汁的善后治疗是这样长久，是已经把吐黑汁不作为一般的疾病看待了。

本文对上述病例的治疗与经过，至为真实，毫无隐瞒之处，其目的有二：一是说明辨证与辨病不可偏废，以引起后学者的重视；二是永志吾过，作为教训。

五对活血药剖析

临床用活血药,常桃仁与红花、三棱与莪术、乳香与没药、五灵脂与蒲黄、水蛭与虻虫伍用,两两相配。其配伍规律是什么?临床适应证的特点有无不同?很值得研究。桃仁味苦性润,红花味辛性散,二药合用,濡润行散,善于活血通络,适用于周身经络血液干枯,运行不畅者。乳香苦温,辛香走窜,没药苦平,散血消结,二药合用,善于消肿止痛,以血瘀证见肿痛,或将成疮痈者,为其所长。莪术苦辛,破气中之血,三棱苦平,破血中之气,二药合用,气行血散,宜于血瘀气滞成块,或兼有胀感者。五灵脂气臊燥湿,善治痰涎夹血成窠,蒲黄性滑利水,善能活血消瘀,二味合用,宜于水血混杂者。水蛭咸苦,虻虫味苦,二味合用,一飞一潜,血肉有情,能腐善蚀,宜于死血湮瘀,成癥成瘕者。

桃红、乳没、棱术,都是一苦一辛相配伍,辛散苦降,相济成功。五灵脂、蒲黄,虽然不是苦辛合用,但灵脂气臊,臊以气胜,近于辛,也能散;蒲黄甘平性滑,滑亦能降。至于虻虫善飞,飞者近于散;水蛭善潜,潜者近于降,也都是散与降相济成功。

正由于这些活血药配伍起来有濡润、消肿、消胀、止痛、燥痰湿、破癥瘕的不同特长,所以我临床采用活血药时常是这样:心绞痛有胀闷感者,方中配入三棱、莪术;跌打外伤,配入桃仁、红花,乳香、没药亦可用;痈肿作痛,则专门配入乳香、没药;胃脘痛和产后腹痛,常配入五灵脂和蒲黄;肝脾肿大,或其他癥瘕积块,多用三棱、莪术,不效者再选用其他虫类药。

总之,活血化瘀诸药,有其共性,但各药也有其特性。血结、血瘀的情况不一,从部位来说有浅表或较深的差别。此外还有夹痰或不夹痰,结硬或结而未硬等等。因此，有的药之间可以互相代替，也有取其专长而绝不能代替者。下面几个单方，就属于不能代替者。①《海上方》：唇干裂痛，桃仁同猪脂捣涂唇上。②《普济本事方》：有士人妻，舌忽胀满口，不能出声，一老叟教以蒲黄频渗，比晓乃愈。③《保生方》：上气喘急，蓬莪术 15g，酒一盏半，煎服。（按：这是肺胀气喘，肺络瘀血，症见口唇紫绀者。）

从半夏汤谈失眠的证治

《灵枢·邪客》篇说："卫气者，出其悍气之剽疾而先行于四末、分肉、皮肤之间而不休者也，昼行于阳，夜行于阴，常从足少阴之分间行于五脏六腑。今厥气客于五脏六腑，则卫气独卫其外，行于阳不得入于阴。行于阳则阳气盛，阳气盛则阳跷陷（《甲乙经》"陷"作"满"。按："陷"是"满"字之误）。不得入于阴，阴虚，故目不瞑。黄帝曰，善！治之奈何？伯高曰，补其不足，泻其有余，调其虚实，以通其道而祛其邪，饮以半夏汤一剂，阴阳已通，其卧立至。"

这是中医学对于失眠证病理、治则的最早论述。半夏汤也是治疗失眠证最早的一首方剂。"行于阳，不得入于阴"，现代语简化为"阳不归阴"。阳之所以不得入于阴，是由于"厥气客于五脏六腑"，而五脏六腑之厥气又有虚实之分，于是根据虚实，"补其不足，泻其有余"，以"去其邪"而"通其道"。如果"阴阳已通"，就会"其卧立至"。这就说明，治疗失眠证的大法，重点在于调治五脏六腑的虚实，消除内因，是为了疏通阳气出入的道路，所以半夏汤方后注云，"汗出则已矣"。"汗出"，就是"阴阳已通"的证明。

李时珍云："半夏体滑而味辛性温也，涎滑能润，辛温能散亦能润，故行湿而通大便，利窍而泄小便，所谓辛走气，能化液，辛以润之是矣。"秫米，即粟米之黏者，李时珍谓"能益阴气而利大肠，大肠利则阳不盛矣。"可见半夏与秫米合用，黏而且滑，有滋燥和胃之功，辛散之性，又有助于利窍而接引阳气，所以能达到"病新发者，复杯则卧，汗出则已矣，久者三饮而已也"这样立竿见影的效果。

不过半夏汤并不是治疗一切失眠证的必效方剂。因为五脏六腑的虚实不同，究竟是何脏何腑？阴、阳、气、血、痰、火、湿、食，何虚何实？怎样才能"去其邪"？怎样才能"通其道"？这里还有不少问题需要分析，还有不少技巧需要掌握。不加分析，奢谈"引阳归阴"，是不能应付临床极端错综复杂的失眠证的。下面列举古人的一些方治，作为举一反三的提示。

《伤寒论》（新辑宋本）76条云："伤寒吐下后，虚烦不得眠，若剧者，必反复颠倒，心中懊恼，栀子豉汤主之。"这是邪热结聚胸膈，以致阳不归阴。栀子清热除烦，豆豉辛甘微寒，宣发透达，能解表除烦，有引阳入阴的作用。

《伤寒论》61条又云："下之后，复发汗，昼日烦躁不得眠，夜而安静，不呕不渴，无表证，脉沉微，身无大热者，干姜附子汤主之。"脉沉微，是下之后里阳已虚，不呕不渴无表证，是病不在三阳，身无大热，是尚有微热，这说明这样的身微热，是里阳虚导致阳不归阴。在夜间，已虚之里阳不外出与邪争，两不相涉，犹相安无事，而在白天，本来就身有微热，卫气又欲行于阳，这不但不能归阴，而且与式微之里阳更有表里分驰之势，所以烦躁不得眠。干姜温中，开里阴之结，附子善走，温通内外。尤其是干姜，性热味辛，热能温，辛能散，一物就具备温通表里，接合阴阳的妙用。《千金方》治虚劳不眠，用干姜为末，汤服9g，取微汗出，也是在里虚里寒的情况下，用以引阳归阴。

以上几例，或有身热，或身微热，都说明是卫气行于阳不得入于阴，所以是典型的阳不归阴。但是失眠证是精神活动的失常，精神的本体叫作神，神是藏于心的。精神活动起来——"随神往来者谓之魂"，魂又是藏于肝的。所以失眠证从本的方面来说，虽然有五脏六腑之分，但若从标的方面来说，没有不通过心、肝二脏的。因此，失眠证除了伴有身热或身微热者当划入阳不归阴这一类型以外，还应当根据烦躁、怔忡、惊悸、舌色、脉象等，找出重点和特点，以心、肝两脏来分类。

《伤寒论》303条云："少阴病，得之二三日以上，心中烦，不得卧，黄连阿胶汤主之。"本证是心火独炽于上，下吸肝肾之阴，所以舌赤苔少，脉沉细数。这是水不济火，心肾不交。以黄连、黄芩泻上焦心经之火，鸡子黄养心阴，白芍、阿胶滋下焦肝肾之阴。这是补水泻火，使水升火降，就会烦躁消失，安然入睡。

如果是心火结而不降，不能与肾水相交，当用黄连泻心火，反佐以少量的肉桂，以纠正黄连之苦寒凝敛，使之有利于心火的行散。火下行，水就会上达，阴升阳降，取义于六十四卦之地天泰，故名交泰丸。

心肾不交重点在于心火过盛的，以泻心火为主，以上二方为准则。若重点在于肾水不足，心烦不如前者严重，应滋肾阴以制心火，宜六味地黄汤、丸，或其他补肾填精之药，久服以收功。这里滋肾阴只是手段，而其目的仍在于制心火，亦即邵新甫所谓"壮水之主，静以制动"。

以上是交通心肾法。又有补脾养心法。因为脾主思，忧思伤脾必耗损心血，就会怔忡少寐，心悸不安，乍寐乍醒，脉涩神虚。如《灵枢·营卫生会》篇所说的"营气衰少而卫气内伐，故昼不精，夜不瞑"。此主证在心，病因在脾，除清心静养以外，药物当以养荣益气之药补脾化荣，或少加清火、镇静之品，养心汤、归脾汤等，随证选用，并摒绝杂念，持之以恒，日久自能痊愈。或用鹿角胶一味，热酒化服，以血肉有情之物，更易收到益血填精的效果。

以上是以治心安神为主，下面再讲讲治肝安魂之法。

《金匮要略》云："虚劳，虚烦不得眠，酸枣仁汤主之。"酸枣仁养肝敛魂，佐以茯苓，安神镇静；知母清热润燥，滋肾以养肝，清热以安神；炙甘草奠安中土，以养五脏。尤妙在川芎一味，辛温走窜，在大队敛润药中，用以条达肝气，有调和阴阳的作用。本方在《千金翼方》中加入麦冬、干姜，治伤寒吐下后，心烦气乏不得眠，更有利于接合阴阳。

酸枣仁汤适用肝不藏魂的虚烦证。所谓"虚烦"之虚，有两种涵义：一是无痰饮宿食，故谓之虚；二是五内枯燥，荣少血虚。肝不藏魂除由于肝血虚、肝阴虚的虚证以外，又有肝气郁结的实证而致者。如李延在《脉诀汇辨》载："新安吴修予令侄，烦躁发热（发热就是阳不归阴），肌体骨立，沉困着床，目不得瞑者，已三年矣。大江以南，迎医几遍，求一刻安卧，竟不可得也。余诊其肝脉沉而坚。此怒火久伏，木郁宜达也。以柴胡五钱，白芍药、牡丹皮、栀子各三钱，甘草、桂枝各五分，日晡方进剂，未抵暮而熟寐，至旦日午后未寤……至夜分方醒。"前证宜敛，此证宜散，前为肝虚，此为肝实，"调其虚实"，达到肝魂安于其宅，自然就目瞑了。

又，《冷庐医话》引《医学秘旨》云："一人患不睡，心肾兼补之药，遍尝不效，诊其脉，知为阴阳违和，二气不交。以半夏三钱，夏枯草三钱，浓煎服之，即得安睡。"陆定圃并作解释云："盖半夏得阴而生，夏枯草得至阳而长，是阴阳配合之妙也。"什么"至阴而生"、"至阳而长"，关键是夏枯草辛寒散肝火之结，佐以半夏，走气化液。与前方相较，是结有轻重，火有微甚的差别罢了。

又有痰火郁于胆经的，肝胆相连，影响肝魂，必惊悸不眠，口苦心烦。有痰用温胆汤，无痰用桑叶、栀子、牡丹皮等清泻少阳，使胆火得清，睡眠自然就安定了。

肝胆合病的，又当肝胆同治。如《医醇賸义》载："无锡孙左，身无他苦，饮食如常，惟彻夜不眠，间日轻重，如发疟然，一载未愈。予诊其脉，左关独见弦数，余部平平……此实（少阳）与厥阴同病，甲乙同源，互相胶结……为制甲乙归脏汤，连服数十剂而愈。"其方是：珍珠母、龙齿、柴胡、薄荷、生地黄、当归、白芍、丹参、柏子仁、夜合花、沉香、红枣、夜交藤等味。镇肝养肝之中，兼升散少阳之郁火。

肝不藏魂，有由于肺燥的，燥则火生，金不制木。当用凉润敛降之药。方用生百合一两，养肺金以制肝木，加入苏叶三钱，下气解郁，敛而且降，安魂之中，有引阳归阴的意义。

失眠治肝，凡言肝虚的，都是肝阴虚，虚则补其母，当补肾。凡言肝实的，都是肝火盛，实则泻其子，应泻心。这和补肾水泻心火的交通心肾法，实有殊途同归的道理。因此，从理论上便于学习和掌握，分为治心、治肝，而在症状上有时则不容易截然分开，但临床既久，融会贯通，也就头头是道了。

失眠证在理论上，虽然治心、治肝条理分明，但在实践时，还要多方面吸取一些临床的成熟经验，以资启发，才能开发思路，用方更活，效果更好。现略举几例如下：

《宋史·钱乙传》云："一乳妇因悸而病，既愈，目张不得瞑。乙曰，煮郁李仁，酒饮之，使醉即愈。所以然者，目系内连肝胆，恐则气结，胆横不下。郁李仁能去结，随酒入胆，结去胆下，则目能瞑矣。"此病虽属肝胆，但实质是因惊痰结，影响目系。若不用酒服郁李仁，只与温胆汤，即不理想。

《脉诀汇辨》云："太常卿胡慕东，形神俱劳，十昼夜目不得瞑。自服归脾汤数剂，中夜见鬼。更服苏合丸，无功。余（李士材）曰，脉大而滑，痰气胶固也，二陈汤加枳实、苏子，两日进四剂，未获痊愈。更以人参送滚痰丸，下痰积甚多，因而瞑眩。大剂六君子汤，服一月乃安。"本案形神俱劳，似应服归脾、养心之类，脉大而滑，又似应用二陈、枳实等药，但二方俱无效果，这除了痰属胶固之顽痰以外，也是因为正虚邪实，所以单独补正，则顽痰更加壅满，单独祛痰，则正虚不能运药，所以改用峻药滚痰丸，而以人参汤送服，扶正以祛邪，运药有力，才获得显著效果。尤其值得注意的是，二陈汤加枳实、苏子，连进两日无功，可知痰有顽痰，治疗非易，治则虽然不可游移，方药则应灵活改变。

《张氏医通》载："一少年，因恐虑，两月不卧，服安神、补心药无算。余与温胆汤倍半夏加柴胡，一剂顿卧两昼夜，竟尔霍然。"此方与高枕无忧散，都是温胆汤加味，前者倍半夏加柴胡，后者是加人参、龙眼肉、麦冬、炒酸枣仁、石膏而成，而且方中温胆汤六味药共计九钱，而加入的人参一味就用了五钱，这都是值得研究的。

仅从以上诸例就可以看出，只明白治疗大法还不够，还必须灵活掌握一些技巧问题。

失眠证的治疗，除上述者外，还有因外感而不寐的，因燥屎、宿食、痰喘而不寐的，因痛因痒而不寐的，种种原因，难以悉数。除去主因，自能入睡。此不属于失眠证的范围，故不一一列举。

但有的人，对各种不适的症状，耐受性不同，对上述这些影响入睡的主因主证，可能不甚注意，却把失眠作为惟一的主诉，医生听了主诉，也容易忽视了原发病，却千方百计地求救于镇静、安神等药，以致失眠证也久治不愈，也是屡见不鲜的。下面举一实例作证明。

李某，女性，年约六旬，某大学干部家属。1970年春，失眠证复发，屡治不愈，日渐严重，竟至烦躁不食，昼夜不眠，每日只得服安眠药片，才能勉强略睡片刻。余应邀往诊。按其脉，涩而不流利，舌苔黄厚黏腻，显系中脘湿热。因问其胃脘满闷否？答曰，非常满闷。并云大便日久未行，腹部并无胀痛（其实已近月未正常进食）。我认为，这就是"胃不和则卧不安"，要使安眠，先要和胃。处方：半夏泻心汤原方加枳实。傍晚服下，当晚就酣睡了一整夜，满闷烦躁等症状，都大见好转。又接服了几剂，终至食欲恢复，大便畅行，胃病临床治愈。

总之，失眠证，从病理来说，虽然有五脏六腑寒热虚实之分，但临床家都一言以蔽之曰"阳不归阴"。其实，若从症状严格加以区分的话，阳不归阴必有身热，一般是身有微热。若无身热这一症状，而以心烦、舌赤为主证，反映为水亏火旺的，叫作心肾不交；精神不振，乍寐乍醒，怔忡心悸，脉虚血少的，叫作心脾两虚；精神不安，杂梦纷纭，惊悸多怒，脉见弦牢的，为肝魂不安。类型不同，各有主方。主证主方。之外，再酌加开痰、泻火、调气、解郁、导滞、潜镇、安神、和胃等药，随证选药，标本兼顾。对于治疗失眠证来说，大体是离不开这些原则的。

上面对于失眠证的论述，已经谈了不少，但是临床上总会遇到一些顽固失眠证，仅用药物是不易取效的。《广阳杂记》有这样一段记载："马绍先，山东长山县长白山人，其尊人马负图，字希文，甲午举人。绍先尝患病，夜不得寐，医皆不效，乃自以其意为园圃十余亩，亲操耒耜，学为圃于其间，久之，疾愈。是亦可谓善治疾者矣。"可见，有些顽固的失眠证，加强体力锻炼，有时比服药更为理想，临床家请注意及之。

"上窍通，下窍泄"析

治小便癃闭，有诸药不效，用探吐法而效者，诸家多用"上窍通，下窍泄"来解释。认为，譬如滴水管，如闭其上窍，即点滴不通，若开其上窍，水即自下。笔者认为，此说大不妥当。闭滴水管之上窍，其水之所以不能下出，是因为空气的压力之故。而癃闭病人，呼吸如常，气仍在流通，何况人体毛窍四通八达，远非不透空气之水管可比。吐法之所以能治癃闭，是因为呕吐时抬肩耸背、全身肌肉用力，而缓解了尿道括约肌的痉挛和约束力，这与有些老年人一用力咳嗽就现遗尿是同样道理。正因为如此，对一些实热炎症致尿道肿闭的病人，探吐法就不起其作用。如通关丸所主治的癃闭，吐法就不会有效。

"运枢"小议

　　《素问·生气通天论》云："因于寒，欲如运枢。"按枢，乃指天枢，即北斗之第一星。这个星，围绕天体北极，一年一周地旋转，其运行是不停的，但却极其缓慢，人们看不出是在动的，故用此以象征人体"阳因而上"以卫外的生理活动。下文又从生理转到病理，是"起居如惊，神气乃浮"。这又是说，因于寒之后，如果不能像天枢那样缓缓而运，却急促如惊，不能卫外，就会神气浮越。神气是什么？"神气者，真气也"，"真气者，所受于天，与谷气并而充身者也"，所以神气乃浮，就是真气与谷气的外浮，也就是卫阳的外浮。"阳浮者，热自发"，所以下文接着又说，"体若燔炭，汗出而散"。这些都是以如枢之运，或不如枢之运，作为生理的和病理的阳气运行的模拟。王冰注运枢为"如枢纽之内动"，似乎把天枢解作户枢。夫户枢之动不是自然的，而是人为的。既然是人为的，就可以缓慢，也可以急骤，"欲如"二字，便无着落。古书有名《春秋运斗枢》的，也可以作为运枢之枢即斗枢的证明。

不服药，得中医
——兼谈误药后的救治

　　"不服药，得中医"，这是古人提示用药不当，容易造成医疗事故的一句带有警戒性的成语。意思是药固然能治病，但用药不慎重也能使疾病加重。治好病为上医，致病加重为下医，那么不服药，虽不能愈病，但也不至于出事故，就等于请中等医生看过了。

　　病因药误，自古有之，如《伤寒论》中之坏病，《平脉法》中有"灾怪"，都是误药造成的。《金匮要略·血痹虚劳篇》之薯蓣丸，张璐认为就是纠正药误的一首方剂。他说："薯蓣丸专主表邪不解，误用凉药，伤犯肺胃，自上而下之虚劳……其主方全桂枝汤和荣散邪，合理中丸兼理药误，君以薯蓣，大理脾肺。"可见虚劳病"风气百疾"，都有误药造成的。

　　至于后世因药误而使轻病转重，简单变为复杂的例子就更多了。现举《续名医类案·肿胀门》中一例为证："胡念菴治俞翰林母，七旬余，平素喘嗽痰红，常服滋阴凉润之剂，秋月忽患水肿，喘急难卧，日渐肿胀，饮食少进，进则喘急欲死，诸治无效。诊之，脉弦大而急，按之益劲而空。曰，此三焦火气虚惫，不能归根而浮于外，水随气奔，致充郭郭而溢皮膜，必须重温以化，否则不救。乃以肉桂、附子、干姜、吴茱萸、五味子、人参等药调治而愈。"

　　按：此案的病理，认为是"三焦火气虚惫"，这是对的，但忽视了病因的索讨。一个素病嗽喘痰红之体，为什么忽然三焦火气虚惫而形成肿胀呢？原因就在于案中所说"常服滋阴凉润之剂"。因为凉药清火，润药养阴，对于嗽喘痰红来说，固然有有利的一方面，但凉药伤阳，润药滞腻，特别是"常服"，日积月累，必致阳气被遏，气机不畅，导致三焦失职。

三焦是决渎之官，上连肺而下连肾，三焦火气既然虚惫了，肺就不能肃降以通调水道，肾也不能蒸动膀胱以化气行水，于是水随气奔，充盈皮膜，日渐肿胀而喘急难卧。方以干姜、附子、肉桂等刚燥之药，扶阳抑阴，解救药误，所以获愈。

下面再举几例个人有关药误方面的治疗体会。

病案一 教师梁某，偶感咽喉不利，一医给以大剂量的麦冬、玄参、生地黄等药，服后自觉胸中热闷难忍，周身无力，烦躁不安，但抚摸体表，并无大热。知为风热失于表散，过用凉润，邪热遏伏所致。余给予越婢汤一剂，烦热顿解，全身轻松。

病案二 一吕姓妇，年近五旬，患臌胀已半年余，骨瘦如柴，腹胀如鼓，腹皮薄、绷紧，扣之有鼓音。初病时还轻，后来竟至每进一口食，即胀得不堪忍受，以致不敢进食，甚至进食后也要想法吐出。出示服过的药方，厚厚一叠，尽是神曲、麦芽、五谷虫、木香、青皮之类的破气消导之药。诊其脉象，弱而无力。知为克伐过重，中气大伤，为处张景岳圣术煎原方：白术（微炒）30g，炮姜6g，上肉桂6g，陈皮3g。药止四味，共服两剂，即胀消食进，逐渐恢复正常。陈修园极推崇此方，谓治蛊胀用此方守服四五十剂，不增胀方可议治。今此证竟以两剂收功，显然这不是什么水蛊血蛊之类的难治之证，而是屡经克伐之后，气虚不运所致，所以用辛温峻补，纠正药误，能迅即收效。

病案三 体校教师刘某，女，年近三旬，患胸闷气短已数月，愈治愈重，渐至上楼也很吃力。余诊其脉象沉迟，查看病历，所服尽是枳壳、青皮、厚朴等宽胸降气药。瓜蒌仁每剂皆有，初是每剂9~12g，渐增至每剂15~18g、21~24g，粗略统计了一下，共服瓜蒌仁已将近一斤，其他破气药尚未统计。此显系开破太过，胸阳受挫，大气下陷。因用甘草干姜汤合张锡纯之升陷汤，去知母加桂枝与服。数服后，症状显著减轻，服至十余剂后，基本痊愈。

按：根据上述诸例，对于误药变证的救治，可以归纳出以下几条经验。①在一般情况下，仍是寒者温之，热者清之，虚者补之，实者泻之，即"知犯何逆，随证治之。"②在个别大实有羸状，至虚有盛候，真寒假热，真热假寒，诊断确有困难时，查看过去的病历，找出其致误的药剂，反其道而行之。③在变证错综复杂，寒热不时，头绪纷繁，不可名状的情况下，以健脾保元为主。因为脾为四脏之主，营卫生化之源，灌注四旁，运输上下。在误药之后，阴阳气血功能紊乱，难抓主证，没有重点，无可措手时，健脾保元，有助于充实四脏，恢复其正常功能。所以古人治坏病，有专用参术等药如四君、六君、理中、保元等方者。正如周慎斋云："诸病不愈，必寻到脾胃之中，方无一失。""诸病不愈，寻到脾胃而愈者甚多。"薯蓣丸中重用薯蓣，其中且有理中及四君，即寓有此意。

误药致病，不但可以用药纠偏，且可停药以俟其自愈。《临证指南医案·痞门·孙案》有云："寒热由四末以扰胃，非药从口入以扰胃，邪热津液，互胶成痰，气不舒展，阻痹脘中，治法不但攻病，前议停药，欲缪药气尽，病自退避三舍耳。""停药"这一着，可以算是纠正药误的又一条经验了。为纠偏而不服药，这就不仅仅是"得中医"，而堪称为上医了。

谈方剂的配伍

方剂的药物配伍，历来都分为君、臣、佐、使。这样的划分，自有其方便之处，但也有其不足之处。譬如一两味药的单方小方，根本就没有佐使，有多至二三十味药的大方复方，要逐味分清哪是君药，哪是臣药，哪是佐使药，不但不容易，也太觉繁琐，无此必要。笔者常想，主病者谓之君，故君药亦即方中之骨干药。骨干药不可用味数作限制，可以只是一味，也可以是多味，味数多的不妨称之为骨干药组。找出骨干药组来解剖方剂，比《素问·至真要大论》所讲的"君一臣二""君二臣四""君二臣三"等方便的多。试举以下诸方为例，可能对初学方剂的人们来说，既容易理解，也便于记忆。

（1）清上蠲痛汤、清空散、川芎茶调散，此三方都能清头目、散风火，其中的骨干药组就是羌活、防风、黄芩、甘草，也就是选奇汤。选奇汤是治头痛的名方。

（2）补中益气汤、调中益气汤、益气聪明汤、归脾汤、补脾胃泻阴火升阳汤等，这些方的主治虽略有不同，但其升阳益胃的主要作用是共同的，其骨干药组都是人参、黄芪、炙甘草，也就是保元汤。保元汤主治荣卫气血不足及虚家。

（3）定喘汤、华盖散、苏沈九宝汤、宁嗽化痰汤、通宣理肺丸，都有宣肺定喘的作用，其中骨干药组都是麻黄、杏仁、甘草，也就是三拗汤。三拗汤主治风寒袭肺。

以上仅是举例，读者可依此类推。除此之外，如苓术、术附、参附、参术、姜附、参苓等，也都能各自成组，组成各自的药理性能。但这些药组，不一定都是主治的骨干药，而可能是辅助药。辅助药不一定都是辅助骨干药，也包括纠正某些药物的不良反应，消除次要的兼、夹变证，激发人体抗邪的能力等。如用栀子汤治虚烦，病人旧微溏者，防止栀子苦寒致泻，于方内加干姜，成为栀子干姜汤；伤食证，与消导药不愈，或随愈随发，宜加人参以补益胃气；子宫下垂或肛门下坠，升提不愈，或暂愈又发，可于补中益气汤中加附子以振奋元阳。又如吐血衄血证，凉之不止需降气，降气不止需引火归元，肉桂又是必用的辅助药。

　　总之，学习方剂的最大困难，是有些方剂复杂而难记，提出上述学习方法，可能对学者有所帮助。

低血压辨治

中医治疗低血压，必须有症状作依据，如果毫无症状，则多不作病理来看待。正如有的医书上记载："有不少人血压经常 90~100mmHg/50~60mmHg，却健康无病。"

病理性血压过低，多为营养不良或久患消耗性疾病所引起，一般都有原发病的病史和症状作依据。依中医辨证，这些都应归属于气血不足的虚证范围之内，它和肝阳上亢或上盛下虚的高血压症正相反。所以治疗大法，一般是血压过高者应清降潜镇，而过低者则当温补升提。基于上述看法，我临床遇到低血压的病人，是找出其原发病之后，在其相应的处方中酌加人参、五味子，一般都会起到升压的效果。这是因为：人参能补五脏，益精气，增强心血管搏动的能力；五味子是酸敛强壮药，酸敛之性也具有升压的作用，如《用药心法》所说："收肺气，补不足，升也。"

用人参、五味子等补益之药治疗低血压，是从生脉散的"生脉"二字悟到的，也是把低血压的现行证及其可能的发展过程联系在一起加以考虑的。人所共知，有的低血压症，是休克与昏厥的早期或边缘，而人参、五味子就常常是这些危急症状的抢救药。

低血压症也有用西医学找不出致病原因，而只据中医辨证便可取得疗效的，曾治一例低血压症，疗效甚为满意，兹介绍如下。

张某，女，40岁，山东中医学院保健室保健大夫。10年前感觉胸闷，找西医检查，诊断为原因不明低血压症，治疗一年无效，请中医诊治。主诉：胸闷气短。诊得：舌淡，脉沉迟，四肢发凉。证为胸中寒饮，阻遏胸阳，治宜温阳化饮。予以四逆加人参汤：红人参 9g，干姜 15g，炮附子 9g，炙甘草 9g（水煎服）。服药 1 剂，症状显著减轻，连服 1 周，诸症消失，至今已近 10 年，血压一直正常。

汗法的临床运用

汗法适用于表证表脉，根据风寒与风热、表虚与表实、身体素质、兼夹宿疾等不同特点，选方用药亦各有差异，这是人所共知的，不再赘述，兹提出以下几点，供临床参考。

一、表证未必就是表病

发热的同时兼恶寒，叫作表证，说明症状发生在肤表。症状发生在肤表，能否肯定病位就在肤表呢？答曰：不能。因为有不少内脏疾患，在其主症尚未出现之前的早期，也常是发热恶寒并见。《医宗金鉴》曾把一些兼有寒热症状的杂病，称之为类伤寒，并具体指出有脚气、停痰、伤食、虚烦、内痈等。其实，能出现寒热症状的杂病，远不止这些，我们已知内脏炎症、结核、化脓性疾病等，早期尚未确诊之前，常先有寒热症状，因此，临床遇到表证表脉，不能冒然就认为是表病。举例说，《伤寒论》中"发汗后，不可更行桂枝汤，汗出而喘，无大热者，可与麻黄杏仁甘草石膏汤。"本条就是用桂枝汤发汗解表之后，不见热退身安，却出现了汗出而喘的支气管肺炎。这样药后的肺炎，与其说这是误药所促成的变证，不如说这是把肺炎初发时的发热恶寒，误作表病来治疗，药不对证，才发汗归发汗，肺炎仍肺炎。因此说，要发汗，先分清表证，还是表病，这一点非常重要，必要时，要靠现代科学方法做检查。

二、对外感病有易感性而且经常反复的病人，要注意其是否内有伏热

有些病人最容易感冒，治愈之后又经常反复。这样的病人，固然可由

肺气太虚卫阳不固所引起，而更多的则不单纯是肺气虚，其他内脏，邪热内伏，宿邪与外邪互相纠缠，更为常见。这其中尤以患有消化道慢性炎症者为较多。曾治一幼儿，经常感冒，予发汗退烧药，常愈而复发。问知此儿，每次感冒前几日，常多饮多食，消谷善饥。知胃肠有积热，于升麻、葛根、芦根等方中少加大黄、黄连，不但退热效果好，且能使不再轻易感冒。

胃肠道有积热的病人，平时常见饮食忽增忽减、口苦口臭、舌苔厚腻、腹满便秘等症状。这些症状，平时或不甚明显，病人未加注意，医生也容易忽略，当症状明显时，却往往是即将外感发热的先兆。所以这样的病人，平时要节制饮食，尤其要少吃油腻食物。常服些三黄片之类的药物，可以清除积热，且有助于防止感冒。《金匮要略·腹满寒疝宿食病脉证并治第十》："病腹满，发热十日，脉浮而数，饮食如故，厚朴七物汤主之。"这就是胃肠积热兼有外感的证治。感有外邪，故发热脉浮；肠道积热，故腹满脉数；积热能消谷善饥，故饮食不减而如故。厚朴七物汤中桂枝、甘草、生姜、大枣走表和荣卫以解热，更为关键的是用枳实、厚朴、大黄清泻里热以为正本清源之计。刘河间之双解散、防风通圣散，在外感病中之所以应用广泛而可靠，就是因为此方是在厚朴七物汤的基础上加以发展，以荆芥、防风、升麻、薄荷发汗解表，黄芩、黄连、石膏清里泻热，使这一汗法更臻完善的缘故。

三、要注意有不宜发汗的发热恶寒证

曾治一肺结核病人，每日定时先恶寒后发热，自服解热药片，一场大汗，热退身安。至次日寒热又作，又服前药一汗而解。但寒热症状越发越频，越发越重，恶寒时竟至全身战栗，高热灼手，接着一身大汗，热随汗解。初由一日一发，发展为一日再发。发热时脉浮数鼓指，大而无力。知为肺气大虚，单用生黄芪30g煎服，只一剂，寒热即停止发作。药既对证，为了巩固疗效，此方每日一剂，连服一周，并继用抗痨药根治结核。

本例病人，用一般药发汗，寒热更重，改用大剂黄芪即迅速退热，其道理何在？这是因为结核病的发热，本非实热，又屡经发汗，使肺气更虚，故寒热更甚。此证似表证而病位并不在表；热虽高而实为虚热。《本经逢原》称黄芪"能补五脏诸虚……泻阴火，去肺热"，故对结核病的发热有效。尤其在脉浮大鼓指、按之无力的情况下，不管发热是否与结核有关，都当重用黄芪。举当归补血汤为例，本方是治气血两虚，症状似白虎，但脉洪大而虚，服发散药则热转剧者。之所以能有这样的退热效果，起主要作用的就是黄芪。

胃痛证治经验谈

胃脘痛的临床症状，颇为复杂，或痛在胃脘部位，或连及两胁；有的喜按，有的拒按；有感觉烧灼热痛者，有感拘急或胀痛者；痛在食前与痛在食后不同；常年作痛与季节发作各异。其因不外饮食不调，情志不遂，或过饥过劳。西医学认为，除少数查不出原因者归之于神经官能症者外，其余大多属于溃疡或炎症，或溃疡合并炎症。中医认为其病机多为因痰因瘀以致其痛的。故中医治疗胃痛，既有涤痰、消瘀、活血等治标的方法，也有促使炎症消散和溃疡面愈合的清热、祛寒、养胃等治本的方法。由于这些方法都是通过辨脉辨证而采用的，所以不论是溃疡、炎症或神经官能症，都能取得很好的疗效。下面将个人治胃脘痛的点滴经验，简述如下。

一、涤痰止痛法

涤痰、消瘀、活血等法虽然是治标，但在这些病理产物消除之后，不但能起到止痛的作用，而且也有利于炎症的消除和溃疡面的愈合。

凡胃痛表现有口干、口黏，或呕出黏液等症状者，就是胃中有痰浊。其往往胶着难消，我对于这样的痰，轻者用清热化痰法，仿丹溪海蛤丸方（海蛤壳、瓜蒌仁）加减，如效果不大，兼胸满气粗、大便秘结等症状者，则改用小胃丹（芫花、甘遂、大戟、大黄、黄柏）。此外，《金匮要略》中之瓜蒌薤白半夏汤、枳实薤白桂枝汤等，切勿看作是单纯治心绞痛的专方，用来治痰饮痹阻的胃痛，都有很好的效果，而且药性和平，有利无弊，临床应酌情选用。

二、消瘀止痛法

"瘀"，是胃肠道有瘀滞。据我的经验，凡中医诊断为胃肠道有瘀滞的病人。通过西医学检查，大多是十二指肠球部有溃疡存在。在对症用药之后，有的泻下白冻状物、烂肉状物，或黑色坚硬的粒状物，以及异常坚硬的粪块等。因此可知，这些瘀滞物实际是炎症或溃疡渗出物的积存，以及因胃肠蠕动迟缓，使部分食物或残渣不能顺利下行，又与渗出液混合积久而成。

胃肠道瘀滞形成之后，不但疼痛加剧，而且由于胃肠蠕动迟缓，能使大便干结，而生便秘、嗳气、食少、腹痛等症。也常伴胃脘部怕风冷、畏冷食等。治疗这样的胃痛，可选用遇仙丹（黑丑、槟榔、三棱、莪术、大黄、木香、大皂荚）、大黄附子汤等有泻下作用的方剂。

如1972年曾治李某，胃痛多年，经检查为十二指肠球部溃疡，服中西药数年无效。据述从前有手足多汗症，自患胃痛后，手足不再出汗反而发干，大便经常干涩不爽快。我据此推想，这是病人素有里湿。因仿遇仙丹方，去皂荚，用黑丑6g，槟榔、三棱、莪术、大黄各9g，水煎服。连服2剂，大便泻下白冻一大堆，腹中顿觉轻松。后酌加薏苡仁、苍术等祛湿药调理，终至饮食正常，症状消失。

又如1956年余在威海时，一男性农民，年40余，脘腹痛多年。每痛时数日不大便，脉沉紧。出示以前服过的药方，大多是枳朴大黄等行气泻下药，其中大黄有用至30g者，但大便仍不通畅。予给予大黄、附子、细辛各9g，1剂即大便畅下，粪中有黑色粒状物，大的如黄豆，数甚多，坚硬异常。自后腹部舒适。

以上两方，都能消瘀止痛，一般是大便秘结，舌苔白腻，湿偏重的用遇仙丹。若大便秘结，脉象沉紧，肢冷舌淡，寒象明显的用大黄附子汤。用大黄附子汤要注意两点。①必须其人不呕。因为呕则病机向上，不宜用下法。②细辛用量宜重，我常用至6~9g。细辛与附子合用，使久已处于呆滞状态的肠管活动起来，大黄才能起到泻下的作用。

三、活血止痛法

瘀血作痛，大多是溃疡病的结果。因为溃疡面不断渗出的血能留滞而成死血，且常与渗出的津液混杂在一起。胃肠道的瘀血，不但妨碍溃疡面的愈合，而且一有冷热不调，或辛辣触动，就会疼痛发作，使溃疡缠绵难愈。

有瘀血的胃痛，多呈针刺样疼痛，舌上常有瘀点，脉多呈涩象，治疗应以活血化瘀为主，失笑散是最常用的有效方。方中的五灵脂和蒲黄，既能活血，又能燥湿化痰，所以对于痰血混杂者最为对症。此外，还有用炒五灵脂配人枯矾。共研细末，温酒调服者；有将五灵脂配桃仁，研末醋糊为丸，酒醋任下者。配制不同，其理则一，临证可以随宜选用。

四、解热止痛法

这种胃痛是临床最多见的。胃脘热痛的特点是：胃中灼热，舌赤脉数，时痛时止，痛重时不敢吃冷食喝冷水，甚至额上自汗，或全身冷汗、手足发凉等。

治疗胃热疼痛，以栀子、黄连为主药，热极出现假寒症状时，须加辛热走窜药以为反佐。如《医彻》之仓促散（炒栀子、生姜汁）内用生姜汁即是。此外尚有用生、枯白矾各等份研末糊丸酒服者，用酒送服也是辛温走窜之意，与反佐的道理相同。总之，栀子、黄连都能解热，但栀子能导热下行，而黄连、白矾则守而不走，又兼能燥湿，宜于热而兼湿者。

治胃热作痛有几首名方，如《统旨方》的清中汤，《张氏医通》的清中蠲痛汤，《沈氏尊生书》的清热解郁汤。

明明是胃热疼痛，但病人却胃部怕凉风，不敢吃冷食、喝凉水，这就提示医生也不能单纯用寒凉药，只有在寒凉药中加入一点温热药或走窜药，才能纠正热邪对寒凉药的格拒之性，从而发挥其解热的作用。如前面所讲的几首方剂，就有栀子配生姜、配川芎、配香附等，都含有这个道理。还要补充说明一下：我对于胃热疼痛不敢吃冷食喝冷水的，一般是寒凉药中配干姜；对于胃脘部怕凉风的，则配入白芷。治胃热疼痛，服药后不痛了，只算有效，不算痊愈；必须服至吃冷食饮冷水也不再发作，才算痊愈。

郁热胃痛经选用上述诸方后，一般都能迅速止痛，但亦有少数痛止后不久又再次发作，再服前方效果不大的，这是郁热虽解，但胃中还有些秽浊瘀滞未净，这时可用元明粉 3~6g，温水化服即愈。

胃热疼痛有痛而兼胀，连及两胁，脉象弦数的，当泻肝火，金铃子散效果最好。

此外还有温中止痛法，药用干姜、高良姜、肉桂、吴茱萸、草豆蔻等，方如理中汤。建中、养胃止痛法，建中以当归建中汤为好，养胃以叶氏养胃汤为佳。

胃痛证治杂谈

一、湿热胃痛

胃痛吐酸多为湿热，以朱丹溪之左金丸与《统旨方》之清中汤（栀子、黄连、陈皮、茯苓、半夏、炙甘草、草豆蔻、生姜）二方最效。临床观察，清中汤疗效迅速，但停药后易复发；左金丸取效稍慢，却疗效巩固。盖因汤者，荡也，迅扫而下，只能使湿热暂开；丸者，缓也，缓缓留中，有利于病灶恢复。余初临床时，亦曾将黄连、吴茱萸二味加入他药中煎服，病人服后虽然当时自觉症状缓解，但往往时隔不久前证复发。后依古法改用丸剂，少量多服，每次只服3g，日服2次，持续不断，有病程二三年，甚至十几年者，服药少则60~90g，多者120~150g，俱能长期巩固下来。服丸剂不但方便，而且大量节省药物，临床应注意用之。

二、虚寒性胃痛

《中医文摘汇编》摘自《江苏中医》报道，黄芪建中汤加减治疗十二指肠及胃溃疡病50例，有效率达78%。但据笔者经验，用小建中汤类（包括黄芪建中汤、当归建中汤）治胃脘痛，也有其标准指征，不能盲目搬用，如不合此指征，效果即不理想。该报道有效率未达到百分之百，可能与部分病人的指征未符合标准有关。其标准指征是怎样的呢？余临床体会，凡疼痛呈拘急状态，触摸有紧张感，不是攻冲作痛，不是胀痛，也没有明显压痛点，常是拘急、紧张一大片，同时其人不呕吐、不便秘（因为呕家不喜甘，便秘者需润肠通便），即为对证。至于望舌，若舌红无苔或有苔亦极薄，则更为相宜。因苔厚者多湿热秽浊留滞，即不宜甘温滋补。

本方用芍药以破阴结、通脾络，与甘草相伍又能酸甘化阴；饴糖甘以缓其急，又使中焦受气取汁以化荣；桂枝通阳畅血行。荣阴充足、血运通畅，其痛自止。黄芪有益气补虚之作用，本症虽有拘急之感，但实际是气血两虚，加入黄芪更有利于建中止痛。

三、痰饮胃痛

瓜蒌薤白白酒汤、瓜蒌薤白半夏汤、枳实薤白桂枝汤三方，目前多用以治冠心病。三方均出自《金匮要略·胸痹心痛篇》，遂认为都是治心绞痛之专方。其实，三方涤痰通阳，用治痰饮胃痛更为有效。余用三方治胃痛，多未做记录，今举《临证指南医案·胃脘痛门》二例以证明之。

病案一 姚某：胃痛久而屡发，必有凝痰聚瘀……今纳物呕吐甚多，味带酸苦……饮浊弥留脘底，用药之理，远柔用刚，嘉言谓变胃而不受胃变，开得上关，再商治法。

紫金丹含化1丸，日3次。

再诊，议以辛润苦化，通胸中之阳，开涤浊涎结聚。

鲜薤白三钱，瓜蒌实（炒焦）三钱，炙半夏三钱，茯苓三钱，川桂枝一钱，生姜汁（调入）四分。

病案二 顾某：清阳失职，脘中痹痛，得嗳旷达，当辛以通之。

薤白，半夏，桂枝，茯苓，干姜。

两案所述"呕吐甚多，味带酸苦""脘中痹痛，得嗳旷达"，就是湿痰浊饮导致胃痛的标准指征，也就必须用瓜蒌、薤白、枳实、半夏等药以涤痰通阳，才能取得较为满意的疗效。

总之，《金匮要略·胸痹心痛篇》之心痛，应属《素问·厥论》中之厥心痛，亦即胃脘痛，与该篇所说的"手足青至节，心痛甚，旦发夕死，夕发旦死"的真心痛不同，所以不要以此作为抢救心绞痛之良方，应在胃痛中对证推广应用。

肝硬化腹水证治

肝硬化而出现腹水，这是本虚而标实。本虚只能缓图，标实则必需急治，所以消水是当务之急。消水之法，淡渗之剂已不起作用，而攻劫之品，如甘遂、大戟、芫花之类，虽有消水之效，但走泄真气，施于肝功将竭之际，嫌有虚虚之弊，所以常是初用稍效，继续攻劫则效果不显，最后还是归于不治。至于保肝治本，必须温之养之，疏之导之，所以药物务求和平，目的是希望已硬部分能有所改善，至少是保好其未硬部分。本人曾用腐泔猪胆方治愈数人，有的腹水消后数年未见反复。其方如下：鲜苦猪胆一个，豆腐浆一大碗。将豆腐浆加热后，搅入猪胆汁饮之。如无鲜猪胆，用干者置温水中泡开亦可用。豆腐浆即腐泔，系指豆汁用卤水点过成脑之后，在筐中轧榨时所滤下的水。《本草纲目拾遗》称其能"通便下痰，通癃闭，洗衣去垢腻。"腐泔除有卤水点者外，亦有用石膏点者，《药性考》称其俱能清热，但本人用时，必告病家取用卤水点者，这是因为卤碱《本经》称其能"下蛊毒"，《别录》认为能"去五脏肠胃留热结气，心下坚"之故。

胆汁本生于肝，对肝当有亲和之力，加之腐泔兼有卤性者，有行宿水之功，而无攻劫之弊。但腹水消后，并不等于痊愈，还必须考虑治本善后。治本必须养肝，兼以活血化瘀。个人用药是这样：养肝不用峻补，而用酸温之品，如乌梅、木瓜等。疏肝不用柴胡而用生麦芽，这是因为生麦芽具有甲木生发之气，且有消积化坚的作用。化瘀不用桃红而用生山楂，因为山楂味酸养肝，化瘀而不峻。上述养肝、疏肝、化瘀之中，还必须佐以和胃，盖因肝病必及土故也。以白扁豆、玉竹和胃，而不用苍白术理脾者，以肝喜柔而畏劫故也。此方药量不宜过重，但要多服，因药性和平，故可久服而无弊。因此，余常用此方以治肝硬化，即迁延性肝炎，用之亦非常有效，且可防止肝炎向硬化发展。

通法笔谈

　　《金匮要略》说："五脏元真通畅，人即安和。"《内经》说："一息不运，则针机穷。"说明人体的阴阳气血，各个脏器，都是以通为贵。如果有哪一部分不通，轻则致病，重则致死。所以通是绝大多数疾病的治疗目的。

　　但是，目的并非方法。凡称之为方或法的，必须有方可守，有法可循。如果撇开要通什么，为什么要通，怎样去通等前提，就没有什么方法可言。所以说"试论通法"中，"通法"这个概念的本身就存在问题。至于说"温之使通……助之使通"，这些通也只是效果，仍不是方法。

　　即使把"通"作为治疗的目的和效果，也不是惟广的。《内经》的"通因通用"是和"塞因塞用"相对并提的，岂可撇开塞，把一切治疗方法，包括西医的治疗方法，都说成是通？试问，在亡阳、虚脱、洞泻等情况下，也须治之使通吗？中医临床，重在辨证论治，如果把通作为治法，而且称之为"诸法之纲"，包括了一切治法，那么辨证论治叫作辨证论通，可乎？

"肺为水之上源"的临床体会

　　中医学理论是通过临床总结而来，所以只有通过临床，才能加深理解。今以"肺为水之上源"这一中医理论为例，谈谈个人的临床体会。

　　紫菀，苦辛而温，止咳化痰，人人知是肺经药，而《本草通元》云"小便不通及尿血者，服一两立效"（按：此本《千金方》"治妇人小便卒不得出者，紫菀为末，井华水服三钱即通""小便血者，服五撮，立止"。）这就足以说明肺与水有密切的关系。但是这还可以说，紫菀苦辛温润，能宣通窒塞，疏导血分，本身就治血尿，未必与肺有关系。而《张氏医通》云："若寸脉独大，小便点滴而下者，此金燥不能生水，气化不及州都，生脉散去五味子，易大剂紫菀，可一服而愈。"既然"寸脉独大"，这就无可辩驳地说明，这一效果是与肺有密切关系的。

　　临床治小便不利或癃闭，有用独参汤少加陈皮的；有用五苓散加人参的；有用大剂量黄芪少加甘草的。人参、黄芪都是益肺气的药物，足以说明肺气与小便是有密切关系的。除此以外，余又有一治疗肺痈的医案，更可以证实中医"肺为水之上源"论述，现记述于下。

　　1938年，在原籍（牟平县）星石泊村任小学教员，农民常某，年约50岁，求诊。病人已卧床数日，胸部隐隐作痛，咳吐脓样稠痰，痰中带血，腥臭难闻，脉象洪数，肺痈症状已很明显。余系初到临床，只会搬用成方，便照抄《济生方》桔梗汤。汪讱庵《汤头歌诀》云："桔梗汤中用防己……"当时想，防己是利水药物，对于肺痈并无重要意义，便将全方抄上，只删去防己一味。病人服药后，一夜之间，几次大吐脓血，势甚凶猛，几至吐满一小陶罐。一切症状顿觉轻松，但却周身上下全部浮肿起来，好像风水。这实出我意料。仔细推想，古人制方，每味药在配伍上都有一定的意义，本方的防己，不但因其辛寒可以散肺家经络之壅滞，更重要的是利水下行，能预防肺痈溃后之水湿停留。第二剂仍将防己加入，一剂即浮肿全消，症状继续好转。后以清养平补的方剂，续服收功。

　　药物一减一加，立即见出效果，使我对于"肺为水之上源"的认识，也加深了一步。毛主席说："通过实践而发现真理，又通过实践而证实真理和发展真理。""实践、认识、再实践、再认识"，中医学就是这样发展起来的，也必然这样继续发展下去。

控涎丹的临床应用

控涎丹又名子龙丸，系甘遂、大戟、白芥子等分，炼蜜作小丸。《外科全生集》用以治瘰疬初起，并治横痃、贴骨疽等证。余不谙外科，但曾用此方治疗一例舌下囊肿及三例膝关节囊肿，俱取得彻底治愈的效果。本方价钱极便宜，疗效可靠，服用安全，确实值得推广。但目前各药房，多不备此成药，用时必须自己配制。今举典型病例并将其服法介绍和下。

1957 年在羊亭卫生所时，一男孩，4 岁，患舌下囊肿，经西医用针管抽出囊中液体，当时症状消失，但不久又肿又抽，始终不能根治。西医刘大夫认为如要根治，需要将囊肿割除，但患儿太小，不能合作，因劝其转中医治疗，病家当即找我诊治。我想舌下囊肿，中医名曰舌下痰核，《医宗金鉴》主以二陈汤治疗。我过去在烟台行医时，曾用二陈汤加味，治疗一陈姓男青年，服药四五十剂，虽有一定效果，但痰核始终未能彻底消除。今此患儿只有四岁，即使其父母不嫌麻烦，每日 1 剂，坚持服药亦有很大困难。因为配制子龙丸 30g，丸如黄豆大，嘱其先从 2 粒开始，日服 2 次，开水送下。次日察其大便，如不溏，每次加服 1 粒，再不溏，次日又加服 1 粒，直至大便溏而不泻为度，后即以此为标准量，每日接服下去。结果，服药不到 9~12g，囊肿即消无芥蒂，以后也未再发。

后以此方治疗三例膝关节囊肿，因俱系成人，令其初次从 0.9g 开始，逐渐加量，取得标准量后，即连续服用至症状消失。皆获圆满效果，无一例失败者。

1974 年春治一胸腔积液的老年人，西医透视因积液太深，未便穿刺，转中医院门诊治疗。余嘱令自配子龙丸，如法服用，1 个月后透视，积液已全部吸收。

遗精治法漫谈

关于遗精的治疗，何梦瑶曾说："以涩治脱，未止，不如泻心；泻心不止，不如升阳。"又说："升阳最妙，肾气独沉者宜升，脾湿下溜者宜升，肝郁者宜升，不止一途也。"他把遗精的治法归结为固涩、泻心、升阳三法。但是通过临床实践，我觉得还是不够的。我的体会是：固涩不愈，宜通精窍；泻心不愈，宜泻相火；升阳不愈，宜敛浮阳。

遗精的形成，从西医学的观点来看，有由于房事不节，致性神经衰弱的；有由于劳心过度，或淫思梦想，以致大胸皮层兴奋抑制失调的；也有因精囊炎、输精管炎、前列腺炎或盆腔其他炎症而产生的。其中因性神经衰弱滑泄频繁的，通常当涩以固脱，或再加入补肾壮阳药。但滑泄不止，除了虚证以外，还有属于精窍不利的实证的，如果属后者而误用涩法，必然愈涩愈剧，这又当通因通用，采取利精窍一法。《冷庐医话》曾载有这样一案："鄞医周公望，治一梦遗几死，百补不愈，以滚痰丸一两行之，即愈。"又载："王官寿遗精，闻妇人声即泄，瘠甚欲死，医者告术穷。缪仲淳之门人，以远志为君，莲须、石莲子为臣，龙齿、茯神、沙苑蒺藜、牡蛎为佐使，丸服稍止，然终不能断，缪加鳔胶一味，不终剂而愈。"前案用礞石滚痰丸通窍利痰，后案于清心剂中加入鱼鳔胶通窍活血散瘀，俱能应手取效，足以说明：遗精既久，精窍或有未尽之败精留滞，邪不去则正不安，故通利精窍则可以取效。

劳心过度或淫思梦想，心火炽盛，不能下交于肾，导致遗精，远志、茯神、石莲子等清心安神药亦确有疗效。但遗精伴有心神不安，肝魂妄动以致淫梦颠倒的，又当区分标本。劳心过度，或所愿不遂，以致淫思梦想而遗精的，当然要以泻心、清心为本，治遗精为标，可使火熄神清，精自安位。但是又有病源不在心神，而是由于生殖器官炎症，即所谓"厥气客于阴器"，阳强不痿影响心神而妄梦的，是相火为本，妄梦为标，清心泻心就无济于事，此当泻相火。如有梦而遗，采用龙胆泻肝汤疏泄肝经湿热，就是一例。这种梦，是由于阴器的湿热刺激，相火妄动，肝魂不安而作，其梦也必是交合之类，与劳心过度之杂梦无章者不同。如不影响肝魂，无梦而泄，单用封髓丹以知母、黄柏泻相火，遗精亦止。

至于升阳一法，脾湿下溜，迫精外出者，当升脾阳；肾阳不举，精气下陷者，当固肾佐以升提；肝气不畅，郁而求伸，疏泄无度者，当升达肝气。这些都是必要的方法。但又有滑泄既久，导致阳气浮越，不能潜藏，阳气不潜，固摄无权，精更不固，这样恶性循环，若再升之、散之、岂非坠井下石。在此，当用潜阳一法。《金匮要略》云："脉得诸芤动微紧，男子失精，女子梦交，桂枝加龙骨牡蛎汤主之。"芤是精虚阳浮，芤而兼动，则相火有不安之象，微紧是阴阳不交，荣卫不和。桂枝合甘草以养阳、通阳，芍药合甘草以养阴、敛阴，辅以姜枣，和阴阳而调荣卫。尤妙在加入龙骨、牡蛎，收敛浮阳之中，又有收湿固涩的作用。对比以上诸方，是潜镇收涩之剂，对于滑泄既久，证虚而兼阳浮的病人，是必要的治法。

遗精频繁，多宜于固涩；久治不愈，又多邪滞精窍，法当通中有塞，塞中有通。《医林改错》云："刺猬皮一个，瓦上焙干，为末，黄酒调服，治遗精梦遗，不梦而遗，虚实皆效。"因刺猬皮味苦，能降泄；刺能走散，通窍行滞；炒炭又有收涩之用；行之以酒，通塞两用。除纯虚、纯热之证外，一般都可取效。正方之外，小方单方，有时能取得意外的效果，临床者请注意及之。

关于桔梗开提气血的体会

　　一老年女性，胃脘痛多年，某日到省中医院就诊，精神疲惫，面色萎黄，重病面容。自述一周来未大便，亦无胀满感。多次服泻下药，未效。胃脘疼痛，不能进食；稍食则胀满难忍，须吐出才觉舒适。检查：脉大而弱，按之无力。钡餐透视：胃溃疡，胃呈"山"字形，轻度胃下垂。余第一次处方，因其舌苔有湿，故予平胃散加味，但不效。继思，食不下行用平胃散不效；大便不通用泻下药不效，其原因是胃已变形，不能受纳水谷，不能传导下行，则肠中不实，故无大便，亦不腹满。中医谓之气结，当以行气散结治之。因此，改用川芎、苏梗、生姜、桔梗等药。桔梗重用至12g，其余各9g，未用芒硝、大黄等通便药。结果，服1剂即大便通畅，痛减食增。

　　当然，胃溃疡不会一药而愈，但桔梗开结之效值得重视。临床上桔梗多用以治咽部疾患或祛痰排脓，很少用于大便不通。按《神农本草经》，桔梗治"腹满、肠鸣幽幽"（即肠道处于不完全梗阻状态）。朱震亨云："干咳嗽，乃痰火之气郁在肺中，宜苦梗以开之；痢疾腹痛，乃肺金之气郁在大肠，亦宜苦梗开之，后用痢药。此药能开提气血，故气药中用之。"其所谓"郁在肺中""郁在大肠"，实即气管或肠管闭塞不通，或通而不畅之意。"开提气血"，即使气管或肠管扩张。据云，一蛔虫形成肠梗阻的病人势已濒危，西医欲行手术，本院老中医用使君子、雷丸、花椒等药加入杏仁、桔梗开提肺气而使之获愈。

肺气肿的治法

肺气肿中医学谓之肺胀，常并发于支气管炎或支气管哮喘。肺气肿可随着这些疾病的反复发作而逐渐加重，故本病的治则，初期大都离不开解散风寒和宣肺平喘。但随着肺气肿病情的发展，就不仅是风寒而更重要的是肺胀缩无力，以致换气困难等问题。这在中医学上属于肺虚。肺气虚，则下降无力，更进一步加重肺气肿。同时肾虚不能纳气，也是肺气不降之原因。故对久喘的肺气肿病人，当补肺、敛肺、纳气归肾。余曾拟一方，用以治肺气肿，效果尚好。

处方：红人参9g，麦冬12g，五味子4.5g，炙甘草3g，清半夏9g，核桃肉12g，冬虫夏草9g，杏仁6g，厚朴4.5g，苏子3g，桂枝6g，生姜2片。肺瘀血者去厚朴加莪术9g，黄酒120g。外感未尽者加苏叶9g，陈皮6g。

此方实由生脉散、人参胡桃汤、厚朴生姜半夏甘草人参汤、苏子降气汤等方组合而成。生脉散补肺气之不足，养肺阴之枯竭，敛肺气之耗散，为主药；桂枝通阳而降逆气；半夏配麦冬，开结而不燥；厚朴、杏仁治胸满；核桃、冬虫夏草纳气归肾，兼能润肺、补肺；生姜、苏子散水降气。合而用之，有补气、敛肺、降气、纳气的作用，故疗效较好。

病案 孔某，男，50岁，干部，曲阜人，1972年夏季邀诊。

病人胸满气短，咳嗽，活动后更甚，病已数年，西医曾诊为肺气肿。服过西药，也服过降气、宣肺等中药，如苏子降气汤、三子养亲汤、麻杏石甘汤之类，效果不显，或虽小效，旋又复发。余诊视后，知其肺气已虚，即予以上方，服四五剂，症状显著减轻。病人自称此方比以前服过的中药方都好，服后发作的时间延长（数月或半年）。即使发作，症状亦较轻，且再服上方可迅速好转。

大黄附子汤治验

大黄附子汤，方见《金匮要略·腹满寒疝宿食病脉证治第十》，主治"胁下偏痛发热，其脉紧弦，此寒也，以温药下之，宜大黄附子汤。"因原文有"胁下""偏痛""发热"等字样，使学者受到一定的限制，所以用者不多。其实不论是痛在胁下或在腹部，也不论偏痛或者不偏，发热或不发热，只要脉象沉弦或沉紧，按之有力，大便秘结，其人不呕（呕是病机向上），确诊是寒而且实者，便可放手使用。大黄、附子，一般用量即可，而细辛则必须少则 6g，多则 9g。不能拘守"细辛不过钱"之说。因为病理是寒结，寒不去则结不开，结不开则大黄无用武之地。附子走而不守，回阳散寒，细辛能深入至阴之分，通阳散寒，且有"辛以润之"的作用。二药合用，使寒散结开，大黄才能通地道推陈出新。药物虽然简单，但配伍巧妙，所以效果显著。余临床试用于寒实便结的腹痛证，其效果远胜于孙思邈之温脾汤。且温脾汤只适用于寒实腹痛，局限于胃肠道疾患，而大黄附子汤则不论是腹痛，或是胁痛，用之得当，都有显效。余用此方治愈病例甚多，举几例印象较深者，简述于下。

病案一 1955 年余在石岭联合诊所时，一男性农民，年约四旬，腹痛时发，已数年。每痛时即伴有大便数日不通。脉沉紧有力，出示其以前服过的药方，不外枳实、厚朴、大黄、番泻叶等泻下药，其中有用大黄至24g 者，也有用至30g 者，但大便仍不通畅，腹痛阵发如故。余用温脾汤一剂，大便得下，疼痛缓解，但腹部仍不甚舒适。以后又剧烈发作，改用大黄附子汤，每味各用 9g。服后大便畅下一次。病人自述，粪便中有黑色粒状物，大者如黄豆大，小者如绿豆大，数量甚多。且坚硬异常。自后腹部舒适，在余离开诊所以前，约有一年的时间里，痛未再作。

病案二 1956 年在威海市羊亭卫生所时，一复员军人患十二指肠球部溃疡，疼痛频繁，心痛彻背，或连两胁，剧烈难忍，大便秘结，脉象沉紧。自述在部队时即有此病，曾服过氢氧化铝凝胶、胃舒平及多种镇痛药，俱无效。复员后多方治疗，亦无效果。余给予大黄附子汤一剂，即大便通畅，疼痛消失。以后也曾发作，但和以前比起来，痛的程度大为减轻，间隔的时间也比以前长得多，每发作时用本方小量稍加理气药，即可止痛。

病案三 1958 年余在灵岩寺中医进修学校讲课时，曾将此方的主治与用法，对学员作过介绍。后来学员下乡巡回医疗，一学员遇到一农民，因多年顽固性胃痛求诊，其主诉症状与脉象，符合寒实证，因给以大黄附子汤原方。每味各 9g。惟细辛用至 9g，实属首次，所以甚不放心，一夜也未睡好。不料次日天刚明，病人即找到其住宿处叩门道谢，并说，服后大便泻下大量如烂肉状物，多年宿病，这次真正给治好了，云云。

按：余用大黄附子汤，以治消化道溃疡病者为最多，俱系久治不愈者。其脉证大体都如上述。泻下的大便中，有黑色粒状物、烂肉状物者，只以上两例。其余有泻下白冻的，有泻下燥屎块的，也有是正常大便但较干燥的，止痛效果都很明显。

病案四 1957 年在羊亭卫生所出诊，一妇女，产后月余，偶然腹部疼痛，剧烈难忍。并云，疼痛发作时曾注射吗啡，亦不能止痛。因其大便连日未行，疑为燥屎梗阻，又因系产后，又无实热脉象，未便寒下，因与大黄附子汤一剂。次日病家来诉，服药后泻下蛔虫 200 余条，腹已不痛了。脉证有寒实之象，却不知是蛔虫梗阻，故有此效果。实出意料之外，但也足以证明，本方之所以取效，仍是其驱寒散结之功。

病案五 1972 年，学院开门办学驻曲阜时，山东大学一职工的亲戚，女性，年约 50 岁以上，患右侧胁下疼痛已近 10 年，疼痛剧烈，经常发作，屡治不效。因脉证属于寒实，与大黄附子汤加金钱草 30g，连服数剂，疼痛消失。

术附汤治肩周炎的体会

一、病案举例

王某，中年男性，1984年8月9日在千佛山医院就诊。自述左肩胛喜暖怕凉，活动受限已半年余。睡时必须用被严密盖好，否则自觉有凉风外袭。抚摸患部肌肉较无病处明显发凉。曾多方治疗未见好转。诊断：此乃肩关节周围炎，或称凝肩，重者称漏肩风，乃局部受寒，气血凝结所致。予以近效方术附汤（药量酌改）处方：生白术30g，炮附子15g，生姜3片，枣2枚，水煎服。

3剂后疼痛减轻，继服10余剂，痊愈。

二、分析

术附汤见于《金匮要略·中风历节篇》，原文是"治风虚，头重眩、苦极、不知食味，暖肌、补中、益精气"。"风虚"是病理，"头重眩、苦极、不知食味"是症状，"暖肌、补中、益精气"是指本方的药理作用。这段文字里要特别注意的是"风虚"和"暖肌"这两点，才能灵活地运用本方。"风虚"是因虚受风，这就提示我们应把治疗的重点放在"虚"字上，"风"则是次要的。"头重眩、苦极、不知食味"等，则提示病人脾虚不能运化精微所带来的一系列症状的重点举例。术附汤的作用，既然能"补中益精气"，那么头眩等证亦必迎刃而解。但风虚病人，其头眩等证，是可有可无，可多可少的，例如本案病人，就没有这些症状。所以本案用此方的主导思想，是把重点放在"暖肌"二字上。受风后只发凉，没有寒热症状，这当然是虚性反应。张璐云："肩背痛有因寒伏结者，近效白术附子汤"。这是因为白术生用，善走肌肉，配附子之辛热，走而不守，能内温脏腑，外暖肌肉。《伤寒论》之去桂枝加白术汤，服后半日许为什么能"其人身如痹"？方后就说"此以附子、术，并走皮内逐水气未得除……"云云。正因为附子与术合用，有走皮内、暖肌肉、逐寒湿、镇疼痛的效果，所以《伤寒论》中少阴病，身体痛、骨节痛等用附子汤，就是因为附子汤中是术附并用的。

白术附子合用，既然有暖肌、祛寒、镇痛的明显作用，所以临床遇到风寒湿痹等证，除新发者可加入羌活、独活、细辛、防风等治标之药物以外，对于反复发作的慢性病人，一般只是重用术附，更觉药简效速。白术要生用，要重用，至少每剂 30g，并可渐加至 60g、90g。附子一般用 15g 即可。据历年试用，本方在一般情况下，三五剂即可有效，重者需服至三四十剂。尤其对于常服羌活、独活、细辛、防风、川乌、草乌等方效果不大，或随愈随发的病人，改用本方更为理想。因为本方是补益精气之品，不但可以纠正攻邪伤正之偏，而且可以久服无弊。

附：术附汤原方

白术二两　炮附子一枚半　炙甘草一两

上三昧，每五钱匕，生姜五片，大枣一枚，水盏半，煎七分，去滓，温服。

（注：药量为汉制）

痰厥

一、病案

高某，女，19 岁，工人。病人于二月前发高热，经西药治疗高热已退，但见咳嗽、气喘、胸闷、憋气等症，夜间尤重。憋闷重时，发作性晕倒，意识不清，但无抽搐症状。曾经神经内科做多次各项检查，均未发现异常。经人介绍，求予诊治。

1986 年 3 月 6 日初诊：病人右侧上下肢不定时麻木，甚或不能活动。睡眠不深，口干，右侧头痛，近 2 个月来发作性晕倒六七次。舌苔黄腻，脉弦迟有力。此乃热盛灼津、液结为痰，痰迷清窍，阻塞经络。处方：明天麻、茯苓、黄芩各 6g，天南星、橘红、半夏、白芥子各 9g，防风、羌活、甘草各 3g，竹沥膏（冲）30g，水煎服。

3 月 18 日二诊：上方 3 剂后，头痛、口干、麻木等症明显减轻，舌质红、苔薄腻，脉弦大稍数。处方：明天麻、黄芩、白芥子、橘红、甘草各 6g，生地黄 15g，玄参 2g，竹沥膏（冲）、桑枝各 30g，白芍 9g，生姜 2 片，水煎服。

3 月 27 日三诊：上方 3 剂，未再晕倒，肢体麻木消失，仍时见前额及右侧头部疼痛，午后及夜间痛频，右鼻孔有阻塞感。舌红、苔薄黄，左脉濡，尺弱，右脉弦细。处方：柴胡、黄芩各 6g，青蒿、鹅不食草、夏枯草、桑椹子、麦冬各 9g，全蝎、僵蚕、蔓荆子、甘草各 3g，水煎服。

4 月 14 日四诊：上方 3 剂，头痛及右鼻孔阻塞感均明显减轻，巩固疗效，处方如下：麦冬、鹅不食草、生地黄各 9g，生石膏 15g，桑白皮、山栀子、黄芩、甘草各 6g，薄荷 3g，水煎服。

上方三剂，诸症消失，一切恢复正常。

二、分析

痰厥即因痰至厥。痰是生理性体液，病理性产物。痰有可见与不可见之分。可见者，如由肺胃咯吐而出者即是。不可见者其因有二：一是痰的部位在肌肉之中，经络之间，或深在脏腑之内，如瘰疬痰核等即是。一是其量甚微，是一般诊断方法，包括透视尚难发现者，中医所诊断的痰痹、痰厥之类。但正是这些微小的体液变态之痰，失去其流动濡养之性，潜伏在经络的通路之中，或脏腑组织之内，使这些脏腑经络，失去其正常的生理功能，而出现一些不经见、不常有的现象，如或痛或痒，或麻或木，或胸闷喘咳，或惊悸怔忡，或嗜睡失眠，或如癫如狂，等等。而且随着人体荣卫的盛衰运行、阴阳的出入消长、季节的变化、情绪的波动等，使这些症状或作或止，时轻时重，朝暮不同，难以名状，使人无以名之，名之曰"怪病"。至于用西医学手段检查，结论多属"无病"，或名之曰"神经官能症"或"癔病"而无特效疗法，如本案就是这样。本案发于高热之后，显然是热炽灼津，液结成痰，痰壅胸肺，就胸闷咳喘，喘憋重时，清阳不升，神志不清而晕倒。津液已结为痰，失其濡润之性故口干；有时阻碍真气的运行而上下肢麻木。睡眠不深，右侧头痛，发作性晕倒，都可归之于前述痰病的范围。脉象与舌苔，亦皆属实热之象。初诊拟治痰通剂二陈汤加味，加入胆南星清经络之痰，黄芩、竹沥清热润燥，少加羌活、防风，是因脉象弦迟有力，肝胆之气不舒，羌活、防风有升发散郁之性，与二陈相配伍，升中有降、降中求升。

二诊时脉仍弦，但由迟转数。黄腻苔转薄之后，显出舌质正红，是肝郁之象已见缓解，而阴虚之象突出，故去半夏、胆南星之燥，加生地黄、玄参、白芍以养阴，仍用通血脉祛风止晕之天麻，再加清热祛风通络之桑枝，以治头痛臂麻。

三诊时麻木消失，故去桑枝，但头痛仍未彻底消除，且午后夜间较频，考虑到痰火入络，故以柴胡、青蒿、黄芩、夏枯草散肝火之结，以桑椹养肝肾之阴，全蝎、僵蚕搜络祛痰。右鼻孔有阻塞感，须兼清肺窍，故又加麦冬、鹅不食草以养肺阴通肺窍。四诊时诸症消失，仍用前方加减则是为了巩固疗效。